手诊养生大全

李春深◎编著

天津出版传媒集团
天津科学技术出版社

图书在版编目(CIP)数据

手诊养生大全 / 李春深编著. --天津：天津科学技术出版社，2018.1（2020.9重印）
ISBN 978-7-5576-3432-2

Ⅰ.①手…　Ⅱ.①李…　Ⅲ.①掌纹-望诊（中医）
Ⅳ.①R241.29

中国版本图书馆CIP数据核字（2017）第169165号

手诊养生大全
SHOUZHEN YANGSHENG DAQUAN
责任编辑：孟祥刚
出　版：天津出版传媒集团
　　　　天津科学技术出版社
地　址：天津市西康路35号
邮　编：300051
电　话：(022) 23332390
网　址：www.tjkjcbs.com.cn
发　行：新华书店经销
印　刷：唐山富达印务有限公司

开本 670×960　1/16　印张 16　字数 300 000
2020年9月第1版第2次印刷
定价：58.00元

前　言

手诊在我国有着悠久的历史，是我国历代医家几千年来诊断疾病的宝贵经验的积累。《黄帝内经》就发现，人体的局部和整体具有辩证统一的关系，即身体每一个局部都与全身的脏腑、经络等密切相关。因此，通过观察手部就可以对人的整体健康有所了解。另外，手部传达的信息可以认为是遗传基因的一种外在的表达方式，因为基因在人类的个体中是无一完全相同的，而掌纹的表达也是无一相同的，故而保证了每个生命个体的唯一性和稳定性。由于手的变化敏感、直观可见，是体内健康状况忠实的反映，所以可以随时随地进行自我观察。

通过观察手部的颜色、指甲、形态、掌纹、反射区、纹理和形态变化，掌丘是否饱满润泽、掌线是否明晰连续、手部是否有异常纹出现、手指和指甲的形态是否有异变等，这些就是疾病发出的信号，只要学会判断这些信号，就可以知道内部脏腑的生理、病理变化，从而提早趋吉避凶，预防疾病，这是手诊最奥妙的功用。例如，食指根部巽位高大，是脑出血的征兆，若为凹坑，并在皮下有红色斑点，则是胆结石的信号。手掌上感情线与智慧线之间的方庭内，若有十字纹，则提示心律失常……

事实上我们的双手本身就是一本人生的记录手册，因此，通过手的变化去了解人体内在的遗传特征和健康状况，就有着许多独特的地方和特殊的诊断意义。

为了让读者更好地了解手诊，学会利用手诊来治病防病，我们精心编写了这本《手诊养生大全》。书中首先介绍了相关的手诊基础知识，内容详尽且通俗易懂，为初学者打开了手诊的大门。然后，详细讲解了不同种类的多种常见疾病的手诊方法，让读者可以学到简便实用的诊病技巧。同时，还具体介绍了常见疾病的手疗法。不管是诊断，还是治疗，内容丰富且方法多样，读者可以根据自己的喜好和方便选择适合自己的诊治方法。通过手部的变化，我们能获知身体的疾病信号；通过对手掌的诊断和治疗，可以让我们了解自己的体质现状，了解自己的先天禀赋，从而更有针对性地防病于未然。

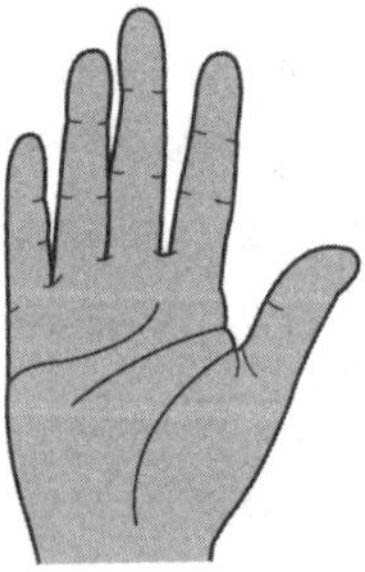

目　录

第一章

手诊原理

通过对手的仔细观察，为什么就能诊断出当前已经发生的体质隐患与疾病状态？为什么就能分析出轻度、中度、重度亚健康现象？为什么就能轻而易举地知道即将发生的、已经发生的、正在发生的亚健康与疾病状态？诸如此类疑问，通过大量的手诊验证，都可以迎刃而解。然而，勤奋好学之人喜欢锲而不舍追根溯源，常常会问“手诊的原理是什么、手纹是如何形成的”等一些常见问题或奇怪问题。我们通过多年的努力研究，发现了手诊医学的八种原理，从不同角度可以解释以上各种疑问。手诊原理的整理与发布，旨在给手诊初学者指明学习方向，使其树立正确的手诊理解观；对于手诊医学应用与研究者来说，也能为之提供完整而系统的资料，且为手诊实践与发展提供坚实的理论基础。

第一节 中医学原理

中医学理论体系形成于中国古代，受到中国古代的唯物论和辩证法思想的深刻影响。中医学理论对于事物的观察分析，多以“取类比象”的整体性观察方法，通过对现象的分析，探求其内在的机理。因此，中医学这一独特的理论体系有两个基本特点：一是整体观念，二是辨证论治。

整体观念是手诊医学的理论基础

整体就是统一性和完整性。中医学非常重视人体本身的统一性、完整性及其与自然界的相互关系，认为人体是一个有机的整体，构成人体的各个组成部分之间在结构上不可分割，在功能上相互协调、互为补充，在病理上则相互影响。

不仅如此，中医学理论还认为人体与自然界也是密不可分的，自然界的变化随时影响着人体，人类在能动地适应自然和改造自然的过程中维持着正常的生命活动。这种机体自身整体性和内环境统一性的思想即整体观念。

整体观念是中国古代唯物论和辩证法思想在中医学中的体现；它贯穿于中医学的生理、病理、诊法、辨证和治疗等各个方面。

人体是一个有机的整体

人体是一个有机的整体，并通过精、气、血、津液的作用，完成机体统一的功能活动。

中医学在整体观念指导下，认为人体正常的生理活动一方面依靠各脏腑组织发挥自己的功能作用，另一方面则又要靠脏腑组织之间相辅相成的协同作用维持其生理上的平衡。每个脏腑都有其各自不同的功能，但又是在整体活动下分工合作、有机配合，这就是人体局部与整体的统一。

在认识和分析疾病的病理状况时，中医学也是首先从整体观念出发，将重点放在局部病变引起的整体病理变化上，并把局部病理变化与整体病理的反应统一起来加以认识。一般来说，人体某一局部的病理变化往往与全身的脏腑、气血、阴阳的盛衰有关。由于脏腑、组织和器官在生理、病理上的相互联系和相互影响，也就决定了在诊治疾病时可以通过面色、形体、舌象、脉象等外在的变化来了解和判断其内在的病变，并据此作出正确的诊断，从而进行适当的治疗。

人体是一个有机的整体，在治疗局部病变时，也必须从整体出发，采取适当的措施。如心开窍于舌，心与小肠相表里，所以可用清心热泻小肠火的方法治疗口舌糜烂。其他如“从阴引阳，从阳引阴，以右治左，以左治右”（《素问·阴阳应象大论》），“病在上者下取之，病在下者高取之”（《灵枢·终始》）等，都是在整体观指导下确定的治疗原则。

人与自然界具有统一性

人类生活在自然界中，自然界存在着人类赖以生存的必要条件。同时，自然界的变化又可以直接或间接地影响人体，而机体则相应地产生反应。

这一反应，如果是属于生理范围内的，即是生理的适应性反应；超越了这个范围，即是病理性反应。故曰：“人与天地相应也。”（《灵枢·邪客》）“人与天地相参也，与日月相应也。”（《灵枢·岁露》）这种人与自然相统一的特点被中国古代学者称为“天人合一”。

季节气候对人体也有影响，人们一般以春温、夏热、长夏湿、秋燥、冬寒等表示一年中气候变化的一般规律。生物在这种气候变化的影响下，就会有春生、夏长、长夏化、秋收、冬藏等相应的适应性变化。人体也会与之相适应，如“天暑衣厚则腠理开，故汗出……天寒则腠理闭，气湿不行，水下留于膀胱，则为溺与气”（《灵枢·五癃津液别》），这充分说明春夏阳气发泄，气血容易趋向于体表，表现为皮肤松弛、腠理开、汗多；而秋冬季阳气收藏，气血容易趋向于里，表现为皮肤致密、少汗多尿。

人体的脉象也有春弦、夏洪、秋浮、冬沉的不同。许多疾病的发生、发展和变化也与季节变化密切相关，如春季常见温病，夏季多发中暑，秋季常见燥症，冬季多有伤寒。

在昼夜晨昏的变化过程中，人体也必须与之相适应。白昼为阳，夜晚为阴，人体也是早晨阳气初生，中午阳气隆盛，到了夜晚则阳气内敛，便于人体休息，恢复精力。许多疾病的发病时间及人们死亡的时间也是有一定规律的。如有研究表明，五脏衰竭所致死亡的高峰时间在一天的下半夜至第二天黎明前，在春夏季时期急性心肌梗死多发生在子时至巳时，而在秋冬季节，该病多发生在午时至亥时。此外据观察，人的脉搏、体温、耗氧量、二氧化碳的释放量、激素的分泌等，都具有 24 小时的节律变化。根据中医运气学说，气候有着 12 年和 60 年的周期性变化，因而人体的发病也会受其影响。

地域的差异，人们的生活习惯和身体状况也有很大不同。如江南多湿热，人体腠理多疏松；北方多燥寒，人体腠理就致密。因此每个地区也各有其特有的地方病。甚至不同地区的人们的平均寿命也有很大的差别。早在 2000 多年前，中国古代医家就对此有所认识。《素问》中就这个问题作了较详尽的论述。如《素问·五常政大论》说："高者其气寿，下者其气夭，地之小大异也，小者小异，大者大异。故治病者，必明天道地理……"

正是由于人体本身的统一性及人与自然界之间存在着既对立又统一的关系，所以对待疾病因时、因地、因人制宜，就成为中医治疗学上的重要原则。因此在对病人作诊断和决定治疗方案时，必须注意分析和考虑外在环境与人体情况的有机联系以及人体局部病变与全身情况的有机联系，这就是中医学的重要特点——整体观念。

辨证论治是手诊医学规律的分析指南

辨证论治是中医认识疾病和治疗疾病的基本原则，是中医学对疾病的一种特殊的研究和处理方法。

辨证，是机体在疾病发展过程中的某一阶段的病理概括。由于它包括了病变的部位、原因、性质，以及邪正关系，反映出疾病发展过程中某一阶段的病理变化的本质，因而它比症状更全面、更深刻、更准确地揭示了疾病的本质。

"辨证"就是把四诊（望诊、闻诊、问诊、切诊）所收集的资料、症状和体征，通过分析、综合，辨清疾病的病因、性质、部位以及邪正之间的关系，并概括、判断为某种性质的证。论治，又称为"施治"，即根据辨证的结果，确定相应的治疗方法。

辨证是决定治疗的前提和依据，论治是治疗疾病的手段和方法。通过辨证论治的效果可以检验辨证论治的正确与否。辨证论治的过程，就是认识疾病和解决疾病的过程。辨证和论治，是诊治疾病过程中相互联系不可分割的两个方面，是理论和实践相结合的体现，是理法方药在临床上的具体运用，是指导中医临床的基本原则。

中医临床认识和治疗疾病，既辨病又辨证，但主要不是着眼于"病"的异同，而是将重点放在"证"的区别上，通过辨证而进一步认识疾病。

中医认为，同一疾病在不同的发展阶段可以出现不同的证型；而不同的疾病在其发展过程中又可能出现同样的证型。因此在治疗疾病时就可以分别采取"同病异治"或"异病同治"的原则。"同病异治"是对同一疾病不同阶段出现的不同证型，采用不同的治法。"异病同治"是指不同的疾病在发展过程中出现性质相同的证型，因而可以采用同样的治疗方法。这种针对疾病发展过程中不同质的矛盾用不同的方法去解决的原则，正是辨证论治的体现。

中医学的基础是学习研究手诊的第一基础，只有明白中医的基本理论与方法，才可以谈到学习研究手诊医学，否则就是缘木求鱼，难以达到很高的境界。

第二节　全息学原理

全息医学是借用物理学全息技术、全息成像的道理，重新调整了中医辨证论治的原理，尤其在手诊方面它更是贡献甚大，在推进手诊医学发展中起到了历史里程碑的作用。

关于全息生物学

全息生物学是一门生物学科，以全息胚为研究对象。强调唯一结构功能单位，不包括精神心理的内涵，属于基础理论学科的范畴。

全息生物学是生物与物理学的交叉

“全息”本是激光中的一个物理学概念，而今成了全息生物学中一个至关重要的观念、思想。当然，这绝不是有的学者说的那样只是概念的移植，而是张颖清在生物学领域发现了普遍存在的生物的现象、规律及其物质客体——全息胚。这正是张氏所作的具有重大科学价值和应用价值的科学发现。

全息生物学属于综合科学

全息生物学是生物学与横断科学、哲学的交叉，属于交叉科学中的综合科学。张氏在创立全息生物学的过程中，不仅创造性地运用了许多科学方法，而且还创造性地论述了泛控论，由单靶到多靶，由以反馈为主要观念到以识别响应为主要观念，为横断科学增添了新内容，并在此基础上对“相互作用”这一古老的哲学问题作了新的论述，从而对新的哲学——系统哲学作了创造性的贡献，并用系统科学、哲学的新发展成果深化了对全息生物学的规律和理论的阐述，不仅更为简明、精炼，而且具有更大的普适性。全息生物学还是基础科学、技术科学和工程技术学（应用科学）的交叉，是由这三大部分构成的有机统一整体。这是中国科学传统的优势，与西方科学和技术相分离的传统迥然相异。这一科学体系，从起始到现在由张氏一人完成（这在科学史上还是十分罕见的）。这正是这门新型的交叉科学独有的最大特色和优势。

全息生物学中的基础科学

全息生物学中的基础科学有全息胚学说、以生物全息律为主的规律体系、生物的相关性理论等。技术科学有穴位全息律、关于癌的本质和防治癌的技术原理、生息胚定域选种的技术原理等。工程技术学有生物全息诊疗法、关于癌的防治战略和方法、全息胚定域选种法等，还有生物全息图诊断仪、治疗仪等技术设施。从这个体系可以看出，全息生物学还有进一步完善和发展的必要，特别是它的技术科学和工程技术学部分，还有很多工作要做。

全息生物学中西科学文化传统的交叉

这是超出当前一般交叉科学之外，全息生物学的一个十分突出的特征。众所周知，近代和现代科学都是沿着西方科学文化传统产生和发展而来的，尽管目前出现了一些体现中西交融的科学技术成果，但为数较少，而且都是以西方科学文化传统为主体的。全息生物学则迥然不同，它是以中西科学文化传统为主体的，也就是说，它是在中国科学文化传统的土壤中诞生出来的，它的诞生说明了在西方科学文化传统中的缺陷、薄弱环节（注重对个别事物的分析、解剖、求异而忽略联系、综合、求同）的明显优势和中国传统哲学的用武之地。著名科学史家萨顿指出：“传统正是科学的生命。”著名的中国科学技术史家李约瑟认为，中国文化确实是与欧洲文明有同样复杂而深邃思想的独一无二的另一个伟大的实体。

关于全息医学

全息医学借用物理学全息技术、全息成像的道理，把中医学与全息论融会贯通。以全息理论为纲，以信息控制论为思路，重新调整了中医辨证论治的原理，尤其在诊断方面更是贡献甚大，在推进中医发展中起到了历史里程碑的作用。

全息元是具有躯体与精神心理两种含义的一种局部，根据全息医学的特性而进行辨证论治的，是手诊医学必用的参考原理之一。正是因为全息医学的确立，手诊医学才有了更稳定、更系统的发展。

生物全息律是山东大学张颖清教授发现的。生物全息是生物界万有物体中客观存在的一种结构特征，如果我们把生物体中的各个相对独立的局部组织都视作一个单元，那么，在每个单元中都含有整体的缩影，都贮存着整体的大部分或全部信息，这种独立的局部组织就称为所属整体的全息元。全息元的任何部位和整体对应部位的组织细胞其理化特性相同。在符合整体生长的条件下，含有整体全部信息的全息元可以生长出与亲体相同的新整体。

马铃薯上有不少芽眼，每个芽眼都含有整体的全部信息，将马铃薯切成若干带芽眼的小块，每个小块都能生出一颗新的马铃薯；红薯藤的每一个枝节都含有整体的全部信息，将红薯藤剪成若干带枝节的小段，每个小段都能生出一根新红薯藤；柳树每一个枝干都含有整体的全部信息，将柳树的枝干砍为小段，每个小段都能生出一棵新的柳树。

动物的精细胞和卵细胞中贮存着整体的全部信息，故精子和卵细胞结合可以繁殖出新的动物。不通过雌雄交配繁殖后代的称为无性繁殖，通过人工实现无性繁殖的技术称为克隆技术，现代克隆技术更进一步证明了动物的体细胞中也含有整体的全部信息，故可以运用体细胞无性繁殖出与亲体一模一样的新动物。

局部是整体的缩影，局部贮存着整体的全部或大部分信息，局部可以生长出与亲体一样的新整体等全息现象充满了整个自然界。因而，运用全息律，通过局部了解整体是一种便捷的、有效的方法。

我们所谓的手诊全息点或区位所表现的形色气态，只是人的全息生命状态的一种外化显象方式。理解了全息医学的全息元的特性，也就能理解了人体肢体和各部位器官的自身定位系统在手上的脏腑定位，这就是手诊医学全息定位法。

全息医学中手诊脏腑划分规律

根据数千年手相学的经验、古今中外人类的研究成果和我们的实践体会，手诊医学重新进行了手诊脏腑区与脏腑段的划分。在了解我们的手诊脏腑定位之前，你必须了解手诊全息医学中的不同脏腑划分法：

1. 中医手上的十二经脉与十指官能所属、对应的五脏六腑以及易经中八卦掌丘定位所示五脏六腑功能所属，基本上划分了每个脏腑的轮廓对应哪些具体病变，尽管当时还没有“手诊”的提法，其记载与经验也较少，但毕竟开了手诊脏腑划分的先河，具有开创手诊纪元的历史意义与学术意义。

2. 近代人根据宇宙全息律、天人合一原理，已明确知道阴掌对应五脏六腑功能，阳掌对应以脊椎骨骼系统为主的肢体筋肌功能，重点研究穴位，因而创立了临床应用手疗穴位手掌手背图，用于针灸、按摩（20 世纪 60 年代初期发展起来的手穴针灸法，即在手部的一些特定穴位上针刺，可以治疗全身各部位疼痛，独特之处在于镇痛，对于各种疼痛性疾病、急性扭伤有明显的疗效）。虽还没有从这些经络穴位区域的颜色形态或感觉来描述，却为现在发展的生物电原理探诊奠定了实际基础，也指明了探诊穴位的导向。

3. 古代的手相学并没有系统地从生理、病理、医理上描述先天禀赋和后天脏腑发展状态的关系。即便是有些论述也过于玄秘，使用隐语、比喻，过于抽象，并且文字古奥、描述简单，好像只可意会而不可言传，所画手图简洁，很难在实际过程中进行对比学习，但对于全面了解手诊医学的人文价值仍具有不可磨灭的历史贡献。

4. 手脏象——手伏脏象、桡倒脏象、尺倒脏象——及其手脏象针灸疗法的发现与创立，为手诊生命全息象开辟了思路。

手象发现手上存在三个人体缩形。这是比较重要的一个发现，也是手诊医学自成体系的一个重要标志。

第一个是头部位于中指之上，朝着指端方位，俯伏在手背面的一具人体缩形系统，所以称为“手伏象”穴区，这是阳掌伏象区；与它相对应的是手掌上的脏腑对应区，也就是手伏象在整体缩形的头胸腹的屈收面，各部位基本与手背面的手伏象部位相对应，故称手伏脏，是阴掌伏象。这是目前存在的手诊流派中都借鉴使用的。第二个人体缩形，恰好与手伏象倒置，头朝下，脚朝上，宛如胎儿，与耳象相仿。这两个倒置的人形，在拇指的桡骨侧，被命名为“桡倒象”（手背）与“桡倒脏”（手掌）；第三个人体缩形恰好与手伏象倒置，头朝下，脚朝上，宛如胎儿，与耳象相仿，在小指的尺骨侧，被命名为“尺倒象”（手背）与“尺倒脏”（手掌）。

通过以上规律，我们得出手诊全息的结论：

（1）五指手背面显象，是人的背部生命全息。

（2）五指手掌面显象，是人的脏腑部生命全息。

（3）食指、拇指结合，同样组成一个人体背腹阳阴生命全息元。

（4）无名指和小指结合，同样组成又一个人体背腹阳阴生命全息元。

5. 西方人所称的“皮纹学”，已经研究到人体内部各系统的生理病变，会在手掌和皮肤上显示出来。通过大量的人群验证与样本调查，并且借助现代科技手段，人们进行了更细致的研究，这为手诊医学的数据化、物理化、微观化的研究注入了新的活力。

6. 至今中医学界、气功界、西方的“皮纹学”界、东洋的新手相学界、中国和东南亚的手相学、命相学界，仍然恪守一条清规戒律：男左女右；男观左，女观右；左先天，右后天；父左，母右；夫左，妻右；左撇子左为主，右为辅。这是传统理论在封建时代的误区，其根源可能出于“天尊地卑”、“男尊女卑”，这就是“封建”时代的历史局限。今人仍然笃信这些观点就是糟粕，因而束缚了传统生命科学的进一步发展。

结语：手诊医学的基础是明白全息医学的理论，否则学习手诊与研究手诊医学就缺乏思路，但又不可完全陷入全息医学的全与息上，否则只能谈“元”了。

第三节　经络学原理

经络是运行气血、联系脏腑和体表及全身各部的通道，是人体功能的调控系统。经络学也是人体针灸和按摩的基础，是中医学的重要组成部分，而人的手部有六条经脉，以手部经络辨证、治病就有着重大意义。

人手部的经络

经络在人手有六条经脉循行贯穿，即手三阳经和手三阴经。手三阳经即手阳明大肠经，手少阳三焦经，手太阳小肠经。当手臂下垂、手心向内时，它们依次分布在手背的前、中、后。手三阴经即手太阴肺经、手厥阴心包经、手少阴心经。它们也依次分布在手掌部的前、中、后。至于奇经八脉、十五别络的组成与走向与手的关联不在其内。所以，手是人体的缩影，也是人体阴阳的一面镜子，更是脏腑的活动状态档案。

经络是经脉、络脉及其连属部分的总称，它是人体沟通上下内外，联络脏腑、肢节，运行气血，抗御外邪，调节体内功能的一个密闭的功能系统。手作为整体的一部分，与全身通过经络相连。手为四末，是气血输注、交汇的地方，阴阳的交汇、表里的沟通、经脉的聚集、五腧的分布大都在四末。手作为人的一个重要部位，靠经脉的流畅、气血的充盈，才能强劲有力。

手部辨证、治病的原理

现代经络研究认为，经络是一种类似光纤性质的物质，可以神速地传递信息与反应；腧穴是经络光纤的交接点或开关，也是信号传递或反应的发射器，那么制造信息与处理信息的是人体脏腑。所以，当我们观看手上的纹理、区位、颜色等的变化时，其实就是观察脏腑的状态。

当人体受到外邪侵袭或饮食起居失节，生理的相对平衡被打破而处于病态时，经络与腧穴有传递病邪和病证的作用。临床上有些病证可以通过手部腧穴出现的压痛或知觉异常反映以及手表的气、色、形态，可辨别疾病之所在。然后通过针灸、按摩、推拿、割治、埋线、穴位注射药物等疗法治病祛邪。另外，有的人通过气功修炼、自我按摩手部腧穴达到健身防病、益寿延年的目的。总之，内脏的变化通过六经的经络反映到手上，这就是验手可诊病的道理，也是手穴可治疗全身疾病的依据。

从治疗的角度看，手的经络和“心”主的神志有着密切的联系。手少阳经的关冲治头痛、心烦、舌强；中诸治头痛、眩晕；手厥阴心包经的中冲治中风昏迷、舌强不语，昏厥；手太阳小肠经的前谷、后溪治惊风、抽搐；少泽治头痛、昏迷；手少阴心经的少冲治癫狂；少府治悲恐善惊；神门治精神恍惚、痴呆、健忘；手阳明大肠经的商阳主治中风昏迷、口不能言；手太阴肺经的少商治疗昏厥、精神分裂症；鱼际主治咳嗽、喘息、咯血、肺炎、咽喉炎、扁桃体炎等呼吸系统疾病……

第二章

手诊准备

无论是学习手诊知识还是运用手诊诊断，前提条件是必须了解手诊的基本常识。就好像我们走路必须了解东西南北一样，不辨方向就会迷失方向，也就不可能找到自己行走的轨迹。学习方法最为重要，只有找到正确的方法与导向，才可能日积月累地增加手诊知识和手诊经验。手诊的健康标准要求我们首先要了解自己的手的常态，所谓“知常达变”就是这个意思。方位规定与分界标志使我们从手诊的角度重新认识手诊的基本常识，让我们知道手诊的规矩方圆。诊断之前，务必要知道影响手诊诊断结果的各种因素，否则会因诊断错误而迷惑彷徨。手诊之时，必须按照手诊的程序去做，这样才能为手诊的正确诊断奠定好基础。只有做好充分的手诊准备，才能有正确的手诊结果。

第一节　手诊学习指南及触诊

要想掌握手诊，必须要有正确的学习方法。如果方法错误，努力就会付诸东流；如果方法正确，思路清晰，手诊学习就会得心应手。触诊是对手部温度、触觉、痛觉等的检查，是在观形望色的基础上进一步进行诊断的手法。

触诊的要点

医生在检查手部温度时，是以食指指端（食指第三指节）触摸手部各个部位的寒、热、温、凉及其程度，因为此部位是人体最灵敏的部位之一，对温度的变化较为敏感，这样触摸有助于我们区分不同穴区之间的微小差别。

触诊举例

按压手的虎口（合谷）区或内外劳宫区,体会由虎口或劳宫区产生的压痛感,并感知其传达、放射到了哪个部位，如感受寒、凉、温、热、跳、肿、胀、刺、麻、收、放、沉、涩等出现在哪个手指，这样就可依据手指的脏腑所属，知道哪里有病以及病情程度如何了。

触诊顺序

手指，先上后下，先桡侧后尺侧；手掌，先周围后中央，先手掌后手背；双手之间比较，先左手后右手。

通常手部某区温度升高，表明该部位配属器官有感染或处于病理活动高峰期；反之，提示可能是寒邪直中脏腑或本脏阳气虚衰。如果手掌周围的温度较低，中央尚温，说明元气未衰，即使有病也易康复；如果掌心发凉，颜色苍白，伴有冷汗者，则属气机衰微，多出现晕厥、腹泻、阳痿等症状。

另外，触诊有时要借助骨针、大头针等对手部进行划刺，以诊察支配手部皮肤感觉的相应神经节段的病变。手掌、拇指、大鱼际及食指桡侧受第 6 颈支配；中指受第 7 颈支配；无名指尺侧、小指及小鱼际则受第 8 颈支配。对颈椎病患者刺划手部一定区域，视是否出现痛觉、触觉反射功能障碍，可提示到底是第几颈神经受压迫所引起的症状。

手部活动

医生通过对患者手部关节，特别是各手指的主动、被动活动范围的观察和检查，以诊断有关病症。

首先要熟悉各手指的正常活动范围。将手轻按于平面上，正常的拇指活动范围是，于垂直水平面方向向上可与掌平面形成15° ~ 30° 夹角；同平面内作远离食指伸展，可与食指形成90° 角；屈曲时可至无名指、小指根部。食指的功能仅次于拇指，其活动范围，与掌平面可构成20° ~ 30° 夹角，甚至更大的角，左右各有60° 左右的活动角；弯曲时可至大鱼际中点。中指活动范围与食指相仿。无名指活动范围除与中指相仿外，屈曲时端部可达大小鱼际交界处。小指和掌面形成20° ~ 30° 夹角，远离无名指亦可构成60° 或更大的角度，屈曲时可超达小鱼际中点。

在一定的疾病影响下，各手指的活动范围会发生改变。如脑部病变时拇指的活动度、活动范围缩小；有的疾病常伴中指活动度降低；有的手指因局部疼痛、炎症而活动度减小或活动不利，均应详细辨别。

按压检查

医生以拇指指腹（或拇指指端桡侧缘）按压病人手指、手掌等部位，通过发现隐色、凹凸、硬节或病人告知有酸、麻、胀、痛等异常感觉来诊察疾病。

手部按压检查的顺序是先纵后横，自上而下。当以一定压力按压后，受压区域常色褪去，这时再显露出的深部色泽即为隐色。若隐色鲜红，表明器官结构、功能正常，身体健康，但有时红色黯淡或局部红色不鲜亮，则表明器官有炎症或疾病初发。隐色表面若为其他色泽，可根据五色主病来判断是哪一脏腑有病。

在内脏器官配属区出现凹凸、硬节、肿块等情况，多与先天缺陷、手术、结石、肿瘤等疾患有关，应引起重视；脾区、肾区有凹陷，提示患者曾作过脾切除、肾摘除手术，或先天单肾等。胆区、肾区、膀胱区出现砂砾样硬节，多是结石所起的，如胆石症、肾结石、尿路结石等。

如在某一部位出现肿块，按压时明显感觉与周围同类组织不同，肿块下无根、可动，结合患者年龄、体质、性别等情况，提示有肿瘤发生。

按压中如病人出现酸、麻、胀、痛等异常反应，也多提示有病。酸麻多属虚证或慢性难愈病变；麻木，提示神经、循环系统或顽固性疾患；胀痛多为炎症、热证等。如异常感觉区在左右两手相互对应处，则表明病症阳性率更高。

第二节　手诊的健康标准及手诊条件

在手诊学习与应用之前，必须了解手诊的健康标准，只有了解了常态，才能知常达变。只有具备了手诊必需的前提条件，诊断时才会更加得心应手。同时也不要忽视手诊的注意事项和影响因素。

正常形状

手掌形状：首先是看手的长度、厚度是否与整体协调相配。其次是从一般情况看，掌面要光洁明润，中间凹，四周肌肉发达并高于中央，特别是大小鱼际饱满，各指根部丰满。

手背形状：手背肌肉弹性好、丰厚，掌骨间肌肉充实，除指关节在掌背稍有显露外，掌骨不应在背侧显露，也就是所谓的“不露筋骨”。手背走行的静脉明晰，没有曲张，局部凸起。手指自掌指关节到指端应有渐细缓的趋势，特别是指的一、二指关节不应呈圆突状，使手指间隙增大形成菱形空隙。

指节纹形状：手指指节纹分布匀称、纹线连续、上下集中，各指背侧一、二指关节纹（拇指只一个）集中，连续性好。

指甲形状：指甲平滑光洁，一般为末节指节的3/5，呈长方形拱起，顶端横径稍大于基部横径。指甲基部的白色半月形部分称指甲半月，简称“甲半月”。甲半月应与各指中央对称，甲面无纵横沟纹，甲上无干扰斑，指甲对称、不偏斜、无凹陷或末端翘起。

正常颜色

大致可分为手掌颜色、手指颜色、手背颜色和指甲颜色，细分还有分区颜色。中医对色泽及其变化比较重视，就黄种人而言，正色可概括为“红黄隐隐，明润含蓄”。色的“含蓄”，指隐而不露，也可以说是色中有神，有光泽。手的颜色可直接或间接反映出人体肢端，包括周围系统供血及营养状况的很多信息。

手掌颜色

一般情况下，手掌呈有光泽的浅红色，中央色稍浅于四周，手掌纹线色又较四周色深，主线色清晰且深。整个手掌颜色较手臂部红润，手背颜色比掌色深，光泽度不及手掌，呈黄棕红色，有光泽；背掌交界处形成赤白肉际，手背与上臂背侧无明显差别。

手指颜色

手指掌面各节间，以 2 ~ 4 指的第二指节色与掌面四周色最接近，第一指节稍浅，有时接近掌心色，指末节色略深。手掌各部间颜色并无明显界限或过渡。2 ~ 4 指根部因经常抓握或持重，可出现较其他部位色明显不同的烟黄色或浅咖啡色，这是正常的。

指甲颜色

甲色包括指甲本身颜色、甲下色和半月色。正常情况下，手指自然弯曲对光观察时，甲色透明，甲面光洁适中，没有暗斑、白色斑点、干扰纵横沟纹；甲下色充盈，呈均匀的淡粉红色，没有淤点、瘀斑；半月呈润白色，与甲面色有明显界限，甲与指末节背侧连接部颜色深于指背色，呈棕红色，指背色与掌背相仿。

由于地区、季节及个体的差异，手色会有变化。一般来说，在进行诊查时，应先根据被诊者整只手的颜色确定大致类型，再找出该手的相对正色，然后分部、分区与正色进行比较。

正常力度

不同年龄、不同性别、从事不同工作的人，手的力度差别很大。一般对手的力度的考察都以握力为标准。男较女大得多，有的大 2 ~ 3 倍，这与遗传及后天的锻炼有关系。我国正常成年人握力的一般范围，男为 20 ~ 45 千克，女为 15 ~ 40 千克。在特殊情况下，还要对手指的外展力和夹持力进行检查，这常用于一些神经科检查中。

正常温度

手温的细小变化较频繁，由独立的调控结构使之维持在一定水平范围内，也就是说，手温是在变化中求得平衡的。手对温度的变化相当敏感，随后的调整也相当迅速。一般情况下，手背温度与体温相仿，掌部温度略高于体温，相差 0.2 ~ 0.8℃或更高一些。另外，手掌不同区域的温度亦有差异，中央和四周有时可明显感觉到温度差异，这在不少疾病诊断中也有重要的参考价值。

正常湿度

手的湿度与地区环境和人体内部环境有密切关系，又由于人的情绪变化对内部环境干扰较明显，因此表现出手的湿度和人的情绪也有一定关系。手的湿度主要是指手掌及掌侧指节的湿度，因为整个手背部湿度变化不大，且不敏感，所以参考意义不显著。手的湿度实际上是掌侧汗腺分泌汗液的一种量度指标。手的汗液分泌与情绪变化有关，且不以人的意志为转移。汗液先自小鱼际及食指、中指、无名指、小指端分泌，然后是掌心、指根、大鱼际及指的其他指节线、指节，拇指汗液分泌稍慢。在紧握拳头时，手会渗出汗水来，在紧张情绪下，汗液分泌非常旺盛，手掌渗汗是难以控制的。有些人的手极易出汗，有些人的手又非常干燥，这些都是不正常的。汗液分泌可以调节手湿，如汗液分泌失常，再加上一定的外界因素，可导致手湿调节紊乱、血液循环失常等。湿度的变化可以人为感知或观察到。

手诊的条件

诊断姿势

求诊者将手放到厚 2 厘米左右的软硬适中的手诊诊垫上，以指尖对着手诊者，并且要与心脏处于同一水平位置，然后自然伸平，五指自然分开。

态度

对待求诊者，态度要郑重、和蔼。解说、分析时尽量采用轻松、生动，但又不失专业水准的语言，不可夸大病情或隐瞒事实，要注意部分人的健康隐私。

温度

15 ~ 27℃为好，恒温 25℃左右最为理想。

湿度

80%左右。不过分干燥或潮湿。

光线

要充足的自然光线，而不是灯光。再明亮的灯光，在颜色的分辨与纹理的深浅辨别中，都会产生视觉变异，从而引起诊断失误。

地域

相同地域,手诊中会有共性表现。地域对人体会产生影响,对手诊也会如此。

年龄

不同年龄的人，脏腑发病的规律不同，手诊纹理、颜色与形态的表现也有明显的差异。从某种意义上说，年龄在手诊中的诊断，是很重要的先决条件。

性别

性别不同，发病的病因、病种不同，表现在手诊中，自然也有所不同。尤其是诊断结果分析时，更要了解男女性别上的差异和生理上的不同，否则会男冠女戴，贻笑大方。

职业

大部分工作都要通过手来完成，不同职业对手的要求也不同。简单地讲，脑力劳动者虽然活动强度不大，但精细的动作很多，手纹与形态多细腻丰富，颜色多清浅，纹理变化复杂；体力劳动者虽然活动强度很大，但用力比较简单，手纹与形态一般多磨损或粗大，颜色多浊，纹理变化简单。同时，不同职业也影响人体的脏腑健康状态，这在手诊中同样也会有所表现。

教育

教育程度决定了对健康的理解与接受能力。

环境

在安静的场所进行手诊，其准确率要比在嘈杂噪音污染的环境下更高，这是实践得出的结果。

工具

可以用放大的原理进行观察，主要使用的工具如下：

1. 放大镜。不同的放大倍数，有助于观察得更详细。随身携带，方便直观。

2. 视频手诊仪。进行视频电子放大，通过显示器显示，补充微观辨证的不足。

3. 生物电探诊分析技术。采用生物电采集分析装置，弥补纹理与颜色形态在未形成手诊特征时的诊断，并且可以动态观察脏腑的状态。

手诊的注意事项

1. 如果患者的手比较脏，可以用药棉饱蘸 70% 的酒精或水轻轻擦拭，待自然蒸发后，再作观察。千万不要用热水或冷水清洗，也不要用毛巾来回擦拭。

2. 手诊前请勿活动双手，不要涂抹护肤霜之类的皮肤保养品，也不要作手部按摩保养。

3. 诊断前 2 小时之内，不要饮酒。如果饮酒，会加速血液循环，使手掌颜色加深。

4. 诊断前 1 小时内情绪激动或刚接受过治疗，如输液、化疗等，会影响气血的微循环，使手诊中的纹理与颜色发生变化，诊断就不准确了。

5. 注意问清患者有无手受伤和手术史。

6. 注意资料的收集。用数码相机把病人的手拍下来加以诊断分析，病人的性别、年龄、职业、环境、区域、出生年月日、文化程度都要了解。如果手诊者的视力不好，或为了更清晰地观察细小纹理，建议采用 100 倍的放大镜协助观察。

7. 如果想对特殊手纹做深入研究，可用数码相机拍摄后，存入电脑，再通过调节不同的色素模式，就可以观察到病理纹理的生长趋向的变化。这是肉眼无法观察到的。

8. 手诊者应该注意卫生，尽量不要触摸求诊者，以免细菌感染。一旦触摸过多，建议立即洗手或进行消毒。

9. 如果需要用触诊或生物电探测的方法，请确定望诊没有任何遗漏，方可进行。

10. 手诊时间建议不超过 15 分钟，否则求诊者会由于时间太长导致手部疲劳，影响手诊诊断的准确性。

第三节　手诊的方位规定与分界标志

进行手诊的过程中要遵循一定的方位规定和分界标准，这是行业内的统一规范，了解这一规范才不会出现定位上的偏差。

手诊的方位规定

1. 不分男左女右，两手同看最为准确，这是手诊医学与手相学的区别之一。一般来讲，在具体分析疾病状况时，左手多属脏、属阴、属器质性的，右手多属腑、属阳、属功能性的。但需要说明的是，并非都是如此，这仅仅是诊断时的参考，不建议初学者采用此法。

2. 以手掌面中心为中点，向拇指的方向永远居左，向小指的方向永远居右，向指尖的方向为上方，向手颈线的方向为下方，明堂为手中心。从中医方面来说，手背为阳面，手掌为阴面。这是初学者必须牢记于心的最基础的内容。

3. 无论男女，在手诊九区和手诊病纹中，所代表的脏腑器官的方向，基本上和人身体上脏腑器官的方向一致。在诊断疾病时，左右手可以出现与身体脏腑疾病互逆（即反向交叉反射）现象，这是手诊医学的特性。

4. 患者的性别、年龄、职业、环境、区域等都要了解。

性别：以区别不同疾病在不同性别中的发病情况和临床表现。

年龄：以区分不同年龄层所患疾病种类或程度上的差异。

职业：职业对手诊手纹和颜色的影响是很明显的，同时也与疾病的常见病因有一定的关系。

区域：所在地域可影响手纹的某些特殊规律表现。

手诊的分界标志

中轴线：在手指自然伸平、五指自然舒展的情况下，把中指平分成两半，沿着这条平分线一直向下延伸到腕横纹上的虚拟纵线，就称为中轴线。中轴线是手诊脏腑区或段定位时的主要几何参考线，在手诊中经常用到。纵线并非绝对垂直。

指节纹：手指关节之间的纹理，亦称指关节纹。我们重点观察手掌面的指节纹。拇指有2条，具有特殊的意义，一般不在指节纹中讨论学习。其余四指各3条。

第1指缝：食指与中指之间指缝的距离。

第2指缝：中指与无名指之间指缝的距离。

第3指缝：无名指与小指之间指缝的距离。

第1指缝线：在手指自然伸平、五指自然舒展的情况下，于手掌面上，通过第

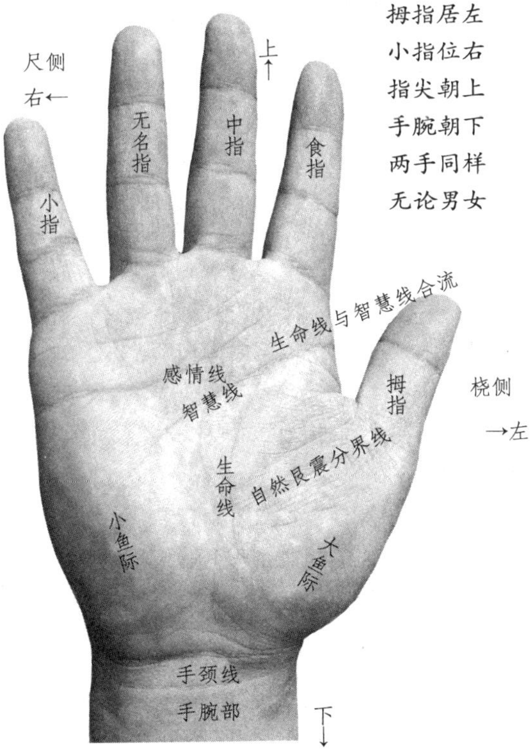

手诊的方位规定

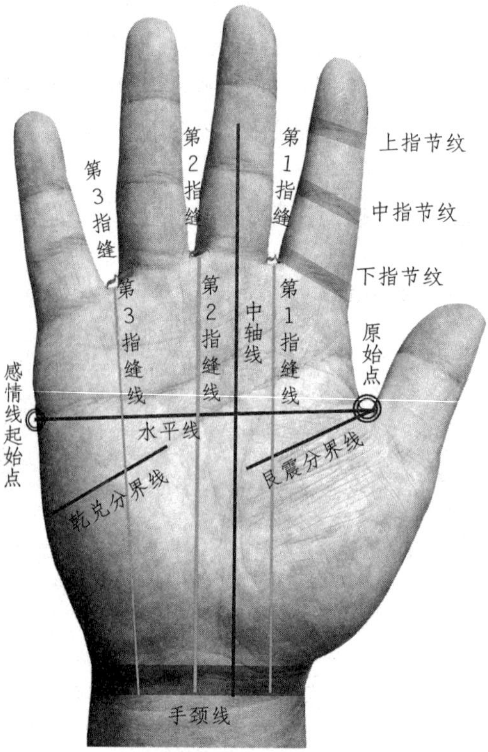

手诊的分界标志

1 指缝的中点作一条与中轴线平行并向下交到腕横纹上的虚拟纵线。这条虚拟纵线就称为第 1 指缝线。

第 2 指缝线：在手指自然伸平、五指自然舒展的情况下，于手掌面上，通过第 2 指缝的中点作一条与中轴线平行并向下交到腕横纹的虚拟纵线。这条虚拟纵线就称为第 2 指缝线。

第 3 指缝线：在手指自然伸平、五指自然舒展的情况下，于手掌面上，通过第 3 指缝中点作一条与中轴线平行并向下交到腕横纹的虚拟纵线。这条虚拟纵线就称为第 3 指缝线。

赤白肉际：手背与手掌皮肤交接的地方，多是手掌的边缘区，这个区域的宽度为 1 ~ 3 厘米。

原始点：在食指根部左侧的赤白肉际的下方，与拇指根部赤白肉际处之间的交点，直径有 0.5 ~ 1.0 厘米。这块蚕豆大小的区域即为原始点，也叫性腺点，可判断一个人的肾上腺功能与性功能的好坏。

感情线的起始点：在小指的掌指关节掌侧屈纹外侧（右侧）的赤白肉际的 1/2 处的点，就叫感情线的起始点，也叫人类欲望原始点。

水平线：原始点与感情线起始点之间的虚拟横线，就称为水平线。水平线并非是绝对水平的。

艮震分界线：①自然划分法。在大鱼际处，由原始点向生命线的上 1/3 或 1/2 处自然生出的比较清晰、深刻的横切纹，就称为自然艮震分界线。一般以最清晰、深刻的横切纹，为艮震区域的自然分界线。用眼观察艮震分区时，以自然艮震分界线为主。②几何划分法。在生命线与智慧线合流的下方，整个生命线的上 1/3 处与原始点的虚拟连线，就称为几何艮震分界线。一般来说，用生物电探测的方法时，以几何艮震分界线为主。

乾兑分界线：①自然划分法。在智慧线正常走势下，沿着智慧线的走向，在智慧线末端作一条虚拟的抛物延长线，把兑区和乾区分开，此抛物延长线就称为自然乾兑分界线。一般来讲，用眼观察艮震分区时，以自然乾兑分界线为主。②几何划分法。在智慧线异常走势下，将感情线起始点与腕横纹右侧边缘的点连做一条线段，再把线段分成 3 等份，通过上 1/3 等份点作一条与感情线平行的虚拟线。这条虚拟的线就称为几何乾兑分界线。一般来说，用生物电探测的方法时，以几何乾兑分界线为主。

第四节 手诊的判定定理

手诊的纹理与颜色在辨证中虽然错综复杂，甚至扑朔迷离，但我们总结了如下的诊断判定规律。在正常情况下，这些判定规律具有现实的指导意义，可以使诊断思路条理化、结果准确化。

叠加定理

1. 由两个或两个以上的病纹相互重合构成的复杂图形，主病意义是这两种病纹主病意义的总和。具有相同病理意义的总和，表示相对应的脏腑所发生的疾病或亚健康状态得到了进一步确定。不同类型的病纹的套合，表示一病多症或并发感染，状况十分危险，这多见于慢性病后期或体弱多病者。临床中要观察纹理颜色和区位掌纹之间的生克制化关系，并参照手诊流年，可以推测疾病的发展转归情况，从而及时正确地调整治疗方向和方法。如：口字纹里面有米字纹时，表示某人做完手术后，手术发生了粘连。

2. 两种病理纹理叠加，一种纹理的形状大于另一种纹理的形状时，应以小纹理属性为主。如网状纹、井字纹的叠加，叠加越多，诊断意义就越大，病情就越严重。

渐减定理

复合型纹理通过调理或治疗，纹理会逐渐减少，变得比较单一的，这表示疾病或脏腑的不同程度或状态，疾病性质逐渐减轻。通过渐减原理的动态观察，可以随时监控发病脏腑的好转状态与程度。

辨证定理

1. 两种以上开放型纹理相互混合时，以最复杂的开放型纹理所代表的疾病为主。特点是：具有两种开放型纹理，诊断时避轻就重。

2. 两种闭合型纹理相互混合时，代表的意义是两种闭合型纹理所共同代表的疾病为主。特点是：具有两种闭合型纹理，诊断时以共性为主。

3. 当区域颜色与病纹颜色一致时，说明疾病曾经发生过或者是将要发生，或处于疾病平衡状态。

4. 当病纹颜色与区域颜色明显不一致时，说明疾病正在发展，并且是主要疾病。尤其是病纹的颜色与主线颜色不一致时，此纹理代表的疾病是目前的主要疾病。

第三章

望色、望态基础

望色是手诊的第一步，而色是给我们的第一感觉，所以手诊首先要抓住第一感觉。通过对望色的方法与规律的综合辨证，可以得到脏腑当时状态的第一印象。望色辨证虽能贯穿手诊的全过程，但在颜色诊断不足为凭时，望态诊断可以弥补其不足。有时，望态诊断可以给我们提供一个总体的诊断印象，使我们能有的放矢地进行临床诊断。

第一节 望色的基本规律

以变色为主，兼常色、主色、客色，表示病变正在发展。常色、主色、客色，某一色异常变化，表示体质性隐患。以常色、主色、客色为主，略兼变色，表示疾病初期。

常色

这里重点研究亚洲人群中的黄色人种。“红黄隐隐、润泽有神”是常色的八字真言。所谓的“红黄”，并非常见的红、黄色，而是比较润泽、含蓄，看上去充满活力的、和谐的自然混合色。

主色

族群肤色和个人遗传变异：

1. 黄色人种因区域不同而颜色不同。南方人靠海边，偏黄，北方人偏黑。形容美女的肤色“白里透红”，实际上就是“红黄隐隐”，黄色发淡而已。

2. 民族不同。少数部落人的肤色一般呈黑而发红色，如果颜色发白则表示有病，应该从其皮肤、骨骼来看。

3. 工作环境。长期处于不同的职业与工作环境，也会影响手的基色。

客色

有规律的来来往往的颜色，是对人体的一种保护。

1. 四季之色：春偏青，夏偏红（长夏 15 天偏黄），秋偏白，冬偏黑。

2. 与工作、居住环境等人文环境有关：如高山与沿海、城市与沙漠。

变色

反映人体健康或疾病的状态和原因的色泽，其实就是病色，这也是我们必须要学习和掌握的颜色。

标色

为了准确地判定颜色的种类和各种情况，我们需要找出手掌中的标准对比色。这种颜色就称为标色。

通过实践观察，标色的最佳位置是在中指下段两侧的赤白肉际处。因为该处红润光泽、结构均匀、血液流通较好，既不易受日光照射，又很少受到机械性或物理性的摩擦，因此选择此部位作为手诊中的标色最为确切。但是，当整个手掌的颜色都有所变化的时候，此处颜色也可能发生变化。这里所谓的标色是作为在手掌脏腑区、线或纹上的颜色诊断时的对比，对于初学者来说最为实用。其实，如果望色非常熟练，也无须这样刻舟求剑。

第二节　五色辨证

中医认为，颜色再多，按照五行属性，也只不过是五种基本颜色而已。观察颜色本色的淡、深、清、浊变化，结合颜色之间的混合属性，再配合手诊脏腑的辨证规律，可以动态地、即时地观察到人体脏腑的健康状态与疾病属性。

青色——肝色的代表

青色主肝胆疾病，主寒证、痛证、瘀血、惊风，常见于慢性肝炎或肝功能不全的患者，也可见于恶性病。出现青色，一般表示疼痛很严重。皮下出现青色，说明血管血瘀、缺血或缺氧，尤其是掌纹主线发青，病情就更加危重。

青主春、木、风、酸、肝、筋。

中医：寒证、气滞血瘀证，是一种肿瘤体质，表示肝气郁滞、胆汁淤积。

西医：①脏腑组织缺氧；②脏腑功能不足，易出现器质性病变；③肿瘤、增生体质；④脏俯功能严重下降；⑤有循环系统疾病，免疫力下降。

青紫色常见于手掌的皮下血管处。只要见到手上皮下有青色血管出现，就说明患者体内的血液黏稠、毛细血管细小、血中含氧量较低、血脂不正常、血中酸性较高等影响了血液循环、末梢血流不畅，造成患者出现四肢发凉、头晕等症。手上的皮肤下面任何部位出现明显的青色、青灰色、青暗色、青紫色、紫红色的血管，说明患者身体相应部分有瘀血现象，此部位的血流一定不顺畅（不

手诊青色症状

颜色	症状
青灰色	①血液循环不佳，见于肿瘤中后期的症状；②心脑血管病危重期
青紫色	全手发紫，表示：①中毒；②心肌梗死。局部或某个部位发青紫色，表示：①脏腑有肿瘤或严重增生；②炎症伴严重的溃疡、糜烂
青黄色	体内垃圾毒素增多
淡青色	①首先看肝胆系统是否有问题；②气虚血瘀（多见于阳气虚）；③全身脏腑组织功能下降，一般也代表免疫力低下；④部分代表肿瘤潜伏期；⑤女性月经周期轻度紊乱，男性为药、酒精伤肝
青白色	①气血亏虚、阳气不足，多见于白血病、红细胞缺少症；②慢性消耗性疾病，如肺结核、子宫内膜结核、骨结核；③一般表现为气滞性或受寒性的严重疼痛症；④患有重感冒的人，在手上的大鱼际外侧多见此色
青黑色	①多见心脑血管疾病突然发作；②肿瘤（晚期）

手诊青筋症状

青筋	症状
手上布满了青筋	①慢性疲劳综合征；②肾虚血瘀体质；③心脏病
出现大青筋	该脏腑功能严重透支（即代偿性增强、脏腑的自我保护力强）
出现小青筋	①脏腑功能已经出现了不同程度的下降；②气虚血瘀体质；③指关节处出现，表示缺乏有效的有氧运动
青筋浮现	疾病或亚健康状态正在发展
青筋沉浊	体内有严重的器质性隐患
手掌青筋	表示胃肠有毒素、血脂高、血压高、血液酸性高、血液黏稠、含氧量低，血液容易凝聚毒素，容易出现头晕、头痛、疲倦乏力、体虚等症状
青筋怒张	①血压增高；②炎症正在进行；③脏腑目前正在发病

顺畅的程度视其颜色的不同而不同）。颜色为红色，说明血液瘀滞较轻；颜色越青、越暗、越深，说明血液瘀滞得越严重。

如血管呈青色、紫色，一般表示血瘀滞得比较严重；如患者脑部血流不畅，在手诊相应的头区、后头区、颈椎区的皮下就会出紫色的血管；再如，在手掌多处可见皮下有青色、紫色的血管出现，说明患者血脂不好、其血液的酸性较高，导致血液中的含氧量降低、血液容易凝聚，这样的患者容易出现脑血栓、肢体血栓、腹动脉血栓等病症。

青筋：静脉血管或毛细血管。正常人的手掌面一般没有青筋，即便有，也隐藏很深，只有仔细观察才能看出来。

乾区、艮区下方出现两条以上青筋怒张：女性表示患有慢性盆腔瘀血综合征；男性则为性生活过度，导致腰肌劳损，出现精液淤积综合征。

红色——心色的代表

红色主心、小肠病、热证。

红主夏、火、热、暑、苦、心、血。

中医：血热、火盛、亢盛。

西医：炎症、出血以及急性传染病的初、中期或某些疾病的初期等，也反映血液循环系统方面的疾病和脏腑功能亢进。

一般表示热性、充血性疾病，局部炎症、出血，或某些进行性疾病的初期或发展期等，患者多患有热证、血热、充血或瘀热、积热等症。心区出现红色，多为热毒攻心；艮区红色，为脾胃郁热，或急性结肠炎；坤区红色，为泌尿系统炎症；巽区红色，为肝胆火旺或高血压；离区红色，为心火亢盛或心肾不交。

红得发暗且浓，表示热证的重证。比如：我们常见到的“肝掌”，其大小鱼际都很红，同时伴有许多深红色的点块，这是因为肝病造成了肝火旺，说明患者肝脏里面有大量的积热。此外，常年大便干燥者，小鱼际也会有类似的颜色分布，这就不能说其患有肝病，只能说明患者腹腔内有大量的热积，或反映其腹腔内有充血性的炎症。

如肺区、气管区呈红色，说明患者有肺热性炎症，吐黄痰，干咳嗽；如在咽区出现深红色，为充血性的咽炎，嗓子会感到干痛；如红色、深红色中间掺杂有一些白点，说明患者患有充血性、化脓性疾患，如扁桃体化脓等。

整个手掌呈深红色，一般见于传染性疾病的中期（是传染性最强的时候），也见于高脂血症或高血压患者。心慌憋气等，手诊相应的心脏部位的主动脉附近就会出现白色的斑块；气向胃部积聚，会造成十二指肠球部溃疡，手诊胃区十二指肠球部位上就会出现白色的斑点或斑块。

这些病症的初期在手诊的相应位置上会出现白色的斑点或斑块。这些白色的斑点、斑块受患者的性格、情绪影响而发生变化。

手诊红色症状

颜色	症状
淡红色	淡红而润泽，为常色
浅红色（新红）	该脏腑功能严重透支（即代偿性增强、脏腑的自我保护力强）
娇红色	中医：阴虚火旺。西医：内分泌功能紊乱，见于糖尿病、甲亢
潮红色	鲜亮、润泽，表示炎症正在发作
暗红色	①全手：血压、血脂、血黏稠度增高，血液循环变快，有慢性炎症。②局部：炎症，多见于炎症中后期，也见于一些局部脏腑功能亢进。此色过后一般会留下红色斑点
鲜红色	一般都是以点的形式出现。在手上任何位置看到这种颜色，均说明患者相应的部位正在出血（包括生理性出血、手术出血、受伤出血等）。这种鲜红色的点是指手上朱砂痣以外的鲜红色的点。中医：血液热毒炽盛。西医：急性炎症
亮红色	实证（虽病重但容易康复）
紫红色	这种颜色一般在手掌皮肤较深层出现，表示病已痊愈很久了
浅咖啡色	①全手：血压、血脂、血黏度增高，表示即将发生心脑血管疾病。②该脏腑炎症正在进行且较严重，局部组织急性充血水肿，局部脏腑有出血可能；③易得传染病
深咖啡色	一般表示患者刚痊愈或手术刀口、伤口已愈合，也表示患者相应部位有较大的黑痣或色素沉着、斑块之类
红而晦暗	虚实夹杂（病不好调理）。一般表示血液瘀滞。这种瘀滞程度较轻，说明患者的病情较轻，也说明患者的血液循环不好，或伤口出血后已凝结
深红色（旧红）	陈旧性病变（病情重，时间长）

白色——肺色的代表

白主秋、金、燥、干、枯、辛、肺、皮、毛皮。

中医：主肺、大肠病、气虚、虚证、寒证（如气血亏虚、中气不足、脾胃阳虚、肾气不足）、脱血、气脱、痛证。

西医：贫血、缺乏叶酸、红细胞减少，也见于白血病、呼吸系统疾病和免疫力下降、微循环障碍、脏器功能下降等症。

出现白色，一般表示疼痛（一般性疼痛）、炎症（疼痛性炎症），也表示气滞和气虚。如在肾脏部整区看到白白的一片，说明患者肾气虚；如在脾、胃区看到白白的一片，说明患者的脾胃虚，中气不足。此外，白色还表示内寒证。心区出现白色，代表心肌缺血；艮区出现白色，代表脾胃虚寒，同时也是消化吸收功能下降的表现；坎区出现白色，是肾虚的标志，也是妇科月经过多或崩漏的表现。

手诊中某区域、某主线、某段的颜色发白，都表示相应脏腑功能的低下。

手诊白色症状

颜色	症状
淡白色	中医：气血亏虚；西医：缺铁性贫血
白枯色	中医：肾精亏败、阴阳离决；西医：免疫力严重下降、脏腑组织严重受损、慢性病预后不佳，多见于白血病、骨髓癌
白亮色	中医：水肿；西医：营养不良
青白（苍白）	①血压下降；②局部：该脏腑功能严重下降，甚至会出现衰竭状态

黄色——脾色的代表

黄主长夏、土、湿、温、甘、脾、肉。

中医：主脾胃、肝胆、虚证、湿症。

西医:消化系统疾病、部分肝胆（黄疸）疾病,也见于微量元素缺乏症、贫血、慢性出血等。另外，肿瘤晚期也多见黄色而枯。

中医的脾在手上没位置，它包括了整个消化系统的功能。

一般肝胆有疾患的人，手掌是黄色的，有黄疸的人更为明显。出现这种情况，也有少数是遗传原因造成的。一般父母血型为 AB 型与 O 型相结合的患者，其皮肤往往是呈较黄的颜色，只要不是 AB 型、O 型溶血性疾病，这种黄色还是正常的。不过，从本质上讲，也说明这些人容易患肝胆及血液方面的疾病。

手诊黄色症状

颜色	症状
黄色	①病程较长；②慢性疾病（比如：正在咽喉区呈黄色，说明此人有慢性咽炎，如果同时皮肤凸起，说明患者的黏膜已经增厚了）
淡黄色	中医：气血亏虚、脾胃虚弱。西医：缺铁性贫血、缺维生素 B，见于消化、吸收不良

续表

颜色	症状
黄亮色（黄而润泽）	中医：湿热证、黄疸、胆汁淤积。西医：急性肝炎（尤其乙肝、丙肝、甲肝）
萎黄色（黄而晦暗）	①寒湿证（中医）；②肝胆功能严重下降；③肝炎中后期；④慢性肝炎；⑤肝硬化；⑥肝胃胆管结石；⑦肝癌
黄褐色	中医：痰湿体质。西医：血脂增高，血液、肝胆中的毒素增多
全手发黄、肝区发青黑色	肝癌

黑色——肾色的代表

黑主冬、水、寒、咸、肾、骨髓。

中医：主肾、肾虚血瘀、寒证、痛证、瘀血证，也见于陈旧性损伤。

西医：①肾病综合征、肾脏系统疾病、性功能紊乱、泌尿生殖系统疾病；②肿瘤体质（恶性）；③血液循环系统疾病。

局部有黑色：①肿瘤；②器质性损伤；③血瘀；④陈旧性病变。

如果黑灰色较多（没有绝对的黑色），那么在诊断中意义不是很大；如果出现发黑、发暗，则要考虑是否出现肿瘤。如整个手掌（特别是拇指以外的其他四个手指）的皮肤表面上有一层黑灰色，说明患者血脂高、运动较少，体内每天产生的废物排不出去，故而感到很疲劳，精神、脑力不够用，这都是人体的新陈代谢功能低下所造成的。

手诊黑色症状

颜色	症状
淡黑色	肾虚、血瘀
黑润	多正常
黑而枯	①肿瘤体质，多见恶性肿瘤（西医）；②严重肾虚、血瘀（中医）
暗紫色	一般表示阴虚，病出现在身体内部。此多为功能性病变或病毒感染造成的器质性病变
青暗色、灰暗色	一般说明血液中的变化，特别是在皮肤区及供血不足区的皮下较深的地方最为常见，说明患者血小板少或毛细血管脆，皮下容易出血，或是患有由血液中酸性较高所引起的皮肤病
暗咖啡色	常见于颈椎区、大椎区及手背区。一般表示患者患有受风性、阻滞性疼痛症

辨色指南

红白相间鼓起，呈无规则状：一般说明患有炎症，且是带有较多分泌物的炎症,如气管炎、肺炎、炎症性水肿等,或说明痰较多。如在生殖区出现这种现象,妇女反映的是黄白、赤白带比较多,男士则说明有淋病或生殖器内有化脓性感染。

妇女生殖区出现凸起，一般表明为子宫肌瘤。在初期会出现白色的斑点，这说明子宫肌瘤是由于气郁而造成的。

对患有癌症、肿瘤、心脏病等病症的人进行调查后，发现这些患者性格的共同点是容易着急、生闷气。气一般容易往乳腺、子宫、甲状腺、心脏、十二指肠球部等部位积聚。气往乳腺积聚，形成乳腺增生，手诊相应的乳腺区就会出现白色的斑点或斑块；气往子宫积聚，就会形成子宫肌瘤，手诊相应的生殖区就会出现白色斑点或斑块；气往甲状腺积聚，就会形成甲状腺肿大、甲状腺肿瘤（民间俗称其为“大气脖”），手诊相应的甲状腺位置上就会出现白色的斑点和斑块；气向心脏部位积聚，就会造成心跳过速、心律不齐、受摩擦后颜色变深、皮肤增厚，这说明病情在加重；如性格仍旧不改，就会造成极大的心理、生理障碍，一般无法治愈；如果手诊区的相应部位的皮肤凸起或呈深咖啡色等，说明患者的疾病已形成了溃疡或恶性肿瘤等。

手诊辨色指南

颜色	症状
白色（以白色为主）	①白色＋红色：白里透红为常色；②红白相间为慢性炎症，中医为火旺；③大片白，则为急性炎症；④又黄又白：营养不良、贫血
红色（以红色为主）	①红色＋红色：炎症严重，考虑有高血压倾向；②红黄相间：虽然有严重炎症存在，但病情正在趋于好转，预后良好
红白相间	一般表明患者患的是由细菌感染所引起的炎症
黄色或红黄相间	虽然有严重炎症存在，但病情正在趋于好转，预后良好。多见于湿热内蕴或黄疸
黑色（以黑色为主）	①黑红色：病情重，炎症重；②黄黑（深褐）色：深褐色即黑褐色，表示陈旧性病变或恶性病变
青色（以青色为主）	肝区微微发青为正常，尤其女性，因为女性有月经；男性肝区出现此颜色为不正常，说明肝胆功能低下
红、黄、青色	肿瘤、气滞血瘀

以上只是从整体上作一些大概的论述，为望诊的具体方法提供一些总体上的规律。手上任何部位出现以上现象，都说明患者患有以上颜色所对应的病症。

如果一个人的手色从红、黄→白→黄→青→黑，说明此人从正常→营养不良→严重贫血→脏腑功能低下→浊气滞留，此人已接近死亡。

五行五色关系

相生规律

木生火：颜色由青转红（顺症，好转，表现为血瘀或缺氧状态得到合理的纠正或改善）。

火生土：颜色由红转黄（顺症，好转，多见于炎症得到合理的控制或亢进的功能得到平衡）。

土生金：颜色由黄转白（逆症，恶化，多见于慢性疾病后的虚证）。

金生水：颜色由白转黑（逆症，恶化，多见于恶性肿瘤体质）。

水生木：颜色由黑转青（虽然好转，但不容易恢复或调理）。

相克规律

木克土：青转黄（缠绵难愈）。

土克水：黄转黑。

水克火：黑转红（突发性疾病、心脑血管疾病居多）。

火克金：红转白（红白相间，表示有慢性炎症）。

金克木：白转青（疾病在发展变化，有恶化倾向）。

斑点诊断

概念区别

共性：都是在皮肤的局部，但颜色明显区别于肤色。

斑点是颜色的一种凝聚状态，不会凸起，也不会凹陷，与皮肤同表面。

何为斑？何为点？

根据长期经验积累，把大于绿豆（3~5 毫米）的叫斑，小于绿豆 (0.5~3.0 毫米）的叫点。斑、点由聚到散都表示病情好转。斑：时间长、病情较重、恢复较慢；点：时间短、病情轻、恢复快。

疾病意义

①以沉、浊、聚的形态出现，表示疾病固定。②代表脏腑的垃圾毒素增多。③脏腑组织增生或肿瘤现象。④代表中医气滞血瘀或痰淤阻络。

在线上出现斑点：表示主要的、器质性的、必须要进行治疗的疾病。

在区位中出现斑点：表示次要的、功能性的、可以考虑保健或治疗的疾病。

如果线、区上都有斑点，应以线上斑点诊断为主，区位上斑点诊断为辅，即如果线上出现斑点，可以直接诊断；如果区位上有斑点，就要考虑是体质性隐患正在发展。如果是在该脏腑区的标准点或标准区上出现，表明斑点代表的疾病也是主要的。

手诊斑点诊断

颜色	症状
青色斑点	提示血瘀、溃疡、糜烂、肿瘤、增生、血栓、组织缺氧、缺血。出现在胃区：溃疡、糜烂（反映陈旧性的）；出现在脑区：有血栓、肿瘤；出现在颈椎区：增生
红色斑点	提示炎症、溃疡、糜烂（正在发展）、出血。过度使用且该脏腑处于活跃期，表示陈旧性的炎症再次复发
浅红色斑点	轻度炎症
深红色斑点	慢性重度炎症
紫红色斑点	轻微肿瘤
白色斑点	①气虚、脏腑功能下降；②炎症（初期）；③缺血（暂时性的）；④结石（初期）；⑤脏腑组织萎缩；⑥供血不足；⑦劳损（暂时性的）；⑧陈旧性疾病暂时稳定
黄色斑点	①毒素沉积、结石、劳损、炎症（陈旧性的）、增生（陈旧性的）、血脂代谢失常；②粪便毒素吸收过多（已影响到脏腑）；③体内氧自由基过多，加速细胞衰老和死亡
淡褐色斑点	有慢性炎症病灶存在（如在明堂脑区出现，会产生轻度脑萎缩现象，引起脑部缺氧、记忆力差、神经衰弱、心脑血管等方面的病变）
深褐色斑点	炎症、增生（如在女性坎区出现，表示子宫内膜增生或子宫内膜炎，属长期不运动或缺钙造成的）
黑褐色斑点	①血瘀（严重）、脏腑隐患。②肿瘤、增生、囊肿、慢性炎症（中后期，易向癌症方面发展）。③也见于突发性疾病，如血栓、心梗、脑梗等。④突然出现，预后不佳，有肿瘤、癌症倾向。青转黑（3天左右），表示病情加重；黑转青（15天左右），表示病情减轻。⑤结核性疾病、免疫系统疾病也常出现此现象

斑点多少

在线或区上出现 1~2 个斑点，表示病种单一，病情不复杂；出现 2 个以上的斑点，则表示病情重且复杂。在肾区、肝胆区出现 2~3 个褐色小斑点，多提示肾结石、胆结石反复发作，必须全面根治。

如果斑点呈多个稀疏、浅淡的分散状态，表示脏腑虚弱、气虚血瘀或功能下降。此种情况在明堂心区出现者，表明心脏功能下降或气阴两虚等。

如果斑点呈多个汇聚、沉浊的密集状态，表示气滞血瘀或痰淤阻络，也见于肿瘤正在发展或组织正在增生。出现在肾脏区或肾脏腰椎段，说明腰椎增生等。

望色十纲

用手诊医学来诊病，除了纹理辨证论治外，还要辅以掌色、甲色、舌色、面色等。这是因为纹理、气色光泽同样能显示病象（掌纹在最外层，气色光泽在稍内层一些）。当人体的五脏六腑有病变时，作为脏腑功能的物质基础的气血最先发生变化，它可以通过不同性质的疾病原因表现出相应的病色，这实质是中医所称“气”的变化。这种变化规律我们称之为“望色十纲”：浮沉、清浊、浅深、散聚、荣枯。

浮沉——颜色的位置

浮：虚证、炎症。病在表面，表示病处于初期，病情轻而单一，易康复。

见色在皮肤之间或表层，提示病患在表，病情轻微，适当保健即可康复，此多见于感冒和传染病的初期。如果恶性病突然见浮色，那么是“回光返照”的将死现象；如果属于沉的疾病，经治疗后变为浮色，则是即将痊愈之象。

沉：实证。病在里层或真皮层，表示病处于中后期且病情重、复杂，医治时间较长，难康复。

见色在皮肤较深层，颜色比较暗，提示病患在里，说明病情较重或时间较长。若是新病由浮转为沉时，说明病情没有得到正确的治疗，应及时调整治疗的思路。

浮逐渐变沉，表示病情加重；浮突然变沉，表示病情恶化，1~2 天之内有突发性病变；沉逐渐变浮，表示病情不断好转；沉突然变浮，表示回光返照，见于长期卧床的危重病人。

清浊——颜色的质量

清：过清为阳虚，表示病情单一，虽程度重，但易调理，恢复快。

颜色非常清澈、明亮、舒散，提示病患属阳（阳亢或阳虚）。过清则为水湿之泽，见于水肿病。恶性病突然见清色，是“回光返照”的将死现象；慢性病经过治疗，由沉浊逐渐变为清浮时，说明病情好转。

浊：过浊为阴虚，表示病情复杂，程度不重却难调理，恢复慢，有的可能是不治之症。

颜色非常浑浊、暗淡无光，提示病患属阴（痰淤或阴虚）。过于浑浊，多见于恶性病和难以痊愈的慢性病。慢性病经过治疗，逐渐由开始的浊色变得更浑浊时，说明病情没有得到正确的治疗，或疾病已发展到不可治愈的地步。

清逐渐变浊（大约 1 周左右），表示病情加重；清突然变浊，表示病情危重复杂，1~2 天之内会突发或复发；浊逐渐变清，表示病情减轻；浊突然变清，表示回光返照，1~2 天之内出现并发症或危险。

浅深——颜色的浓度

浅：虚证（正气虚，气血不足）。色淡，表示病处于初期，病情轻，易康复。

颜色比正常色显得浅淡，提示正气虚弱、气血不足、体质较差。用以区分虚证。

深：实证（邪气实）。色浓，表示病处于中后期，病情重，难康复。如果比正常色显得红，表示炎症；浅红，表示炎症转微；深红，表示炎症加重。

颜色比正常色显得深厚浓重，而且集中，为邪气实、病情重的表现。用以区分实证。

深逐渐变浅，表示病情好转；深突然变浅，表示危重病变化；浅逐渐变深，表示病情不断加重；浅突然变深，表示病危重恶化，比如：青→青褐→黑，红→紫红→黑，黄→黄褐→黑，颜色由浅入深。

聚散——颜色的运动

聚：颜色由四周向中心呈沉、浊、深状态汇集过来。出现斑点状，表示病情加重，严重炎症即将爆发。我们形象地将这种状态比喻为“乌云密布”现象。

病色收缩集聚在一起，甚至鼓起小疱，提示病患属于慢性久治不愈的病，而且由于病程长，病气已经集聚到某脏腑了。临床中多见于结石、组织增生、肿瘤等。此处的聚表现为“沉、深、浊”并向中心集中，和散有着本质的区别。

散：颜色由中心向四周呈浮、清、浅状态淡化，成大片团状，表示病情减轻，逐渐好转。我们形象地将这种状态比喻为“飘若浮云”现象。如果一个人某区域本来就苍白，在心区周围又出现红色，表明心气亏损、身体疲惫，此种情况不一定有斑点纹，也不一定有纹理变化，但依然有心肌梗死和心绞痛的可能。

病色（深浅、清浊等病色）呈向四周发散的放射状，提示病情好转，即将痊愈，或者刚刚得病。此处散的颜色表现为浮、清、浅，并向周围发散，和聚有着本质的区别。

聚逐渐变散，表示疾病逐渐好转；聚突然变散，表示转危为安；散逐渐变聚，表示旧病渐发；散突然变聚，表示旧病复发（突然发作）。

荣枯——颜色的神气

在手诊诊断过程中，有神、少神、无神贯穿始终，所以“荣枯”是“望色十纲”的总纲。手诊的最高境界就是望神得气，通过手来获得其生命活动恶化趋势，甚至死亡。此为手诊诊断中的“无神”表现，虽然症状轻微，但也要考虑严重或恶化的可能。经过正确的治疗后，无神之色渐变为“有神”，是好转的表现，如果突然“有神”，则是“回光返照”的将死现象。

半荣半枯之间：生命力不够旺、少神、不健康或有疾病（这是我们研究的对象）。

荣突然变枯，表示死亡；荣逐渐变枯，表示脏腑功能逐渐衰竭；枯突然变荣，表示回光返照；枯逐渐变荣，少神逐渐变为有神。生命力是指寿命的长短和质量。繁荣是指不断地繁殖，非常茂盛的样子，所以把枯看作死亡是不对的。得神者昌，失神者亡。保健即是使生命力旺盛，这就是养生之道。

第三节　手掌形态和干湿状态

观察手的凹凸陷状态，其实就是判定人体脏腑的虚实状态及程度。触诊或者抚摸感知手掌的弹性程度，是对望诊的补充。手的大小应与身高、体重、胖瘦等成正比。手的干湿反映了微循环与皮肤细胞的活跃程度，手过干或者过湿都不是正常的，应当润泽有度。

凹

凹是指手掌的皮肤表面上的某一区域与周围皮肤组织或骨骼形成低陷的点状、片状的形态。若在某器官区域有凹陷，就要考虑可能有炎症、溃疡、骨骼变形、组织增生或手术疤痕。凹陷的地方反映了相对应的脏腑组织器官功能低下或虚弱的状态。

①阴，虚证，表示原气亏虚、气虚血瘀；②脏腑功能的虚弱和减退；③脏腑组织劳损；④也见于脏腑手术后的痕迹；⑤脏腑的器官萎缩；⑥肿瘤（恶性）和囊肿现象；⑦缺乏营养。

凸

凸是指手掌的皮肤表面有向上凸起的形状或形态，小的叫凸起，大的叫隆起，更大的叫丰满。手上的某一区域，与周围皮肤组织或骨骼形成高起的点状、片状形态。凸起的地方反映了脏腑组织器官的功能代偿性增强和亢进。

①阳，实证，表示气滞血瘀（中医）;②某脏腑组织功能亢进、代偿性增强；③脏腑组织劳损；④脏腑组织增生；⑤肿瘤（良性）、囊肿、息肉；⑥手术疤痕；⑦结石；⑧脂肪堆积、高脂血症；⑨毒素蓄积。

硬

成年人的手比小孩的手硬，男性的手比女性的手硬，体力劳动者的手比脑力劳动者的手硬。

手过硬，中医多见于血瘀和风湿。

手诊手硬症状

观硬度	症状
老年人手硬	肾虚血瘀
小孩手硬	脏腑功能下降（健脾益气）
女人手硬	血瘀、内分泌功能紊乱（补血活血）
男人手硬	肝气瘀滞（清肝泄火）
全手关节发硬	中风、癌症，多见于脑癌、脑萎缩的后遗症
局部手发硬	中医上讲为气滞血瘀、痰淤阻络
整个手掌发硬（沉、浊、聚、青、黑）	高脂血症、高血压、动脉硬化，属肿瘤体质
突然发硬	心脑血管病突发、内分泌功能下降等现象
全手发硬，尤其早晨更硬	①是类风湿的表现；②考虑肝病晚期；③肾病综合征严重期；④中风先兆;⑤脑肿瘤等,西医上讲为高血压、高脂血症、糖尿病、动脉硬化
某一脏腑区发硬	①脏腑组织增生（骨质增生、子宫内膜增生、乳腺增生）；②脏腑组织障碍、微循环失衡；③慢性炎症；④陈旧性劳损；⑤毒素蓄积；⑥脏腑功能下降；⑦脏腑组织有肿瘤或结石倾向；⑧突发性疾病（注意，如果明堂脑区硬、干燥，说明体力透支，心脑血管呈紧张状态，内分泌功能下降，有突发性疾病的发生）
手上某一区域明显比周围皮肤组织发硬	说明该区所代表的脏腑组织有结石、硬化、坏死、肿瘤等，功能严重不全。营养：缺乏B族维生素、维生素E和维生素C

软

手诊手软症状

观软度	症状
整个手软	①心气亏虚、气血不足；②脾胃虚弱；③肾虚体质（中医）；④本身免疫力比较低下；⑤心脑血管功能低下；⑥低血压综合征（糖尿病）；⑦慢性疲劳综合征；⑧内分泌不足；⑨缺乏蛋白质、钙、铁、锌、B族维生素和E等营养
局部发软	①虚证，气虚血瘀（中医）；②该脏腑的营养不良造成的功能低下；③慢性炎症；④该脏腑先天性功能紊乱；⑤该脏腑曾经受到意外损伤
过分柔软、无力	肌无力、肌萎缩或中风引起的瘫痪
手软得可以向手背方向弯曲	说明脾胃虚弱和神经衰弱，多见于心脾两虚证，此类人优柔寡断，思虑过度，容易在心理暗示下产生各种神经官能症
大鱼际软绵绵	①脾胃功能低下；②消化系统衰弱；③贫血；④气虚表现；⑤大量缺乏锌、铁、钙、蛋白质
男性手软	①性功能较差；②低血压；③内分泌不足；④性变态
女性的手柔软润泽，有弹性，皮肤细腻、光滑	属健康表现，易内分泌不足

小

手生来就小，低于正常人比例的不协调的手。60% ~ 70% 的女性握拳大小与其子宫大小一样，所以手小的女人子宫小。

手过小，提示：①免疫力下降；②肝病；③精神异常；④女性易不孕。

中医：肾精亏虚、阴虚阳亢。

西医：脑垂体生长激素分泌不足，易发生生殖系统疾病。

营养：生理缺钙

手诊手小症状

观小	症状
人大手小	手小则心脏相对小。这类人心脏功能弱,但不一定有心脏病。另外，这类人血压低，容易头晕、心悸、疲劳，不耐思虑，心脾两虚最常见
男人身大手小	说明性功能障碍，易发生前列腺疾病和生殖系统方面的障碍
男人手小	肾虚、缺钙、性功能低下，易发生阳痿、早泄、少精不育
女人身大手小	70%的此类型人的子宫较同龄人的小，说明子宫功能弱，易发生性功能低下、痛经或月经不调等现象
女人手小	肾虚、缺钙、性功能低下、内分泌不足（尤其黄体激素分泌不足），易不孕、难产

大

手过大，提示:①大且厚表示精神异常，智力发育有些缺陷;②内分泌亢进;③肢端肥大；④突发性疾病。

手诊手大症状

观大	症状
人小手大	①内分泌失调；②钙代谢失衡；③与先天体质隐患和遗传因素有关，应预防脑血管肿瘤的发生。
男性手大（比正常大）	①内分泌紊乱，易患脑垂体瘤、亢进；②垂体激素分泌紊乱，易患肢端肥大症；③性功能亢进，易患生殖系统疾病。
女性手大	①易发生生殖系统疾病（妇科炎症）；②内分泌紊乱（多因性格造成）。
儿童手大	说明缺钙（钙代谢失衡），指节长得特快。
老人手大（除土形手）	①易患突发性疾病、心脑血管疾病、骨关节病；②内分泌功能亢进（甲亢、性亢）。

干

手部干燥，首先排除体力劳动引起和部分职业病的可能。过干则提示：①阴虚火旺（中医）;②脂肪代谢失常，有高血压、高脂血症;③内分泌不足，功能亢进或失调，有糖尿病；④有动脉硬化的倾向，多是阴津不足、内火炽盛、气血郁滞所致；⑤缺乏维生素C和维生素E。

湿

手过湿，表示:①心肝火旺、气虚自汗、易感冒、脾胃湿热。②指端出汗，是为阴虚火旺、内分泌失调，也见于精神紧张者。③手心多汗是心火炽盛、湿热内蕴、胆胃失和的表现。④全身经常出汗，是自汗、气虚不固、阴虚火旺、气滞血瘀的表现。汗液有酸味，代表肝胆毒素多；汗臭，代表宿便、毒素多。⑤甲亢，生理反应出汗。

手诊其他症状

状态	症状
温	①体内有慢性炎症；②有宿便、毒素；③阴虚火旺；④身体的某个脏腑功能亢进；⑤服用过某些药品（如扩张血管的药、春药）
过热	①中医：阴虚火旺或内伤发热。②外感发热为炎症、血瘀，应避免传染病。手背较手心热，多是发热或炎症急性期。③阴虚火旺。④高血压倾向。⑤糖尿病。⑥甲亢
潮热	多见于消耗性疾病，如肺结核、糖尿病等
手心发热	心火亢盛，容易心烦、失眠，常常噩梦不断。湿热内蕴、胆胃失和的初期表现。 整个手热：中医上为感冒、传染病，西医为发烧、内分泌亢进。手掌温度高于手心温度，多是高脂血症或高血压。手掌红热，为炎症、血热的表现
凉	①阳气虚、肾阳虚、心阳气不足（中医）。②免疫力低下、易感冒。③内分泌不足；④微循环障碍。⑤严重的低血压；⑥危重病人休克前期。⑦服用某些药物之后因毛细血管收缩而血流变慢。⑧精神过敏或紧张。⑨心脏功能低下
伸手动作快	若被检者伸手时动作爽利快速，手指自然伸平，没有紧张、疑虑等感觉，表明此人具有良好的心理状态，身体一般比较健康，即使患了疾病，也容易康复

续表

状态	症状
伸手动作慢	若被检者伸手时动作拘谨、迟疑不定、手指紧并、指节屈曲，甚至出现轻微颤抖，表明此人心理压力较大，精神紧张。现代医学表明，长期精神紧张会导致内分泌紊乱、神经功能失调。这类病人常见胃溃疡、甲状腺功能亢进、神经衰弱、糖尿病、高血压、冠心病，甚至癌症等疾患
手抖	若手部颤动发抖，不能自主，则为中枢神经系统病变，如帕金森氏综合征、风湿热引起的舞蹈症等。中医常见于阴虚动风、经络不通
手僵	手指拘挛、关节僵硬的患者，很可能是由于脑溢血、心肌梗死、血栓等引起的偏瘫（或先兆）。若是手呈爪形或猿形，则为尺神经、正中神经损伤，也见于癌症后期。拇指僵硬，是中风的先兆
人瘦手瘦	类风湿后期，肾脾两虚，消化、生殖系统功能较差，有心、脑、脾、胃疾病
人胖手瘦	①进行性肌萎缩；②内分泌功能不足；③营养比例失调；④毒素蓄积；⑤肿瘤体质；⑥肾源和心源性水肿
人手过瘦	手指间有漏缝，是消化系统功能薄弱的表现，也是性格懦弱和神经衰弱的表现。多见于女性和小孩，男人如此，多不长寿。指节中间无肉，表示缺钙；指尖像锥子，表示缺锌；艮区无肉表示缺铁
人胖手胖	正常且可爱。人胖手胖又有病时，要按压明堂心区和艮区心区，如指压有凹陷，说明心肌缺血或心功能不全；如颜色发红，代表易患高脂血症、高血压，此时应注意测量血压，以防中风；如颜色发黑，则要考虑有恶性病的发生

第四章

病纹基础

有人说，手诊最难学习、最难记忆的就是手上这些乱七八糟的纹理。其实，这是不了解手诊的片面认识。众所周知，天上的星星比手纹还要多，但天文学家都能一一识别，并掌握其运动变化规律。在这里，我们总结了纹理的规律与特征，现将其划分为两大类别，即开放型纹理与闭合型纹理。所有的手诊病理纹理归纳起来得出的规律，无非就是五种基本纹理叠加和变化的重新组合。

第一节 病纹概论

掌纹病理纹线，是指人的身体脏腑组织器官或生理活动受到外部一些因素的刺激或影响，使掌纹发生相应的各种形态和气色变化。掌握掌纹病理纹理的各种共有表现和诊断意义，对全面学习、应用、研究手诊能起到提纲挈领的作用。这和手诊九区中所表现的同名病纹、临床诊断意义不尽相同。

什么是线？什么是纹？

线具有一定的走向规律，包括三大主线、八条辅线。主线代表了生命的基本状态与特征，辅线的出现表明了某脏腑特异性增强或脏腑功能亢进。

纹在手中出现的痕迹，有类似线的形状，它随着时间与区位的不同而发生着变化。与主线相比较，纹具有暂时性、浅、短、无头无尾的特点，没有主线的颜色清晰，多指病纹。

纹

与主线相比，较浅、细，构成一定的几何形状（代表身体疾病现象）。

线

与主线相比，较粗大、深，不构成几何形状（代表身体脏腑的一种趋势或体质状态）。

病线、辅线都是线

当某线称为某纹时，代表身体的健康趋势和疾病现象（如手颈纹）。

当某纹称为某线时，则表示疾病是人体的体质隐患（如肝胆线）。

病线具有特定的意义。某根病线出现在某一部位，表明了某一部位特定的意义。如果病线、辅线同时在某一部位出现，就可以诊断其性质、位置、病理变化，也就是定位和定性；如果再加上病纹推测疾病的转归预后和颜色、形态的诊断，那么就可以明确诊断疾病的属性。

虽然病理纹理千变万化，错综复杂，但根据相关理论与实践经验，我们还是可以把它总结成五种纹理和两大类：

五种纹理：

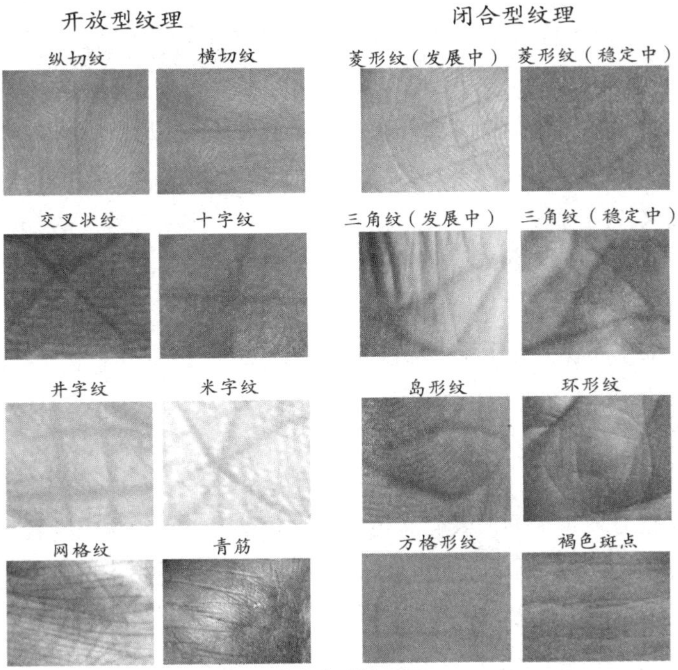

常见手诊病理纹理图

十字纹、交叉状纹、三角形纹、岛形纹、菱形纹。

两大类：

开放型纹理和闭合型纹理。

开放型纹理：

×、—、#、*、|

闭合型纹理：

□、△、◇、○、◎

大纹理与小纹理的区分：只在手诊九区的一个区域内出现，不超过本区域面积 1/3 的纹理，称为小纹理；超过本区区域面积 1/3 的都称之为大纹理。

病纹辨证基本规律：由开放型纹理发展成为闭合型纹理，表示病情由轻转重，病已形成，四闭合型纹理发展成为开放型纹理，表示病情四重转轻，正在康复。

第二节　开放型纹理

由一定的几何形状呈射线或直线向四周无限延伸且周围无任何约束，反映疾病正在发展的一种状态。

丨：纵切纹——衰弱的先兆

我们发现，纵切纹在哪个地方出现，就表明身体相应的脏腑正处于亚健康状态，且正在发生变化。

手诊定义

与中轴线大致平行的纹理。

病理辨证

在哪个部位出现，表明哪个部位的脏腑：

1. 过度使用。

2. 轻度劳损。

3. 暂时性虚证。

纵切纹越清晰越深刻，表明病情越严重；反之，表示病情越轻。1 ~ 2 条可忽略不计；2 条以上说明脏腑的过度使用；多且深刻则表明脏腑过度使用，容易引起劳损。

一：横切纹——紊乱的开始

手诊定义

与水平线大致平行的纹理。

病理辨证

横切纹越清晰越深刻，表明病情越严重；反之，表示程度越轻。1 ~ 2 条可忽略不计。

1. 轻度的气滞血瘀。

2. 脏腑功能轻度紊乱。

3. 该脏腑功能过度使用或劳损。

4. 自我修复能力增强。

+：十字纹——稳定的早期

手诊定义

横切纹和纵切纹呈垂直交叉组合而成。

十字纹：由横竖两条短线或一长一短的纹线相互垂直交叉成汉字的十字纹。十字纹的横要平而不斜，竖要直而不弯，否则就不是十字纹，而是交叉状纹了，这多是动脉血管紧张度增高引起的。在线纹中央出现的含义比单独出现的大；正十字纹比斜十字纹的诊断意义大。

分两种：生理性十字纹、病理性十字纹。

生理性十字纹：当考虑生理性特异，不可作病态论。与生俱来，与主线清晰、深刻的程度一致，表明该脏腑某一功能的特异性增强。

常见区位：巽区、明堂、坤区。

如出现在中指下心区，表示大脑功能比别人有超前的灵感意识，第六感官发达，但不一定聪明。这种人胃肠、胆管功能比常人要好，如果忽略了这种功能就会产生病理现象，而且一旦患病，比病理性十字纹要严重得多。

坤区出现，表示性功能旺盛、生育能力较强。

震区下部出现，表示精力饱满，也是性功能旺盛的表现。

病理辨证

十字纹与主线颜色一致时，表示病情正在发展，所患的疾病趋于稳定。

十字纹与主线颜色不一致时，表示病情即将发展，正在发生病变。

与主线相比较浅淡，尤其在明堂的心区、脑区、坤区、巽区、坎区容易出现，表明：

1. 炎症初期。
2. 脏腑暂时性的功能失调，导致脏腑功能的轻度紊乱。
3. 脏腑过度使用或轻度劳损，但又没有临床症状的表现。
4. 表示病情正在发生变化。
5. 轻度的气滞血瘀。
6. 血管紧张度增高，可引起高血压，这时既要考虑到炎症初期，也要考虑到高血压倾向。

十字纹出现的部位不同，代表的疾病意义也不一样。

1. 在脑区出现，表示功能有衰弱现象。
2. 在巽区、震区上部、艮区出现，表示炎症初期。
3. 在离区、坤区、坎区、乾区出现，表示脏腑有炎症和功能衰弱。

×：交叉状纹——变化的早期

手诊定义

纵切纹和横切纹互相交错且没有构成直角时组合而成的纹理。就是由 2 条或 2 条以上的斜线任意交叉形成的纹。

病理辨证

1. 表示炎症初期，发展的几率比十字纹要高。

2. 脏腑生理功能持续轻度下降或紊乱。

3. 气滞血瘀仍在继续。

4. 轻度器质性病变，是气阴两虚或气阴不足的表象。

5. 劳损正在进行中。

交叉状纹的出现，大部分都与生活方式有关。虽然病情较轻，但不稳定，易反复，不易根治。

交叉状纹出现的部位不同，代表的疾病意义也不一样。

1. 在生命线末端出现，提示体力减退。

2. 在智慧线上出现，防止突发性疾病发生。如果交叉状纹呈深红色，表示疾病正在发生。

3. 在巽区出现，说明胆管功能下降。

交叉状纹表明某脏器功能失调，多是对应组织有炎症。与米字状纹、井字状纹相比，交叉状纹表示病情较轻，病程较短，而且处于疾病早期或提示病情好转、疾病将愈。

交叉状纹与主线颜色一致时，表示病情正在发展，所患的疾病趋于稳定。

交叉状纹与主线颜色不一致时，表示病情即将发展，正在发生病变。

无论是大的十字纹，还是交叉状纹，都表示该脏腑已经处于亚健康状态，并且正在向疾病方向发展；比较大的十字纹、交叉状纹，表示脏腑过度使用，纹理越大越标准，越有诊断意义。

*：米字纹——存在的发展

手诊定义

由 3 条或 3 条以上的纵切纹、横切纹，通过一个中心点相互交错而成的纹理。米字纹越小越典型，越有诊断意义。

病理辨证

1. 重度亚健康。

2. 脏腑组织发生了炎症。

3. 气滞血瘀现象。

4. 肿瘤正在扩散或发展。

5. 劳损正在进行中。

6. 脏腑组织增生正在发展。

7. 代表手术的一些后遗症。

大米字纹：占区位面积的 2/3 以上，则表示：

1. 劳损。

2. 功能下降。

小米字纹：占区位面积的 2/3 以下，则表示：

1. 中医的气滞血瘀、气阴两虚或气机紊乱现象。

2. 脏腑的器质性与功能性疾病。

3. 炎症的中期现象或慢性炎症。

4. 增生、肿瘤、结石现象（越小越典型，越有诊断价值）。

5. 手术后遗症。越清晰越深刻，所主疾病意义就越大。

6. 当米字纹颜色呈浊、聚时，表示病情加重。

7. 正在形成的米字纹反映某脏腑的生理功能轻度下降，或脏腑功能紊乱正在加重，或正在发生变化。

8. 震区有米字状纹出现且发红，表示胃溃疡或胃黏膜脱落。

#：井字纹——存在的变化

手诊定义

2 条纵切纹和 2 条横切纹交错构成井字纹。

由 4 条短的褶纹构成的形如“井”字的符号，这种纹会向网格纹转变，或与米字纹、十字纹同时并存发展。

病理辨证

1. 虚证。

2. 脏腑曾经受过损伤或功能下降的一种状态，病情时轻时重。

3. 有炎症病灶，曾经发过病，但目前较稳定。

4. 井字纹一般与慢性炎症有关，它表明炎症时间长，变化缓慢，不发生实质性变化；如出现在胆区，提示有炎症，无结石，严重时或病情反复时会向网格状纹发展。

大井字纹表示脏腑功能的下降或紊乱。在艮区出现大井字纹，表示的病理意义：

1. 消化系统功能减退；

2. 生活饮食失调导致肠胃功能紊乱。

小井字纹表示：

1. 炎症病灶存在，但未彻底治愈。

2. 容易发展成闭合型纹理。

3. 结石现象。

4. 井字纹的颜色明显与本区域内的颜色不一致时，表示疾病正处在炎症活动期。

开放型纹理的辨证规律

纵切纹、横切纹（2条）：轻度亚健康。只有三大主线，表示基本上健康，但也可能处于疾病状态中。

十字纹、交叉状纹：中度亚健康。各种纹理都有，表示本身就是亚健康遗传体质。

米字纹、网格纹、井字纹：中度亚健康。

纹理变化规律，公式表示如下：

ǀ+—=+ 或 ǀ+—= ×　　++ × =* 或 ǀ+—+ǀ+—=*

第三节　闭合型纹理

由3条以上的线段或2条以上的弧线构成的封闭型几何图形。

△：三角形纹——因果的循环，劳损的标志

手诊定义

由3条线段按一定的角度互相交错构成的形似三角形的封闭型几何图形。

由3条短的褶纹构成形似三角形的纹。

病理辨证

三角形纹表明其病情比井字纹轻，比十字纹重，向米字纹发展。病情变化慢，恢复也慢。

划分方法：在手诊九区中的某一区域大约划成9等份，如果三角形只占9等份中的一个小区域，为小三角形纹；超出2/9以上的区域为大三角形纹。

手诊三角形纹症状

观形	症状
大三角形纹	脏腑器质性病变或功能性劳损现象
小三角形纹	①气滞血瘀；②脏腑组织的供血不足；③脏腑组织有劳损（运动性劳损或手术性劳损，比如智慧线、生命线合流有清晰的三角形纹，表示颈椎劳损）；④局部组织缺陷的状态，比如手术切除某一脏器后的表现；⑤血管痉挛、畸形现象；⑥肿瘤或组织增生现象；⑦相关脏腑功能虚弱或气血瘀滞或其他病邪所导致的阻滞不通、功能失调现象

注意

独立的三角形纹比在各主线上形成的三角形纹意义要大。横过主线的三角形纹为疾病的征兆，提示相关脏器功能障碍。比如：在感情线上出现的“三角形”纹，提示有心脑血管疾病，虽是隐患，但病情呈发展趋势，多在晚年发生。

□：方格形纹——稳定的象征，手术的痕迹

手诊定义

标准：4 条短线构成长方形或正方形，角度为直角的几何封闭图形。

大方格形纹：大于该脏腑区位面积 2/3 的为大方格形纹，小于该脏腑区位面积 2/3 的为小方格形纹。

病理辨证

1. 某一脏腑已经发生病变，目前病情稳定（包括炎症和功能的稳定期），但未彻底治愈。

2. 脏腑器质功能的虚损状态。

3. 手术后或脏腑意外损伤后出现。

手诊方格形纹症状

观形	症状
大方格形纹	①脏腑功能虚弱，但稳定；②脏腑功能下降，但稳定；③本脏腑的自我康复能力较强
小方格形纹	①气滞血瘀现象；②脏腑功能器质性的一种虚损状态；③手术后（人为性的）或损伤（意外的）造成的后遗症较稳定；④肿瘤（良性、可逆性）易恢复

4. 气滞血瘀现象。

5. 在主线出现时，表示某脏腑某一时段内出现了较重大的疾病或突发性疾病。常见于巽区，明堂的心区、脑区、坤区。

方格形纹为各种疤痕（手术、外伤等诸因所致）的掌纹表现，提示其功能区病情稳定或病情向好的方面发展。

◇：菱形纹——变幻的象征，转变的表现

手诊定义

由 4 条线段构成，角度不是直角的四边形的几何封闭图形。

大菱形纹：大于该脏腑区位面积的 2/3 为大菱形纹。

小菱形纹：小于该脏腑区位面积的 2/3 为小菱形纹。

病理辨证

菱形纹病情不稳定，易反复变化，治疗时不易控制。

手诊菱形纹症状

观形	症状
大菱形纹	①该脏腑功能下降，处于不稳定状态，时强时弱；②劳损的反复性
小菱形纹	①气虚血瘀；②结石在形成；③增生在发展；④肿瘤在活动期；⑤表示病灶的不稳定性，病情反复，缠绵难愈；⑥脏腑发生器质性病变；⑦局部脏腑组织缺血的表现

☆：星形纹

手诊定义

也属纹理叠加，由多条褶纹交叉组成五角星状纹，这种纹较少见。

病理辨证

五星状纹出现在生命线或感情线上，多提示易患突发性疾病，如癫狂、脑伤或缺血性脑血管意外病变。一般在五六十岁时出现中风的几率较高，但预后情况较好，死亡率低。

1. 病情复杂。

2. 多次手术。

3. 病情反复。

4. 预后较差。

5. 坎区出现，表示陈旧性炎症，可能复发。

○：圆形纹

手诊定义

也叫环形纹。掌纹如环，其环心中多另有杂纹，从总体观看才能发现，属于少见纹。

病理辨证

多与外伤有关。有时候，旧病复发或反复性疾病也多见。

1. 手术后，正常凹陷，表示手术不成功；圆形凸起，表示局部组织粘连。

2. 表示已经发生的疾病趋于稳定，见于意外损伤性疾病。出现浅细的环形纹，则要考虑是否有过意外损伤；如没有，则考虑脏腑组织损伤。

3. 把主线区域包绕，没构成环形纹，表示免疫力极度下降。

4. 跨过几个区域构成一个大的环形区，表示相应的各大脏腑已发生病变。

5. 半环：就是包绕着某一个部位的由纹路形成的头尾不相交的半边圆形，表示对应组织有炎症或增生。

闭合型纹理的辨证规律

方格形纹、菱形纹、三角形纹、圆形纹、岛形纹不会相互发生变化，而十字纹、交叉状纹、米字纹会相互叠加，并且开放型纹理都可以与固定形状纹理叠加。

第五章

九区纲目

手掌的面积虽小，但划分的每个区域都有脏腑所属的特殊意义。通过观察九区的面积与形态，了解纹理所在区域代表的意义，就可以用颜色来辨别疾病的属性与动态变化。通过整体划分与每个区域的再划分，脏腑的基本病变就一目了然了。

第一节 震区——胃肾同源的开始

中医认为：人的后天之本在于脾胃，先天之本在于肾，先天、后天同在一个部位得以表现，实际上是手诊反映生命状态的体征之一。有了胃的饮食容纳与肾精的存在，生命才得以生生不息。

五行属性

《周易本义·说卦传》曰："帝出乎震，震东方也。"震为雷，"雷以动之，风以散之"。意思是说，雷的振动是用来鼓动、催生万物的动力与源泉，故而震为正东，五行属性为木，最能体现"木通其玄"的含义。这一点与震区所包含的生理功能和特定意义相互吻合。

手诊定位

几何划分法

从生命线（或生命线与智慧线合流）与第 1 指缝线的交点开始，到第 1 指缝线与腕横纹的交点之间距离的上 1/3 处，原始点与该上 1/3 处连线，然后延长与生命线相交，这条线就叫作几何艮震分界线。

在生命线包绕的大鱼际的左上方处，与下方的几何艮震分界线所构成的区域就是震区。

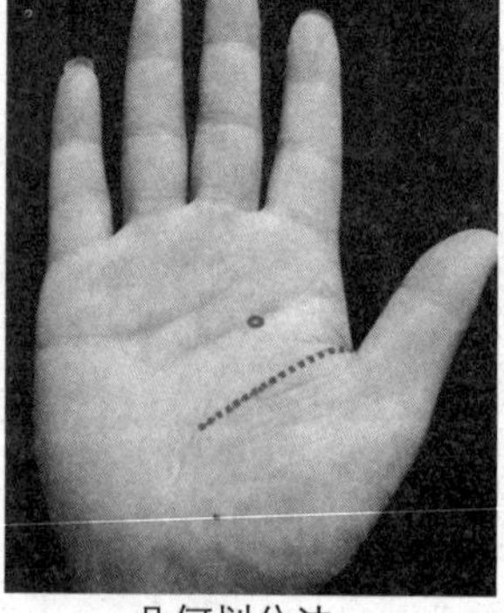

几何划分法

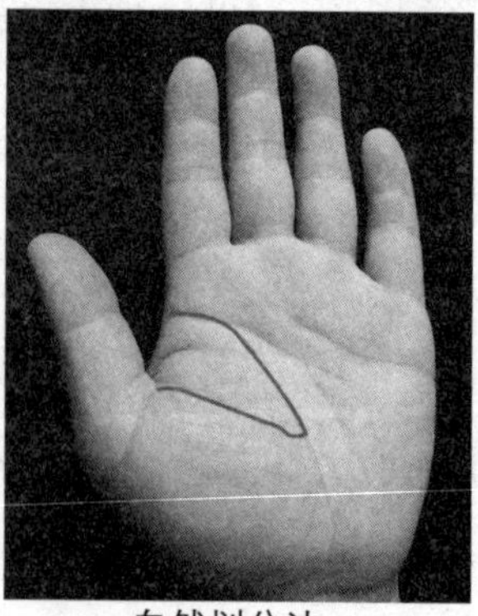

自然划分法

自然划分法

在生命线的内上方，生命线和智慧线合流的下方。生命线包绕大鱼际的左上方，下方以自然艮震分界线为界所形成的区域就是震区。

脏腑属性——胃肾同源

为何称之为胃肾同源？人类有两件大事：吃和繁衍。如果失去这两种功能，生命将无法延续，所以，胃乃后天中的后天，肾乃先天中的先天。这里的肾主要反映的是肾上腺、女性雌性激素、男性睾丸和雄性激素。

正常形态

生命线的起点正好在拇指根和食指根之间的中点处，震区面积大小适中。

自然适度隆起、红润、饱满、娇嫩、有光泽、有弹性、无杂纹。相对整个手掌来说，质软且薄，纹理浅且少，震区低于艮区。震区上部为轻度凹陷、质软，下部饱满、微隆起、无杂纹，表示消化吸收功能、内分泌功能、性功能正常。

整体辨证

望色辨证

震区各色症状

观色	症状
鲜红色	①中医的血热证型；②多见于酒精肝；③见于一些甲亢患者
娇红色	①多是阴虚火旺；②见于糖尿病进展期
淡黄色	中医上讲，脾胃虚弱、气血亏虚、脾阳不足；西医上讲，多见于缺铁性贫血
黄亮色	病情持续严重，有恶化现象
黄褐色	①多属湿热；②可见于一些胆汁返流性胃炎；③黄疸；④也见于急性肝炎
白色	①肾阳虚衰；②免疫功能下降；③也见于萎缩性胃炎
青色	生殖系统与消化系统有肿瘤倾向，女性表现为月经不调、痛经

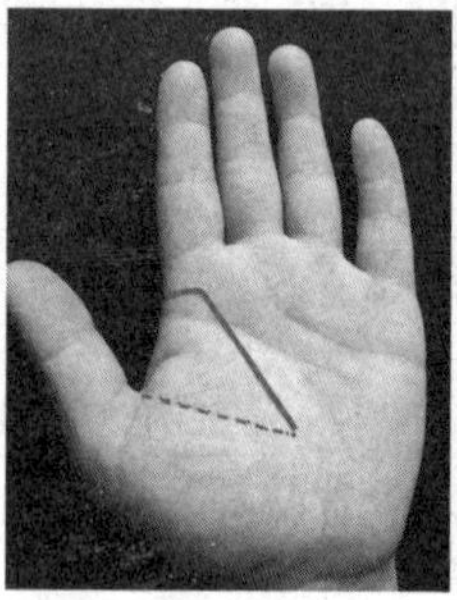

1. 面积过大

当生命线的起点向上超过了拇指根和食指根之间的中点时，震区面积自然过大，相对地，艮区面积就小。反映：肾功能不全（但本人没感觉）、性功能亢进、营养过剩、高血压。面积越大，诊断意义越大。

3. 隆起

整个震区隆起异常，表现精力虽然充沛，身体强健，但容易发生性功能亢进。请注意预防突发性的疾病发生，尤其是心脑血管方面的疾病更须注意。

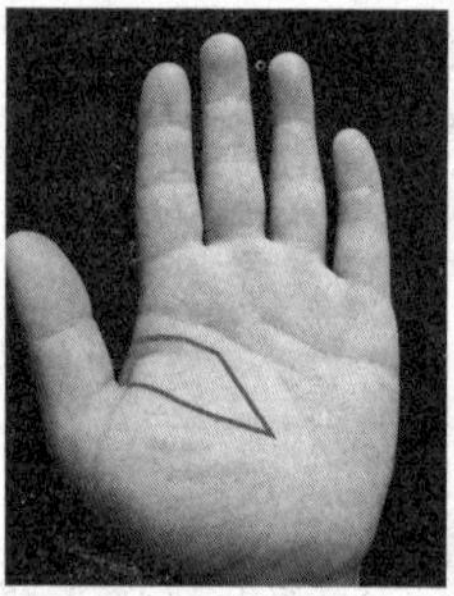

2. 面积过小

当生命线的起点向下低于拇指根和食指根之间的中点时，震区面积过小，相对地，艮区面积就增大。反映：肾虚（重）、脾气不足（沉）、血压低、疲劳性综合征，易发生萎缩性胃炎，性功能和生殖功能也下降，多见不孕不育现象。面积越小，诊断意义越大。

4. 凹陷

呈萎缩状态，表视缺乏蛋白质、维生素 E；肾精亏虚的体征之一；是阴虚体质。

斑点透视

震区斑点症状

观斑	症状
红色斑点	常见于大量饮酒，长期嗜食辛辣、温补食物以及吸食毒品或滥服春药造成的消化系统与生殖系统蓄积性中毒、功能性与器质性功能损伤的表现
白色斑点	提示严重贫血，或缺乏叶酸、微量元素铁、维生素 B_{12}，见于白血病。中医常见于脾肾阳虚证型
褐色斑点	震区布满大量褐色斑点时，提示毒素蓄积，生殖系统和消化系统已出现慢性炎症，此时要积极预防消化系统和生殖系统的肿瘤现象。若糖尿病病人见此现象，要预防消化系统和生殖系统的并发症发生

纹理分析

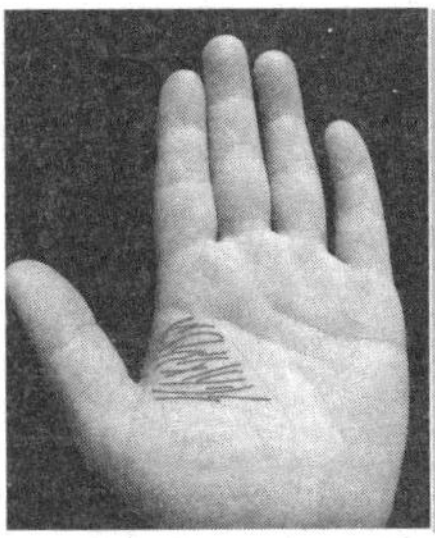

1. 大量横切纹
表示消化系统与生殖系统功能失调，并且可能有慢性炎症存在。

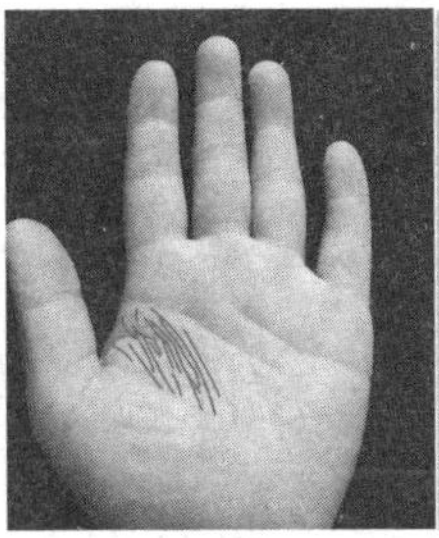

2. 大量纵切纹
表示消化系统和生殖系统功能下降，容易出现身疲乏力或体力透支现象。

注意

青筋：表示肾虚血瘀、痰湿内蕴，易发生痰淤交阻型中风、消化系统肿瘤、生殖系统肿瘤等。中医称真气外泄、脏腑衰败，若慢性病人见此现象，多提示预后不佳。

区位划分

在包绕震区的生命线的1/2处作一个点，与原始点进行连线，然后把震区分成两个区域，上部分为震区上部，下部分为震区下部。

分区辨证之震区上部

震区上部重点反映了胃的功能与器质性病变，也反映了食管与十二指肠的疾病。重点观察纹理的叠加现象。

脏腑属性

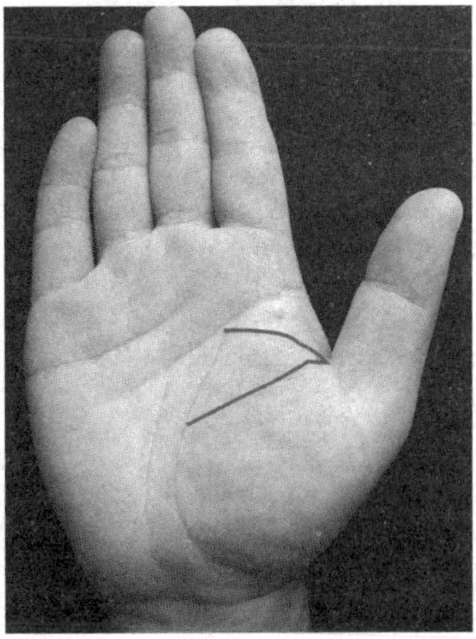

胃、十二指肠：现代医学的消化系统，大致相当于中医学中的脾、胃两脏。消化系统疾病大多与脾、胃功能失调有关。中医学把脾、胃归属于五行中的“土”，认为土为万物之母，是万物生长的根本。人体五脏六腑各个部分都要通过脾、胃的消化、吸收功能来获得气血和营养的补给。脾、胃是人体的给养仓库，故称为“仓廪之本”或“后天之本”。

中医学认为消化系统不少疾病的发生均与脾胃有关，如脾虚不运、脾虚下陷、脾不统血、脾胃阳虚、寒湿困脾、湿热内蕴脾胃、肝脾失调、肝胃不和、脾胃气滞、胃气上逆、腑气不通等。

观形察态

震区上部形态症状

观态	症状
过分凸起或隆起	此现象比较少见。一般表示：①胃功能佳，冬天吃生冷食物亦没问题，但晚年易发生肿瘤；②胃火亢盛，易口渴，易发生慢性、肥厚性胃炎，胃酸分泌亢进；③高血压、内分泌亢进
凸起＋娇红色	糖尿病初、中期症状

观态	症状
凸起＋鲜红色	高血压、高脂血症的表现
凸起＋黄色	生殖系统增生的表现
凸起＋红色斑点、红晕	性欲亢进的表现
明显凹陷并萎缩	①脾胃虚弱、中气不足；②消化不良；③胃下垂；④易发生萎缩性胃炎，多为胃癌前期
有米粒或粟米状的硬结	胃有肿瘤因素存在（用手按压有刺痛感，可确诊为肿瘤）
软	①脾胃虚弱；②胃气不足；③消化功能降低；④也易胃下垂

观态	症状
软＋浅红色	中医多见阴虚火旺，西医多见糖尿病后期现象
软＋深红色	①生殖系统有慢性炎症；②生殖系统功能下降
软＋深褐色	①肾虚血瘀；②腰痛；③慢性盆腔瘀血综合征或盆腔炎
软＋青色	慢性盆腔瘀血综合征
软＋白色	肾阴不足。男性：阳痿、早泄；女性：性冷淡
软＋黑色	将去之人或者久病大病之人会出现此现象。明堂、坎区发黑，见于部分尿毒症、生殖系统肿瘤患者

斑点透视

震区上部斑点症状

观色	症状
红色斑点	①胃火亢盛；②胃炎正在发作；③胃黏膜糜烂或溃疡现象

续表

观色	症状
青色斑点	表示胃有陈旧性溃疡、糜烂，也见于部分肿瘤早期
白色斑点	表示胃黏膜有脱落现象或见于萎缩性胃炎
黄褐色斑点	慢性、肥厚性胃炎，胃酸分泌亢进（吐酸水）
黑色斑点	如果突然出现，则胃容易发生恶性肿瘤，应引起注意，积极预防并治疗
黄色斑点	慢性胃炎、陈旧性胃炎
白色斑点	胃酸分泌不足

望色辨证

震区上部各色症状

观色	症状
潮红色（红而湿润）	①胃火亢盛；②胃受到辛辣、酒、热性食物的刺激；③有时也见于胃炎
鲜红色	①肝阳上亢；②高血压、高脂血症；③见于糖尿病
青色且暗	①陈旧性胃炎、胃溃疡、十二指肠溃疡；②脾肾阳虚；③肿瘤体质

观色	症状
苍白色	中医为肾阳不足、脾胃气虚（吐清水）、胃寒症，西医为胃动力不足，即胃酸分泌不足
黄色	慢性胃炎
褐色	有陈旧性胃炎，说明生活饮食习惯不佳

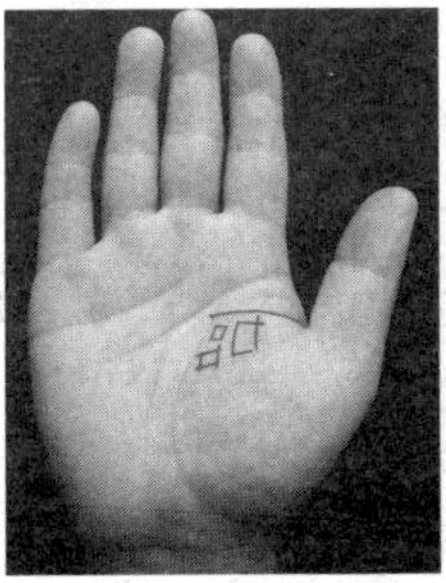

1. 方格形纹
表示曾经腰肌劳损；生殖系统曾经有炎症、劳损现象或曾经受过损伤、做过手术，但目前稳定。

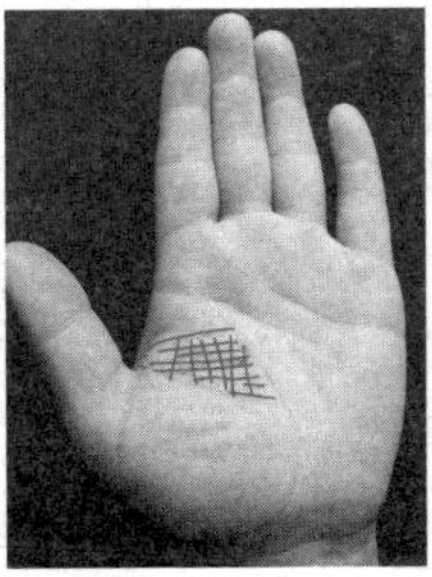

2. 网格纹
提示肾虚、性功能时强时弱、生殖系统炎症（女性：慢性盆腔炎、盆腔瘀血综合征，男性：慢性前列腺炎）。

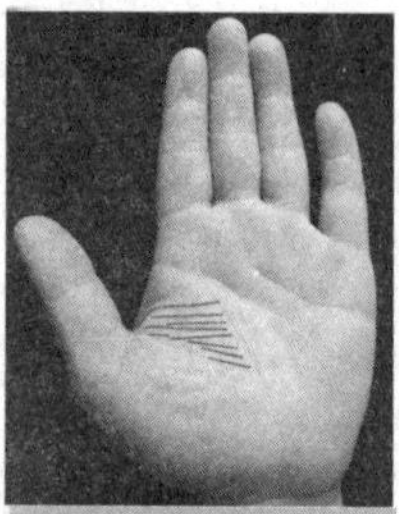

3. 横切纹（大量）
提示有暂时性肾虚、腰肌劳损现象，另外生殖系统有慢性炎症。

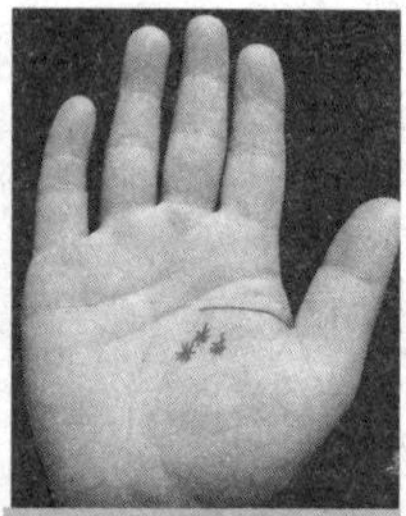

5. 小米字纹
生殖系统有肿瘤。男性：前列腺炎伴有增生；女性：有子宫肌瘤、卵巢囊肿。

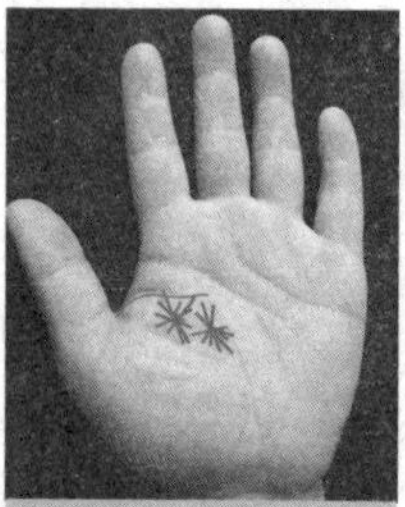

7. 大米字纹
生殖系统有慢性炎症，或有肾炎。

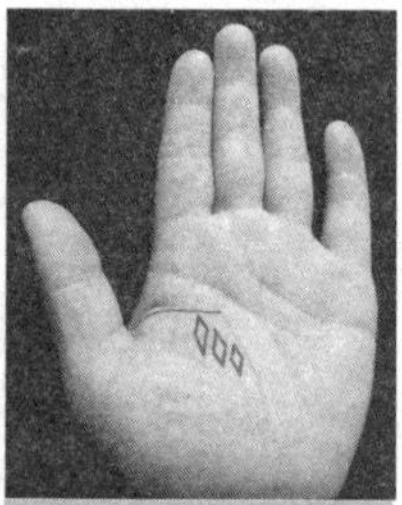

9. 菱形纹
肾虚仍在持续；生殖系统、泌尿系统有病灶，随时可能发生不稳定状态。

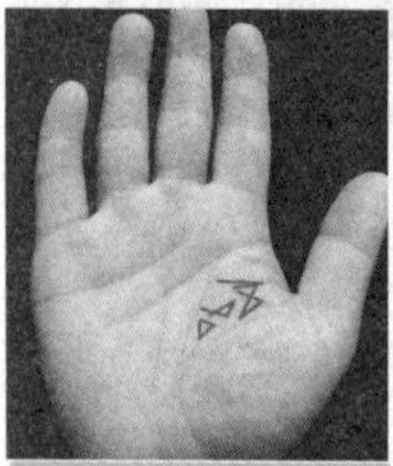

4. 三角形纹
男性：前列腺增生；女性：子宫肌瘤。

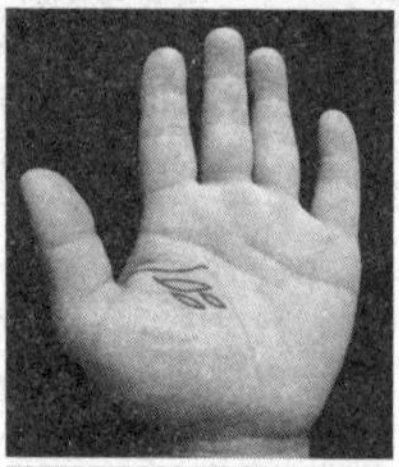

6. 岛形纹
提示生殖系统有增生、泌尿系统有结石现象，还有肿瘤倾向。

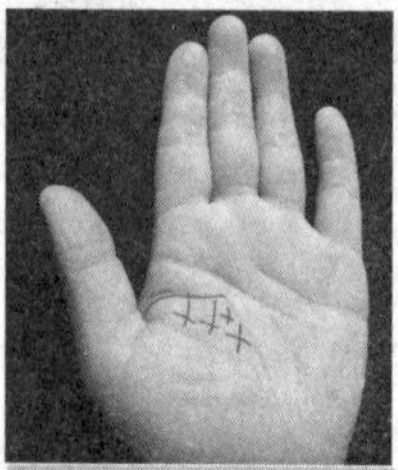

8. 十字纹、交叉状纹
属肾虚体质，提示性生活过度、腰肌劳损、内分泌功能轻度紊乱。

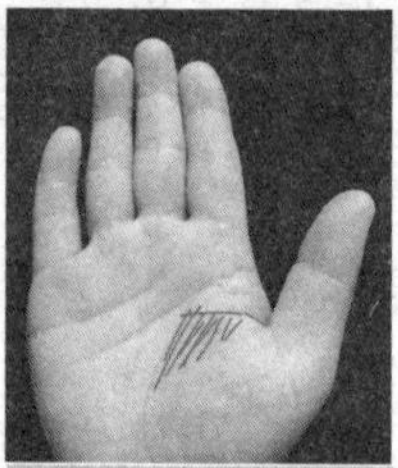

10. 纵切纹（大量）
肾虚、性生活过度、生殖系统有劳损或轻度炎症。

养生指南

消化系统疾病的发生往往与饮食有关，因此应贯彻以预防为主的原则。

首先要有规律的饮食习惯，节制烟酒和辛辣食物，注意饮水和食品的卫生质量。对于有消化系统疾病的患者来讲，就更要注意饮食的调理，要强调进餐的规律性，避免粗糙、过冷、过热、油腻和刺激性大的饮食，宜进食软、熟、易消化的食物。

中医认为合理地安排饮食，可保证机体的营养，使脏腑功能旺盛、气血充实，即所谓有“正气存内，邪不可干”。

中医认为饮食对人体的滋养作用也是与其自身的理论体系密切结合的。食物进入人体，通过胃的吸收、脾的运化，然后输布全身，成为水谷精微而滋养人体。这种后天的水谷精微和先天的真气结合，形成人体的“正气”，从而维护正常的生命活动和抗御邪气（致病因素），同时还形成维持生命机体的基本物质——“精”。“精”藏于五脏，是脏腑功能活动和思维、意识活动，即“神”的基础。“精、气、神”为人体之三宝，生命之所系，它们离不开饮食的滋养。所以，战国时期的名医扁鹊说：“安身之本必资于饮食。不知食宜者，不足以存生。”

第二节　巽区——肝胆相照的证明

中医理论上的肝胆与现代医学上的肝胆，虽然不完全相同，但在巽区所反映的各种疾病与亚健康状态方面却有着必然的联系。最有研究意义的是，此区反映的“肝主调畅情致”功能，与现实肝胆功能的异常或疾病状态也存在着必然的因果关系。

五行属性

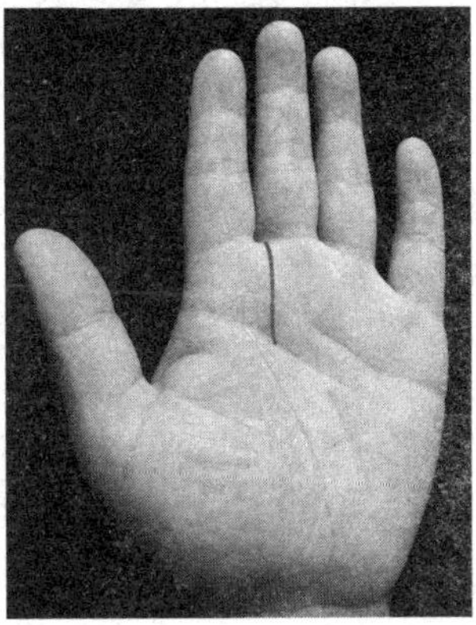

以后天八卦为依据，巽为东南，天人相应，掌气互通。故而巽区五行属性为木。以下为《黄帝内经·素问·阴阳应象大论篇第五》精彩论述，以资参考：

东方生风，风生木，木生酸，酸生肝，肝生筋，筋生心，肝主目。其在天为玄，在人为道，在地为化，化生五味，道生智，玄生神。神在天为风，在地为木，在体为筋，在藏为肝，在色为苍，在音为角，在声为呼，在变动为握，在窍为目，在味为酸，在志为怒。怒伤肝，悲胜怒；风伤筋，燥胜风；酸伤筋，辛胜酸。

手诊定位

在食指下方，生命线和智慧线合流的上方，即第 1 指缝线的左边之间的区域。生命线和智慧线分离时，以生命线的起始部为主。无生命线时，在食指掌指横纹和拇指掌指横纹掌侧之间的距离的1/2处作一条与水平线平行的线，其上方就是此区。

正常形态

微微隆起、红润、有神、无杂纹，巽区与离区、坤区相比稍隆起，表示胆的理化功能和中医上的肝胆功能正常。

脏腑属性——肝胆相照

中医的肝胆功能，西医的肝脏生化解毒功能、胆管系统。

区位划分

生命线、智慧线合流的端点与第1指缝中点的连线，把巽区分成左右两部分，左为肝脏区，右为胆管区。在辨证分析中，肝胆有时候很难完全划分，所以我们只需了解划分的部位，暂时就不做专门分区辨证了。

整体辨证

在巽区中央偏下出现岛形纹、菱形纹、网格纹、井字纹、田字纹等，应考虑胆囊炎或胆结石。

如果在食指的左侧上，有大大小小不同形状的暗褐色斑点，是胆结石的标志；小而密集成滞状或团块状，是泥沙样结石。

在靠近生命线上方出现枣核状符号是早期脂肪肝，杏仁状符号是中度脂肪肝。

察看食指指甲，会看到指甲有凹槽沟，证明肝胆系统有炎症。食指上有湿气疱，是肩背受风寒的标志。

望色辨证

巽区各色症状

观色	症状
红色	①肝阳上亢、肝胆火盛（中医）；②多见于长期饮酒伤肝（酒精肝）；③血脂偏高、有高血压倾向；④肝炎活动期
红如朱砂	肝炎活动期
青色	①（中医）肝气郁滞；②肝胆垃圾毒素蓄积过多；③肝胆功能严重下降；④见于慢性肝炎、肝硬化；⑤见于大量饮酒伤肝酒精肝；⑥肝癌早期现象；⑦胆汁淤积
苍白色	①低血压；②胆汁分泌不足，对肉蛋类食物消化不佳
黄色	①黄疸；②胆汁淤积，有的见于慢性胆囊炎；③急慢性肝炎活动期
亮黄色	中医：肝胆湿热，西医：黄疸肝炎、肝硬化、胆结石
褐色	①肝胆垃圾毒素增多；②急性肝炎；③胆结石
黑色	肝癌、胃癌、子宫癌

观形察态

巽区下部形态症状

观形	症状
过分凸起	①肝胆垃圾毒素增多；②有高血压倾向；③脂肪代谢失常，可能有脂肪肝；④有高脂血症；⑤有胆汁淤积综合征
巽区隆起	提示胆固醇过高，血脂、血压偏高，胆汁浓度偏高。如果肉质较硬，可能有脂肪肝形成。明显高于震区，常见于胆汁返流性胃炎。中医上讲为肝胃不和之症
凸起且发红色	肝胆火旺、情绪暴躁，有高血压倾向
凸起且发青色	胆汁淤积综合征，相当于中医的气滞血瘀型胁痛
凸起且发黄色	慢性肝炎或慢性阻塞性黄疸，也见于胆结石症
凸起且发褐色	陈旧性胆囊结石或陈旧性肝损伤
凸起且肉质较硬	脂肪肝
凸起且有米字纹	慢性胆囊炎、血脂高
凹陷	①肝阴不足、气滞血瘀（中医）②肝胆功能不全（西医）；③胆汁分泌不足；④见于肝硬化、乙肝患者；⑤肝癌先兆
凹陷且有细杂纹理（或者皱纹）	①肝阴不足；②肝功能低下；③胆汁分泌量减少（表现为不能喝酒、吃肉）

续表

观形	症状
凹陷且发青	气滞血瘀、肝气郁滞（月经不调、痛经），同时患有陈旧性慢性胆囊炎
凹陷并有很小岛形纹	见于胆囊息肉、胆萎缩和胆囊癌
凹陷且有针尖、芝麻粒大小的褐色斑点、白色斑点	表示胆囊会脱离肝管，或胆囊内有陈旧性结石病灶存在
凹陷且有米纹	表示胆萎缩，也见于部分胆囊癌，都是慢性胆囊炎迁延失治所造成
塌陷、松软，黄白夹杂	提示胆管系统功能严重受损，常见于慢性胆囊炎、胆结石、胆囊息肉、胆萎缩、胆汁型肝硬化、胆囊癌等。同时伴有妇科炎症等
凹陷且色黄	表示胆汁淤积，可能有肝炎或肝硬化
整体凹陷	功能性下降，重点是胆管功能下降，表现为：①慢性胆囊炎；②胆萎缩；③手术切除胆囊后的症状；④部分胆囊癌
凹陷且萎缩	①肝功能严重下降；②肝硬化；③胆囊萎缩；④慢性肝癌；⑤肝癌中后期

斑点透视

巽区斑点症状

观斑	症状
褐色斑点（小如针尖）	①胆汁淤积；②陈旧性胆结石；③肝胆垃圾毒素增多
暗褐色斑点	在食指的内侧上出现且大小不同，是胆结石的标志
芝麻粒	胆汁淤积，易形成胆结石
红色斑点	①（中医）肝阳火旺的病象；②酒精肝；③急性胆囊炎
红如朱砂	肝炎病象
淡褐色斑点	陈旧性病灶标志
黄色斑点	①肝胆垃圾毒素蓄积；②胆结石；③慢性胆囊炎或肝炎
青色斑点	①肝气郁结；②胆结石；③肝内血管瘤；④胆囊息肉；⑤肝内胆管结石；⑥肝细胞损伤，多见药物性损伤、食物中毒

续表

观斑	症状
黑色斑点	有肝癌、肝硬化、胆囊癌的可能，肝有肿瘤倾向
白色斑点（芝麻粒）	①胆结石正形成，小而密集成滞状或团块状，是泥沙状结石；②胆管有蛔虫，胆汁成分异常

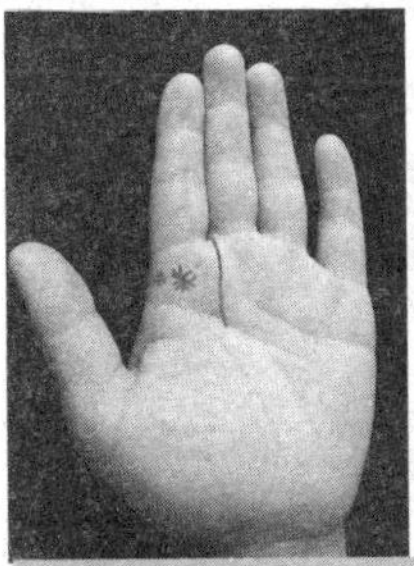

1. 小米字纹
提示有慢性胆囊炎、胆囊壁粗糙、胆汁淤积、胆囊息肉（凸起）、胆结石。

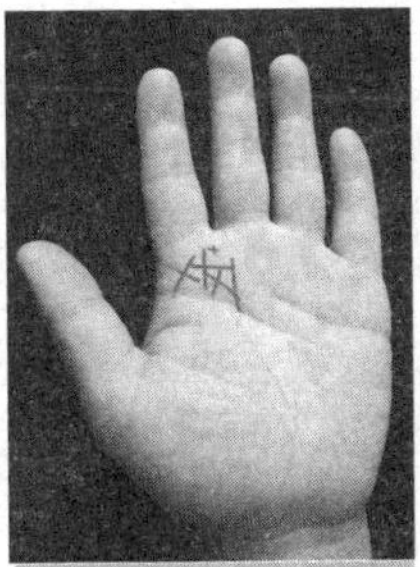

2. 十字纹、交叉状纹
提示肝胆功能轻度下降、肝胆垃圾毒素增多。

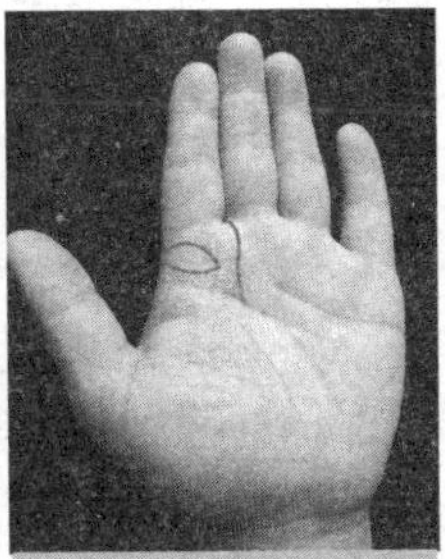

3. 大岛形纹
（中医）肝气郁结、胆汁淤积、肝胆功能下降、肝胆垃圾毒素蓄积。

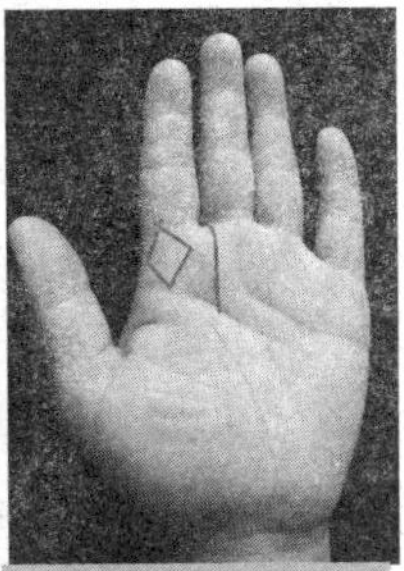

4. 大菱形纹
肝胆功能下降。

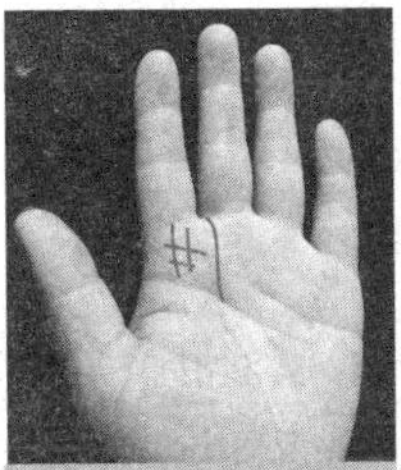

5. 井字纹
慢性胆管系统炎症。

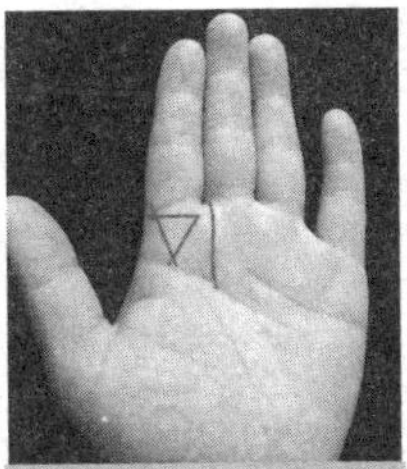

6. 大三角形纹
肝胆功能失调、肝气郁滞。

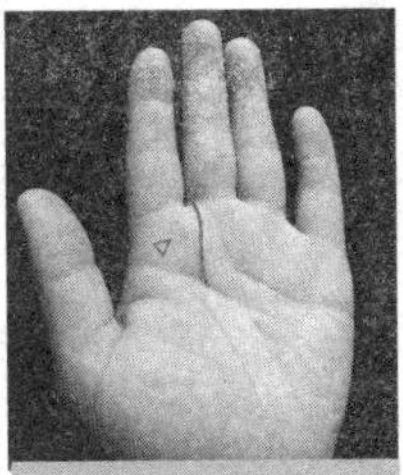

7. 小三角形纹
胆汁淤积，易成胆结石、胆囊息肉。

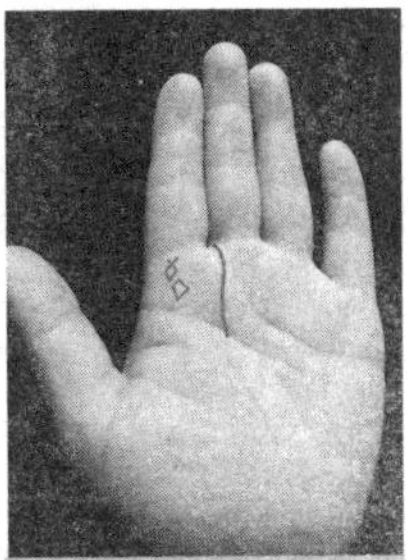

9. 小菱形纹
（中医）胆汁淤积、肝气郁滞；肝胆功能时好时坏，但目前稳定；肝胆垃圾毒素蓄积；易形成胆结石、炎症。

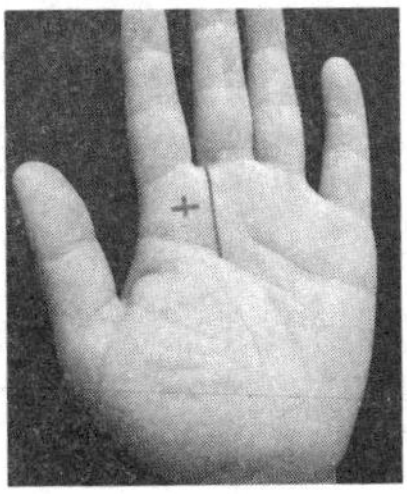

8. 生理性十字纹
提示肝胆解毒生化功能特异性增强。女性巽区有杂乱纹理，可能有妇科炎症。十字纹、井字纹、米字纹及被方格形纹框起的纹，不管出现哪一种纹，都提示有胆管系统疾病。

特殊现象

1. 双龙戏珠：在巽区出现两条青筋，在青筋之间出现不同颜色的小的开放型或闭合型纹理或各种斑点的现象，称为“双龙戏珠”。

表示：①肝胆功能下降。②慢性肝炎、肝硬化。③肝癌进展期。④肝内胆管结石。⑤胆结石活动期。⑥胆囊息肉。⑦肝胆系统的肿瘤现象。

2. 盘龙云海：在巽区上，有一条青筋弯弯曲曲向食指端冲去，并且在青筋四周还有不同纹理的颜色出现。

表示：①肝的代偿功能增强。②肝胆功能严重下降，有慢性肝炎、胆囊炎。③肝胆系统有不同程度的器质性、功能性的病变。④肝硬化，肝炎活动期。⑤肝胆垃圾毒素增多。

3. 苍龙遗珠：食指左侧赤白肉际处，有一条青筋隐隐作现，在皮肤上有串类似疤痕珠样的硬结出现。

表示：脂肪肝、肝硬化。

养生指南

平时要注意肝胆垃圾毒素的堆积程度，因为肝胆垃圾毒素是影响人体内分泌的一个重要原因。肝胆垃圾毒素的形成，除了有饮食、饮酒、药品等因素参与之外，还与人的情致有关。所以我们要注意均衡饮食，调节情绪。

现代研究

我们观察了很多甲肝、乙肝和丙肝患者，发现所谓的朱砂掌（也就是像朱砂一样的红色斑点），当在巽区明显地集中且颜色呈红赤时，临床确诊的价值会更大。

患有胆汁淤积或胆结石的病人，会在其巽区观察到有黄色或褐色斑点，这种褐色或黄色斑点随着胆结石的清除会逐渐消失。

反之，纹理仍然存在，并且很清晰，颜色加沉、加浊，有扩大的趋势，表明治疗效果较差，结石仍在生长和发展。

这种人采用手术切除胆结石的可能性会大大增加，同时手术切除胆囊的风险性也会增加。临床中，我们可以观察到，巽区过分隆起的人，大部分血脂偏高、血液黏稠，如果颜色发红，血压多有持续升高的趋势。

巽区上青筋明显暴露，并且塌陷、萎缩，多见于肝细胞损伤、肝功能严重下降，临床上常见于肝硬化或肝癌。

第三节 离区——雄心壮志的昭示

离区的正常与否，不仅反映了心脑血管的器质性与功能性的状态，更体现出人类特有的心理与精神活动发生后遗留的各种痕迹。

五行属性

以后天八卦为依据，离为正南，天人相应，掌气互通，故而离区五行属性为火。以下为《黄帝内经·素问·阴阳应象大论篇第五》精彩论述，以资参考：

南方生热，热生火，火生苦，苦生心，心生血，血生脾，心主舌。其在天为热，在地为火，在体为脉，在藏为心，在色为赤，在音为征，在声为笑，在变动为忧，在窍为舌，在味为苦，在志为喜。喜伤心，恐胜喜；热伤气，寒胜热；苦伤气，咸胜苦。

手诊定位

中指、无名指下方，感情线上方，第1指缝线和第3指缝之间构成的区域。没感情线时，可在巽区的1/2处作一点，与握拳时在小指的指关节处形成的点相连，这样就造出了一条虚拟的感情线。

脏腑属性——人心仙肺

属心肺功能，重点反映功能性病变（这在西医上属心脏、血液循环系统、视神经功能），也反映精神、思维意识等“神”的活动。

正常形态

微微隆起、有弹性、红润有光泽、无杂纹，和巽区、坤区高低基本相同。

整体辨证

望色辨证

离区各色症状

观色	症状
红色	血压有增高倾向，多见于高脂血症、高血压
青暗色	心血瘀滞，表明心脏功能低下，易患冠心病、心绞痛、心肌梗死。另外，也见于严重的肺结核、肺癌
青紫色	体内微循环障碍。在中指、食指的指缝间出现青紫色，是肩周炎的表现；在中指、无名指指缝间出现青紫色，是慢性盆腔瘀血综合征的表现；无名指、小指指缝间出现青紫色，是颈肩综合征和肩周炎的表现，多为电脑网络综合征，属职业病，男性为腰肌劳损、肾虚血瘀、坐骨神经痛
黑色	易发生突发性疾病或事故，提示预后不佳
黄（褐）色	①动脉硬化；②血液毒素增多
黄亮色	提示黄疸
淡黄色	提示贫血
苍白色	①心氧不足、心肺气虚，易出现心律较慢、神疲乏力、低血压综合征、感冒等症；②呼吸系统功能低下、免疫力下降
指端发红，离区十字纹、交叉状纹发红	指端发红，离区十字纹、交叉状纹发红

观形察态

离区形态症状

观形	症状
隆起	多见于高脂血症、高血压、动脉硬化、冠心病等
凹陷	①心气不足、心脾两虚、性功能低下，易出现心肌缺血现象；②多见于慢性心力衰竭、疲劳性综合征、低血压综合征，属慢性消耗疾病后期

斑点透视

离区斑点症状

观斑	症状
红色斑点	①血液毒素增多；②心火亢盛，易脑出血
黄褐色斑点	①动脉硬化；②血液毒素增多；③也见于冠心病
青色斑点	易发生心肌梗死、脑血栓，提示动脉硬化、血液毒素过多
黑色斑点	突发性心脏病，或意外事故突发身亡
离区中指下出现褐色斑点	表示心肌供血不足，也可能是早期冠心病或是神经衰弱的表现

纹理分析

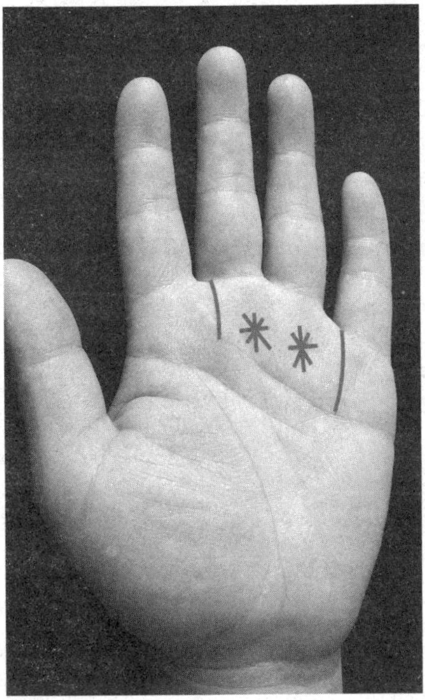

1. 米字纹

心律不齐、心肌缺血。(晦暗)心脏病即将发作。

在离区上、第2指缝下的部位，如果有杂乱的纹理，提示心脏功能受到损害，会出现心悸、血压波动等症，多见于心绞痛、冠心病、高血压、心脏病。中医上多见心肾不交或心悸、失眠、多梦等。

在离区上，尤其查中指下出现米字纹，主要提示心肌缺血、心绞痛。此时，如果离区、智慧线末端、生命线末端有米字纹出现，则提示有中风、猝死的危险。特别是老年人，当米字纹变得苍白，压之不起时，应立即加强对心脏的保护。中医多认为是心肾不交或阴阳离决之象。

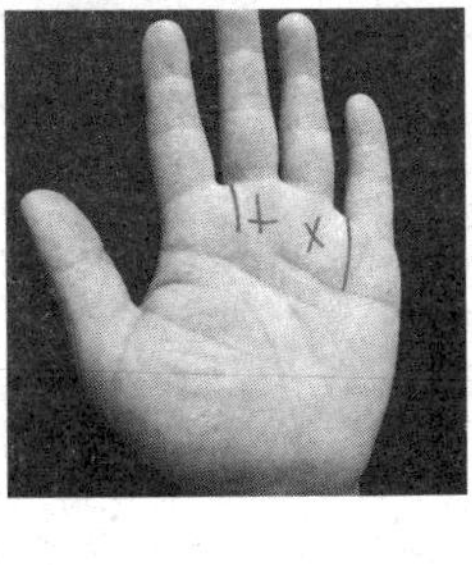

2. 十字纹、交叉状纹

表示心脑供血不足、心气不足、失眠多梦、心律不齐。

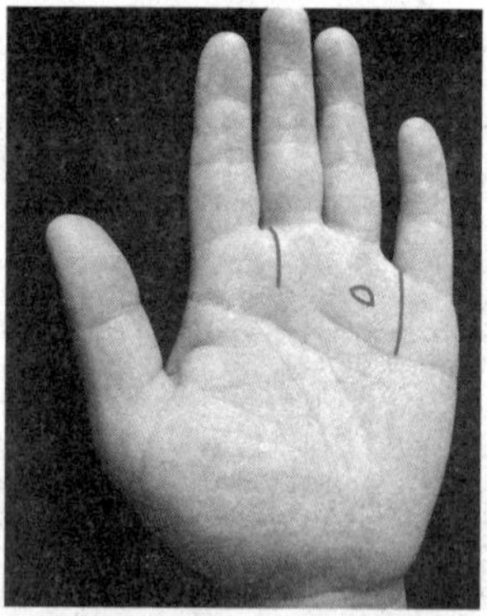

3. 无名指下方的岛形纹

视神经系统病变，多见于青光眼、白内障、散光。出现横纹或菱形纹，多提示眼睛方面的疾病，同时提示胆肝有心肝阴血不足之症。

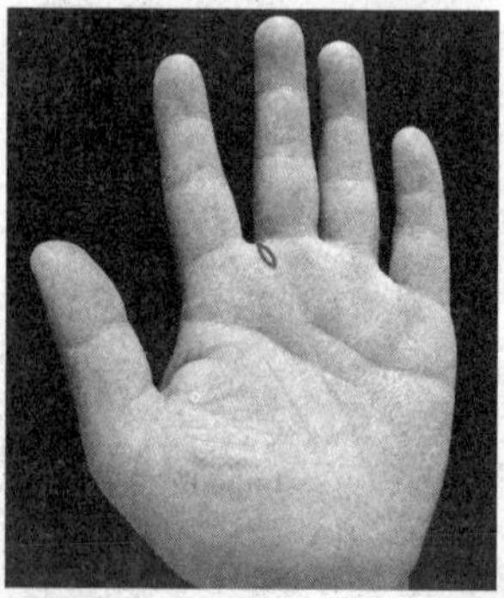

3. 岛形纹

咽部有肿瘤现象或慢性咽神经官能症。

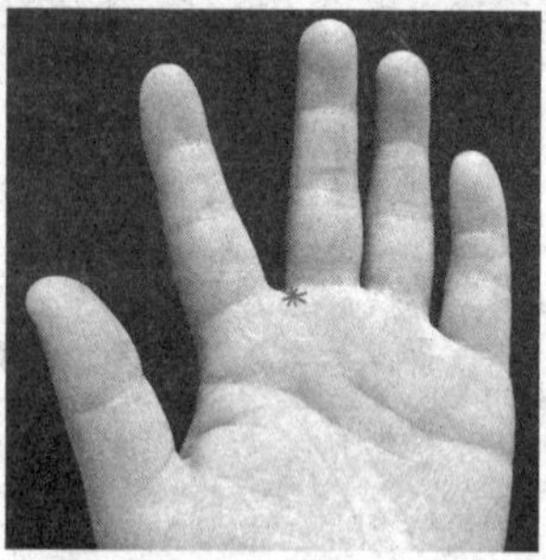

4. 米字纹

有咽炎现象或扁桃体炎，也见于声带损伤。长期处于空气受污染的地区，很多人会出现此现象。

注意

闭合型纹理

提示心肌缺血、心脏功能低下。

诊断时，手上有手茧，纹理会增厚、发黄，这不代表疾病。

①如果某人没有劳动而在食指、中指的指缝下出现连续的纹理从黄色斑点中穿过，就要考虑是否患有肺结核、慢性气管炎、肺气肿。

②单独有黄色斑点出现，就要考虑是否患有慢性食管炎、食管息肉、食管憩室、食管癌。

天目线

又称无名线。如果在无名指下方出现一条几乎与感情线主线相平行的清晰、深刻的“—”字线，且与主线颜色一致，则没有诊断意义。在手相学中，从这条线可了解一个人的生理性状态。这种纹理线叫天目线。天目线属于眼和脑神经功能的反映，尤其在没有感情线辅线或感情线时更有诊断价值。

无名线上出现，如○、※、～、#、□、◎、＋、×、* 等病变符号时，要考虑视神经和脑血管的病变。同时，也可以反映冠心病的发生。

特殊现象

1. 旭日东升：在中指下方的离区有红色斑点出现。如果在急性或慢性心脑血管疾病过程中出现，表示疾病开始好转。

2. 日落西山：在无名指下方有红色斑点出现，如果在急性或慢性心脑血管疾病过程中出现，表示疾病严重，一般预后不佳。

区位划分

以第 2 指缝线为基准，把离区分为左右两部分。

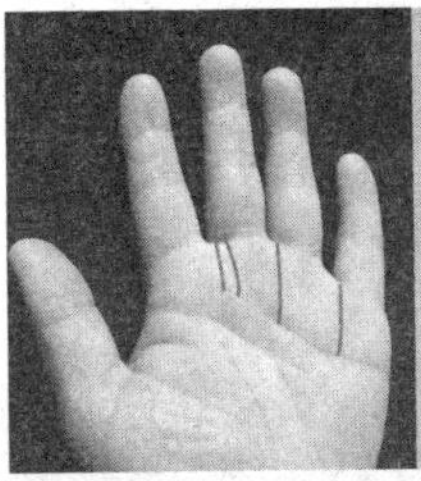

1. 第 2 指缝线左边的中指下方为脑神经思维区（或称精神意识区）。

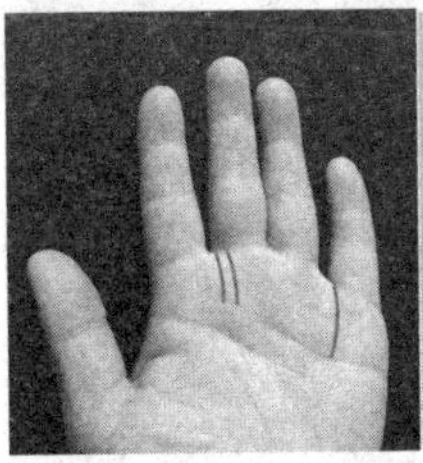

3. 中指左边缘延长线与第 1 指缝线之间的离区，为咽喉食管区。

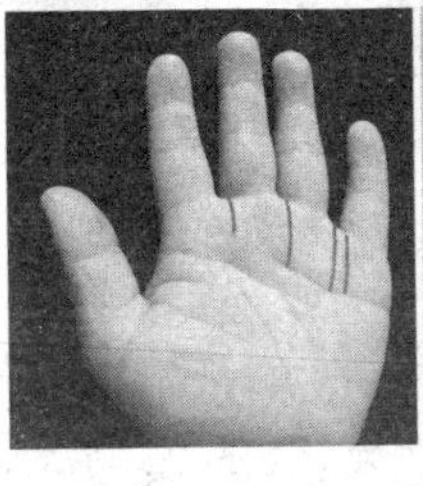

2. 第 2 指缝线右边的无名指下方为心理感应区（心脏功能区）和眼区（视神经区）。

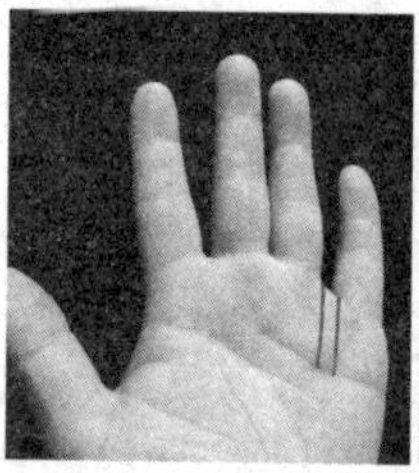

4. 第3指缝线与无名指右边缘延长线之间的离区，为支气管肺区。把支气管肺区分成上下两部分，上为支气管，下为肺。

分区辨证之食管区

手诊定位

在咽喉食管区中，从上到下划分为3等份，下2/3部分即为食管区。

望色辨证

食管区各色症状

观色	症状
红色	表示食管黏膜受到刺激性食物的刺激，或见于食管炎的轻症，也见于中医的上焦火盛证型
青色	见于慢性食管炎或陈旧性食管糜烂，也见于食管癌的早期。如果有青褐或青黑色，大多是食管癌的中晚期
黑色	表示食管有慢性炎症，并且多是陈旧性的食管炎症。中医属于上焦湿热之证

观形察态

食管区形态症状

观形	症状
凹陷	表示食管的收缩功能下降，有时候也说明食管黏膜有脱落或损伤，或提示食管有早期肿瘤的现象，也见于一些食管息肉或食管憩室。尤其当出现连续2～3个小凹坑时，更能说明患有食管息肉或憩室
凸起	多见于食管息肉或食管肿瘤。尤其是有点状凸起或硬结的时候，更能证实
发硬	用手按压探诊此区，感到此区发硬，而患者也感到发酸、发困、发痒，多提示有食管肿瘤，无论现代医学是否能检测到肿瘤现象，都要积极地进行预防
发软	用手按压探诊此区，如果明显感觉较软，提示食管黏膜的功能较为薄弱，饮食中要尽量少吃刺激性食物

斑点透视

食管区斑点症状

观斑	症状
红色斑点	多为食管炎、食管息肉、食管严重溃疡的表现
褐色斑点	多为食管炎、食管憩室的表现
青色斑点	食管有肿瘤、息肉、损伤
黑色斑点	食管癌的表现

纹理分析

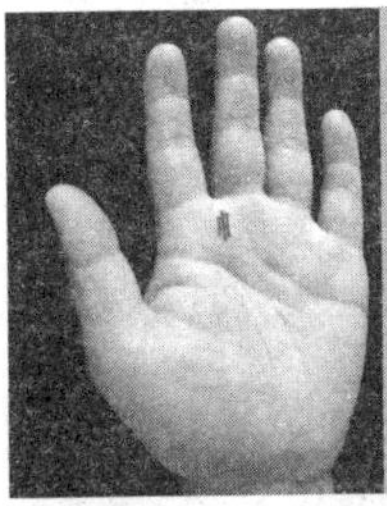

1. 纵切纹

表示长期食用辛辣刺激性或过敏的食物，或大量饮酒造成的食管功能下降，应当注意调养。

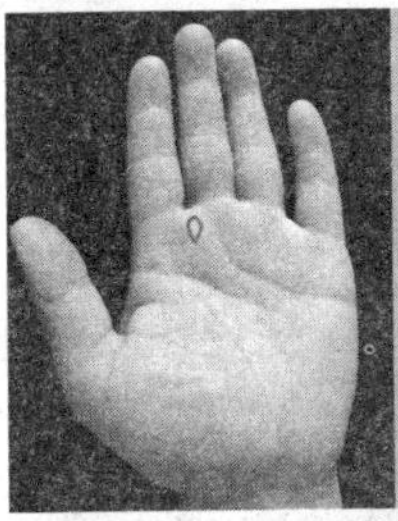

2. 岛形纹

易发生食管肿瘤、

食管息肉，如果是狭长的岛形纹，表示曾经发生过食管黏膜损伤。

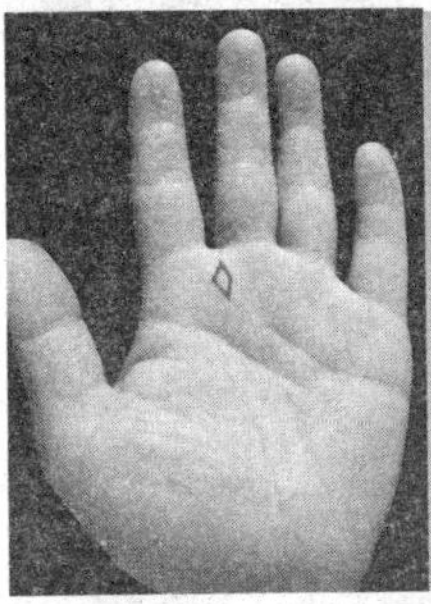

3. 菱形纹

既说明食管功能紊乱，又说明食管炎症的存在，但临床症状并不是非常的显著，总是在不断地在变化。提示对食物的寒热、性质和味道较敏感，常常会莫名其妙地产生以食管为中心的奇怪感觉。

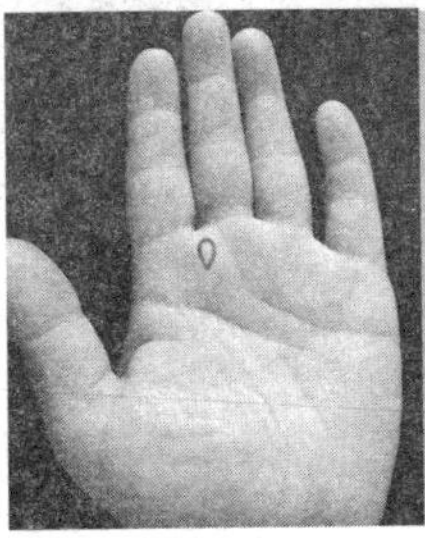

4. 岛形纹

易发生食管肿瘤、食管息肉，如果是狭长的岛形纹，表示曾经发生过食管黏膜损伤。

分区辨证之咽喉区（过敏区）

手诊定位

在咽喉食管区，从上到下划分为 3 等份，上 1/3 部分即为咽喉区。

望色辨证

咽喉区各色症状

观色	症状
红色	近期上焦火盛，咽喉不舒服或有咽炎症状
青色	表示有慢性咽炎或咽神经官能症
深褐色	表示有慢性咽炎，或者长期处于空气污染的环境中，造成对咽喉、支气管、肺的污染，也见于大量的因吸烟而吸收较多尼古丁的人

斑点透视

咽喉区斑点症状

观斑	症状
红色斑点	表示有咽炎，上焦火盛，尤其是肺胃火盛
青色斑点	慢性咽炎与咽神经官能症，中医证型常见于梅咳气，多是肝郁痰凝所致
褐色斑点	表示曾经发生过咽炎或咽喉损伤，也表示长期食用寒热、辛辣等刺激性食物造成对咽喉的慢性损害，虽然并无临床症状，但要注意咽炎的随时发生

斑点透视

咽喉区形态症状

观形	症状
发硬	表示有慢性咽炎，并且已经很长时间了。如果在触摸的过程中发现有粟粒状的硬结，说明有声带息肉，或是咽喉肿瘤的迹象
凹陷	如果咽喉区明显凹陷，并略显萎缩，表明用嗓过度、气阴两虚

纹理分析

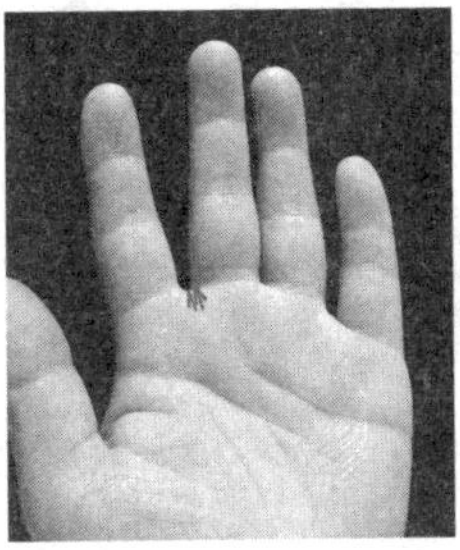

1. 纵切纹

表示用嗓过度，或由于经常受到寒热、辛辣等食物的刺激，造成对咽喉的物理性损伤，但有所修复。

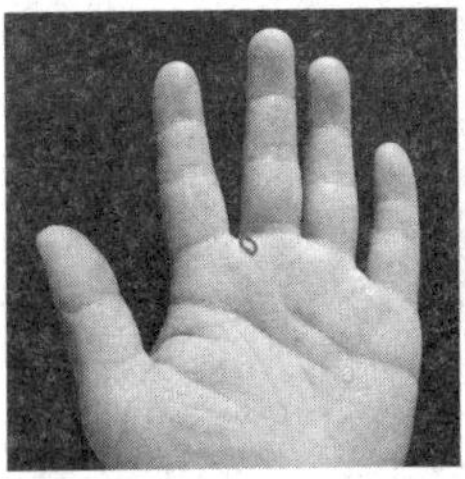

2. 菱形纹、方格形纹

属过敏体质，有慢性咽炎（过度用嗓所致）。

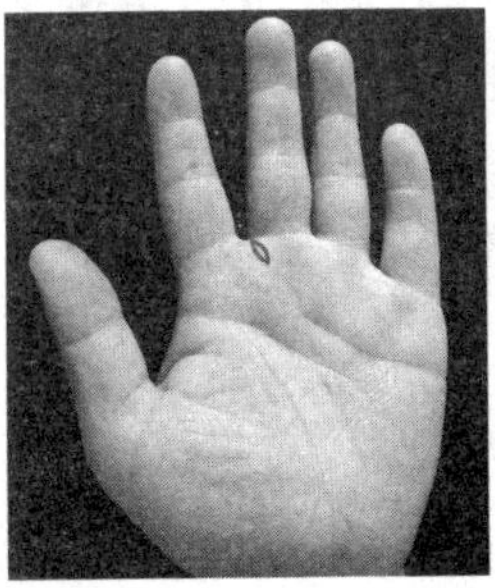

3. 岛形纹

咽部有肿瘤现象或慢性咽神经官能症。

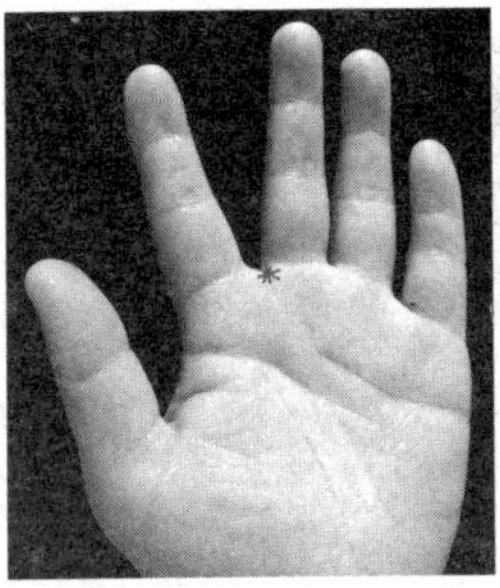

4. 米字纹

有咽炎现象或扁桃体炎，也见于声带损伤。长期处于空气受污染的地区，很多人会出现此现象。

分区辨证之支气管肺区

望色辨证

支气管区各色症状

观色	症状
红色	支气管、肺部急性炎症
潮红色	肺火盛
白色	中医：风寒、气虚感冒；西医：支气管肺功能下降，易感冒
青色	肺气肿、慢性支气管炎，向肺心病方面发展

观形察态

支气管区形态症状

观形	症状
凹陷	表示肺支气管功能低下，近期容易感冒、发烧
发硬	表示支气管肺有慢性炎症，也见于肺气肿、肺心病，有时还会出现肺癌

斑点透视

支气管区斑点症状

观斑	症状
褐色斑点	肺结核病菌携带者
青色斑点	有肺结核存在
白色斑点	肺结核正在发展

纹理分析

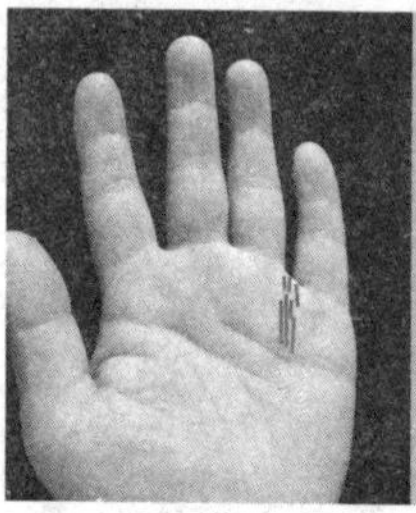

1. 纵切纹
肺功能下降，易感冒，也见于吸烟人群。

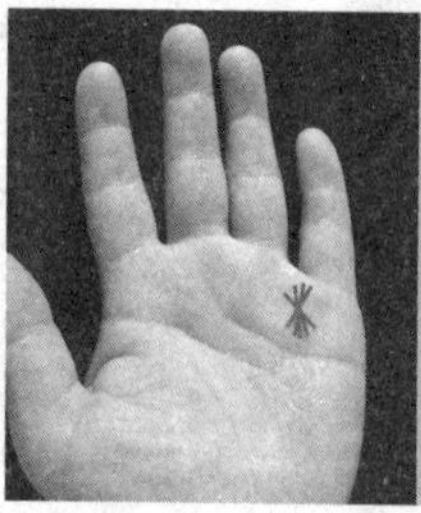

2. 米字纹
慢性支气管炎。

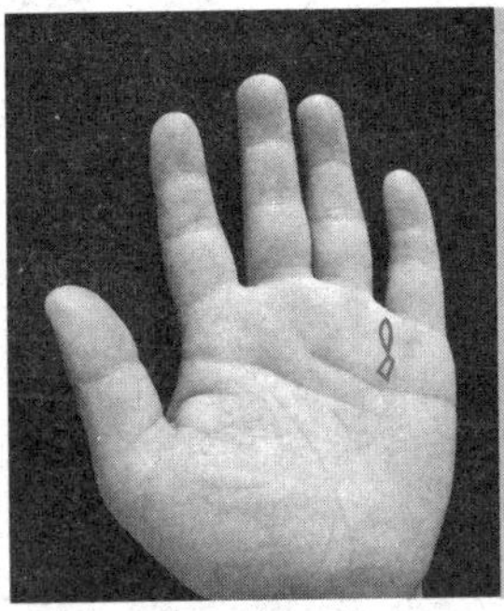

3. 菱形纹、岛形纹

肺、支气管功能下降，有慢性咽炎。在指缝内，菱形纹典型而清晰，此属过敏体质，越大越典型，过敏状态越明显；尤其两头都有菱形纹存在，表示有慢性咽炎。

分区辨证之脑神经思维区

望色辨证

脑神经思维区各色症状

观色	症状
红色	①睡眠质量欠佳；②失眠多梦；③心肾不交
青色	①脑组织供血不足；②疲劳性脑组织缺氧
苍白色	①精神意识淡薄，血压偏低；②对任何事都不感兴趣，见于女性更年期
黄褐色	①脑动脉轻度硬化；②脑神经衰弱

观形察态

脑神经思维区形态症状

观形	症状
凸起	血脂较高，有脑动脉硬化倾向
凹陷	用脑过度，情致不遂

斑点透视

脑神经思维区斑点症状

观斑	症状
红色斑点	①精神过度紧张，用脑过度；②心火亢盛；③患感冒等传染疾病
褐色斑点	预示这种人心理承受能力差，脑血管方面容易出现突然中风、脑出血等现象

续表

观斑	症状
黄褐色斑点	①由于精神困惑、感情上的折磨造成对脑的严重摧残而导致功能减退、记忆力下降，甚至患痴呆症；②性格怪癖，也见于精神变态
青色斑点	精神上易出现障碍；感情上受到困惑、打击或折磨，青色斑点会隐隐乍现

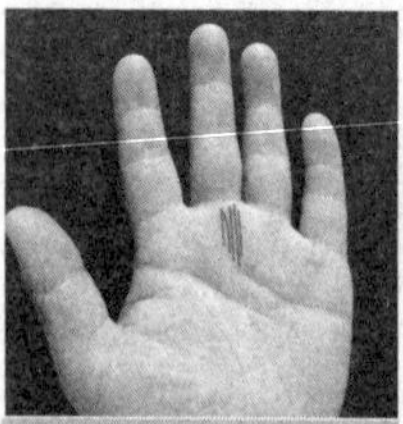

1. 纵切纹
用脑过度。

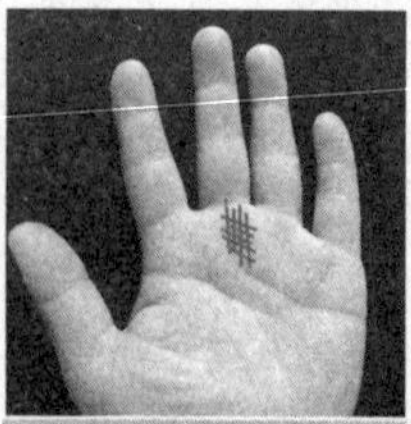

2. 网格状纹
精神上出现障碍。

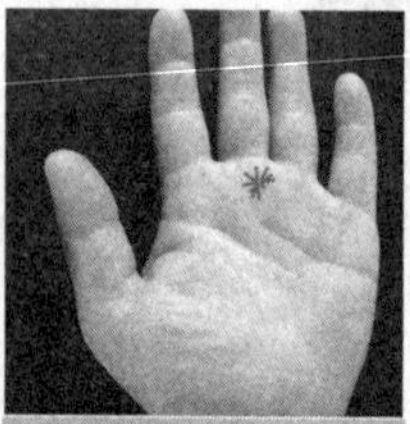

3. 小米字纹
脑血管疾病突然发生。

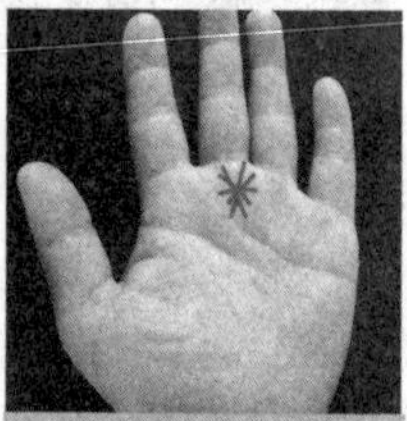

4. 大米字纹
精神受到刺激而导致神经功能衰弱。

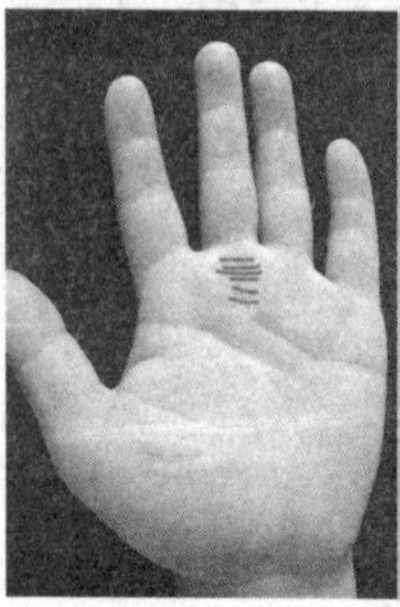

5. 横切纹
生活、工作上的种种压力和感情方面出现异常而造成脑功能不同程度的损伤。

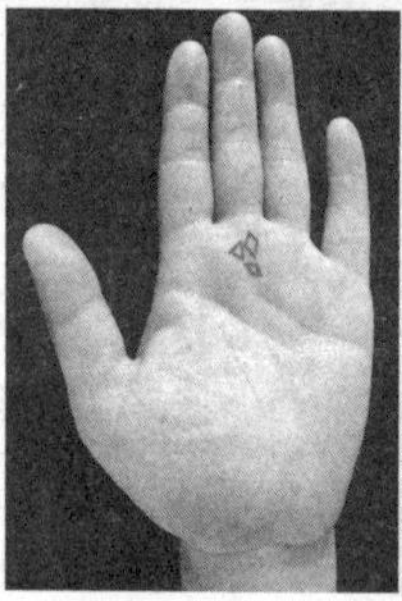

6. 岛形纹、方格形纹、三角形纹
因精神上受到折磨、感情上有困惑，所以影响到脑神经思维工作。

分区辨证之心理感应区

望色辨证

心理感应区各色症状

观色	症状
红色	①阴虚火旺；②心肾不交；③心火上炎；④正在感冒发烧；⑤血压增高；⑥血脂增高；⑦心脏负荷过重
青色	①视神经轻度萎缩；②心脏有气滞血瘀现象；③心脏功能下降，供血不足，预示有突发和复发的可能；④长期缺乏有氧运动；⑤也见于一些严重的冠心病和心绞痛患者

续表

观色	症状
苍白色	①心肌供血不足；②慢性疲劳综合征；③贫血；④低血压综合征；⑤心理状态很差，感情非常脆弱
黄褐色	①提示心脏动脉硬化；②心理压力过重
黑色（深沉浊）	突发性心脏病，易死亡

观形察态

心理感应区形态症状

观形	症状
凸起	①心脏动脉有不同程度硬化；②脂肪堆积；③心理压力过大
凹陷且萎缩	

斑点透视

心理感应区斑点症状

观斑	症状
褐色斑点	动脉硬化
红色斑点	心火亢盛，上焦火盛，有咽炎、支气管炎，或患有感冒发烧
黄褐色斑点	①心脏动脉硬化；②陈旧性心脏病；③眼底动脉硬化
黑色斑点	精神上易出现障碍；感情上受到困惑、打击或折磨，青色斑点会隐隐乍现
青色斑点	①气滞血瘀；（淡青色）气虚血瘀；②预防心绞痛、心肌梗死；③眼睛：预防白内障、青光眼的发生；④思想负荷过重，要适当减压
白色斑点	心肌供血不足

纹理分析

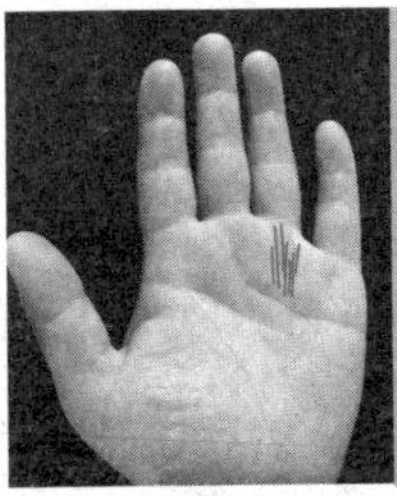

1. 纵切纹、横切纹

心理压力过重，导致失眠、多梦、心脏功能不同程度下降。

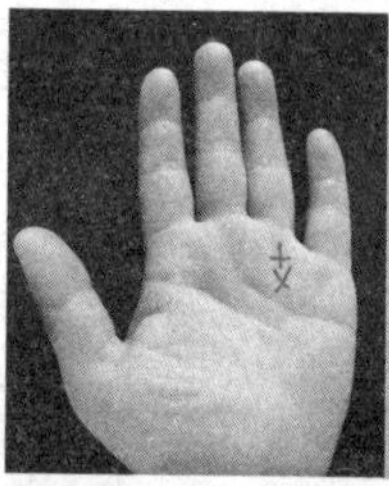

2 十字纹、交叉状纹

心律不齐；休息、运动不协调；心脏功能轻度下降，易失眠、多梦。

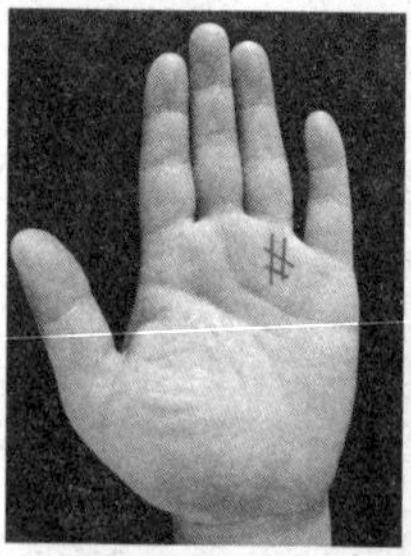

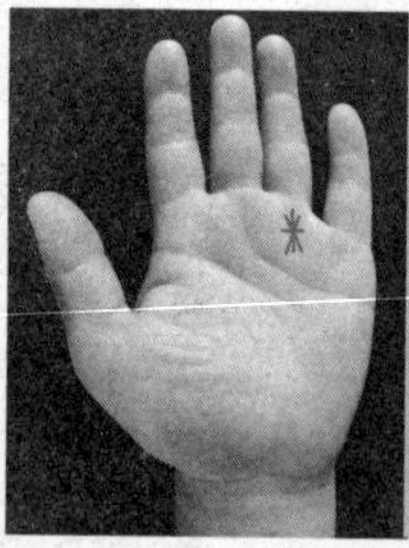

3. 米字纹、井字纹

心肌缺血已形成，多与生活、工作环境有关；有心脏病突发现象，老年人易发冠心病（当米字纹变得深、沉、浊时，提示心脏病一周内会发作）。

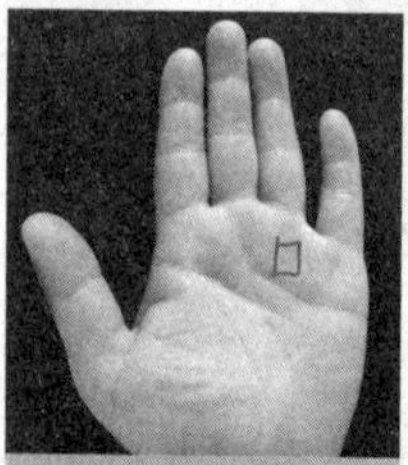

4. 方格形纹

思想守旧、心理闭锁、精神压抑，易发生心肌缺血和心理失衡。

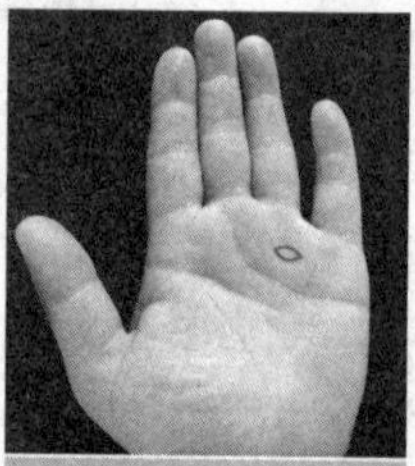

5. 岛形纹

心肌缺血，大部分与心理压力过大、精神过度紧张、感情压抑有关。

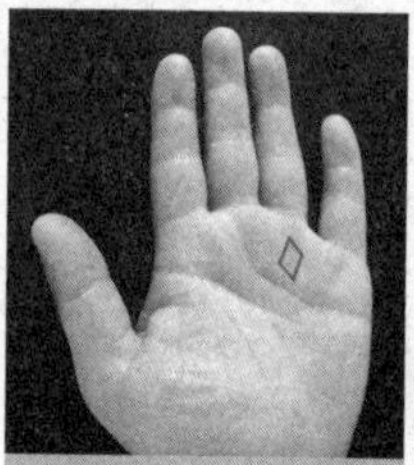

6. 菱形纹

精神困惑、心理障碍造成心脏功能下降。

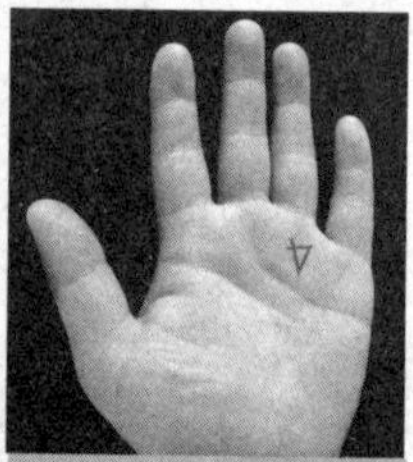

7. 三角形纹

缺乏有效的有氧运动，生活不规律造成心脏代偿性增强。

养生指南

怎样增强心脏功能呢？最好的途径就是进行有效的有氧运动。调查表明，平时不爱运动者，其心脏要早衰 10 ~ 15 年，冠心病的发病率要高出 1 ~ 3.5 倍。在锻炼中必须注意两点：一是要进行耐力性运动，如步行、慢跑、骑自行车、打羽毛球、登山、游泳等，这不仅能增强心脏功能，而且可有效地降低体内胆固醇含量。美国一名专家曾组织 133 名男大学生进行越野跑、举重、摔跤和打网球的实验，时间为 10 周，在实验开始和结束时测定胆固醇含量。结果进行耐力性运动项目（越野跑、打网球）的学生，体内胆固醇的含量明显下降；而进行力量性项目运动（举重、摔跤）的学生，体内胆固醇含量没有变化。二是要坚持天天锻炼，每次运动的时间为30分钟，或每周进行3 ~ 5次，每次20 ~ 60分钟。

增强心脏功能的另一个关键是控制好饮食，即长期限制脂肪和胆固醇等的摄入，并坚持饮食有节，防止肥胖，减轻心脏负担。我们拿患有心肌梗死的成员和没有患心肌梗死的成员的家庭的饮食结构进行分析，发现患心肌梗死家庭成员的饮食中，脂肪、饱和脂肪酸和胆固醇的摄入，大多高于没有患心肌梗死成员的家庭。专家提醒人们，要多吃富含维生素和镁元素的食物。因为镁元素能阻止胆固醇合成，抑制神经的兴奋性，维护心肌纤维正常舒缩功能和冠状动脉的弹性。人体缺镁，可导致心动过速、心律不齐及明显的心肌坏死和钙化，故镁元素有"心脏保护神"的美称。

此外，就是多吃富含不饱和脂肪酸的食物。在人体细胞中，蛋白质占60%，而在大脑中，60% ~ 65%是脂肪，其中不饱和脂肪酸、磷脂和胆固醇是构成脑细胞的重要成分。在不饱和脂肪酸中，制造神经细胞膜所必需的两种脂肪酸——亚油酸、α－亚油酸是人体不能自行合成的，必须从饮食中摄取。含不饱和脂肪酸多的食物，主要是木本植物的果实种子，即干果食品，其中尤以胡桃仁的健脑益智作用最佳，因为它所含的脂肪中，70.1%是亚油酸，11.4%是亚麻酸，而且胡桃仁的外观与人的大脑外形及沟凹有酷似之处，从中医取类比象理论出发，胡桃仁有良好的健脑作用。

另一类富含不饱和脂肪酸的食物就是深海鱼油，其中的DHA是不饱和脂肪酸，它能有效中和过量饱和脂肪酸，达到益智健脑的功效。这也是近年来DHA进入到各种食品当中，畅销市场最主要的原因。

增强心脏功能还必须注意以下各点：保持心情舒畅，避免精神紧张；禁止吸烟，杜绝酗酒；节制饮食，适度锻炼，防止体重过重和肥胖；进行定期体格检查；对高血压、高脂血症、糖尿病等疾病要及时发现，尽快治疗。这些措施无论对青壮年，还是中老年都是十分重要的。心血管疾病主要患者是中老年人，但其病因却源于青壮年。因此，增强心脏功能必须从青年时期就重视起来。

如何预防？有效措施是"3个半分钟"和"3个半小时"。"3个半分钟"是指夜间醒来，睁开眼睛后，平卧半分钟，再在床上坐半分钟，然后双腿下垂在床沿坐半分钟，最后再下地活动。脑血栓、脑溢血、心脏猝死等常发生在夜间，这主要是由于夜间体位的突然变化，造成心脑血管供血不足，特别是老年人神经调节慢，更容易发生危险，即使是无特别明显症状的普通人也应该注意避免因体位突然变化造成晕厥。"3个半小时"是指早上走半小时，晚饭后散步半小时，中午午睡半小时。

健康的四大基石：均衡的营养、适当的运动、充足的睡眠、和谐的心理。这不仅是现今快节奏生活中非常值得人们重视的，而且是调节个人生活节奏最有效的方式。

现代研究

离区有大量纹理杂乱的人，通过临床研究发现，一般睡眠质量欠佳，原因是工作或生活不规律等。这种人轻则入睡困难，重则失眠多梦，同时心理负担也较重。临床检验发现，巽区过度隆起的人大部分都血脂高、血液黏度高，尤其是发红的时候，血压也偏高，并且这种人容易发生冠状动脉的早期硬化现象，如果不注重预防，得冠心病的概率极高。

在患了严重的心脏病，比如心衰、心肌梗死之后，如果离区颜色仍然发青，灰暗无光，这种人预后多不佳，临床的死亡率较高。反之，如果离区颜色逐渐红活，几乎正常，那么这种人恢复较好。我们同时还观察到，有的人的离区始终是低平凹陷的，几乎没有什么皮下脂肪，事实上这种人的手也比较瘦薄，容易发生低血压综合征，中医上多判定为气阴两虚证型，容易发生心肌缺血的现象。

第四节　坤区——先天后天的反映

按照中医的理论，人体的健康状态，最基本的反映是先天与后天的整体状态。后天脾胃反映了消化系统的功能，体现了营养平衡状态；先天肾反映了生殖系统与泌尿系统的功能，体现了阴阳平衡状态。

五行属性

由于坤区属先天后天交泰之区，按脏腑的五行属性来讲，属于水与土相克之区。在五行中，如果按其手形的特性划分为水行的话，未免有所偏颇。所以，笔者认为该区不应当有五行属性，从某种角度来认识，或者可以认为它既属于水行，又属于土行。

手诊定位

小指下方、感情线上方、第 3 指缝线右方所构成的区域。

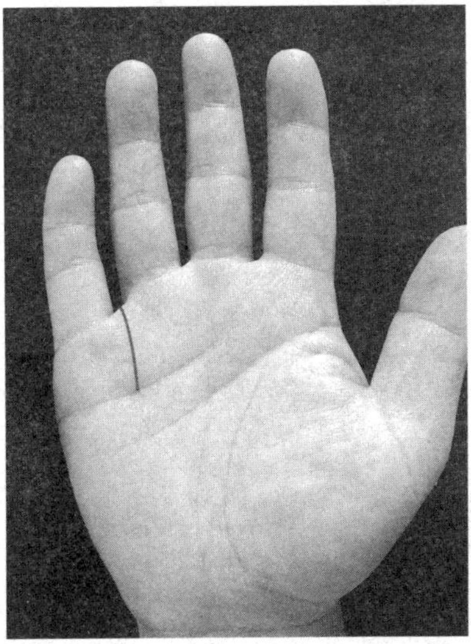

脏腑属性——脾肾根本

中医：脾、肾（肾为先天之本，脾为后天之本）。

西医：消化系统、泌尿系统、生殖系统、骨骼系统。

在五行属性中，是总五行功能的代表（不是脏腑功能的代表），当特殊归为人之属性，主要反映人的先天后天的整体状况，更反映了生殖系统的状态。

西医的小腹内脏器官功能（如肠道的吸收功能）的体表反映区，主要反映泌尿、生殖系统疾病，中医上既能反映先天肾的阴阳盛衰，又能反映后天脾的运化功能的强弱。

正常形态

微微隆起，不平坦、有弹性、红润、有光泽、无杂纹、无斑点。

整体辨证

特殊现象

1. 双龙戏珠：在坤区，有两条青筋出现，青筋之间有开放型或闭合型纹理、斑点的现象。

2. 盘龙云海：在坤区，有一条青筋弯弯曲曲向小指方向伸去，并且周围有不同颜色出现。

3. 潜龙腾渊：在腕横纹上有一条青筋出现，向上到坤区更加清晰，并延伸到小指。

望色辨证

坤区各色症状

观色	症状
淡红色	提示泌尿系统炎症
红色	血热、阴虚火旺。女性：月经过多
鲜红色	表现为泌尿系统、生殖系统的炎症，如急性膀胱炎、尿道炎、急性肾炎等。怀孕一两个月的女性，部分也呈鲜红色，这既是怀孕的标志，又提示有流产的可能，应该建议她一切行动听指挥
深红色	慢性生殖系统炎症
青色	中医：肾虚血瘀，西医：生殖系统有慢性炎症或肿瘤现象。男性：前列腺增生，女性：子宫肌瘤
青紫色	泌尿系统、生殖系统有病变，尤其女性会有慢性盆腔瘀血综合征或严重的子宫内膜糜烂
黄亮色	提示黄疸
淡黄色	①消化、吸收功能严重下降；②贫血
黄褐色（沉浊）	①提示肾结石；②生殖系统、泌尿系统有慢性炎症或增生；③宿便毒素增加
青筋	①苍白无力，为肾虚；②布满杂乱纹理，提示小腹内的器官功能虚弱（中医为脾气不足，运化失常）、泌尿生殖系统有慢性炎症（中医为肾精亏虚，肾阳不足）。男性：性功能低下，表现为早泄、阳痿、不育、睾丸静脉曲张萎缩；女性：性冷淡、宫寒不孕、不排卵或排卵无规律
青黄色	①提示性病，多为感染梅毒、淋病、艾滋病；②整体免疫力下降
苍白色	脾肾阳虚，易腹泻、腰酸，畏寒怕冷，不思饮食，身疲乏力，身体消瘦。男性：阳痿、早泄；女性：月经过少、闭经、痛经、性冷淡
黑色（沉浊聚枯）	提示生殖系统有恶性肿瘤。

观形察态

坤区形态症状

观形	症状
凸起（饱满）	肾功能先天较强，容易性欲亢进（过度则容易有生殖系统、泌尿系统方面的疾病）。男性：前列腺炎症；女性：子宫内膜炎、子宫肌瘤、卵巢囊肿
凹陷	①肾精亏虚。②脾肾两虚。③严重的消化、吸收功能障碍，导致营养严重缺乏。④生殖功能下降。男性：雄性激素水平下降，易患不育症；女性：雌性激素水平下降，易患不孕症
硬	①消化系统功能极度低下；②性功能极度下降；③也见于消化系统肿瘤和生殖系统、泌尿系统、内分泌系统肿瘤后期
软（明显隆起，但特别软）	脾气不足、肾气不足，见于营养不良性水肿和肾炎性水肿。坤区平坦，提示大小肠的消化、吸收功能减弱，中医多脾肾不足；坤区筋浮，苍白无力，布满杂乱的纹理，提示小腹内的器官功能虚弱（中医脾气不足，运化失常），泌尿系统、生殖系统有慢性炎症。在中医诊断方面，易出现肾精亏虚、肾阳不足，女性：易宫寒不孕、性冷淡，男性：易阳痿、早泄、前列腺炎、不育。小指小，坤区面积相对也小，为脾肾阳虚的症状。

斑点透视

坤区斑点症状

观斑	症状
红色斑点	生殖系统、泌尿系统有炎症，正在发生变化
红褐色斑点	生殖系统、泌尿系统有结石，正在发作
青紫色斑点	男性：慢性前列腺炎；女性：陈旧性子宫糜烂
黄褐色斑点	①肾结石；②腰肌劳损；③慢性肾炎。男性：前列腺炎；女性：子宫内膜炎
青色斑点	生殖系统有肿瘤现象。男性：前列腺炎、前列腺增生，也见于严重的腰肌劳损、肾结石；女性：子宫内膜糜烂、慢性宫颈糜烂，也见于子宫肌瘤
褐色斑点	①生殖系统有陈旧性炎症或损伤；②体内毒素增多

续表

观斑	症状
黑痣	①性功能亢进，导致易得性病；②生殖系统有肿瘤。男性：前列腺增生、前列腺癌、睾丸结核、睾丸癌，女性：子宫肌瘤、子宫癌
青黄色斑点	是性病、艾滋病的表现
白色斑点	生殖系统即将发生较严重的溃疡或糜烂
黑色斑点	性激素分泌紊乱。如果突然出现，表示生殖系统有肿瘤（恶性）
白色斑点且凸起	有肾结石现象

纹理分析

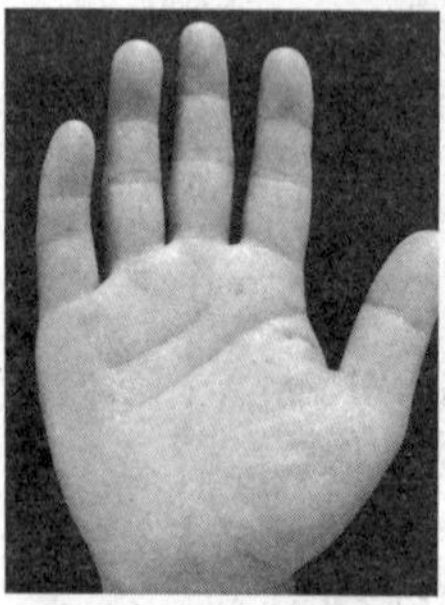

1. 交叉状纹

生殖系统、泌尿系统有轻度炎症；腰肌轻度劳损；消化系统轻度紊乱。

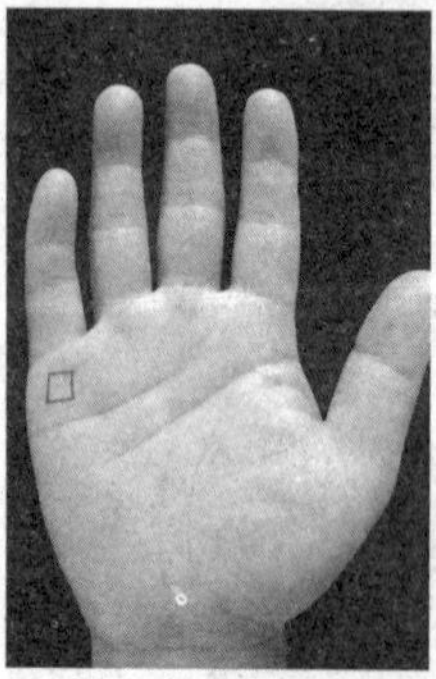

2. 方格形纹

肾虚，导致性激素水平下降；生殖系统曾有过大疾患或做过大手术，如女性剖宫产、肾结石手术、激光手术、流产手术、长期上环等，目前处于稳定状态。

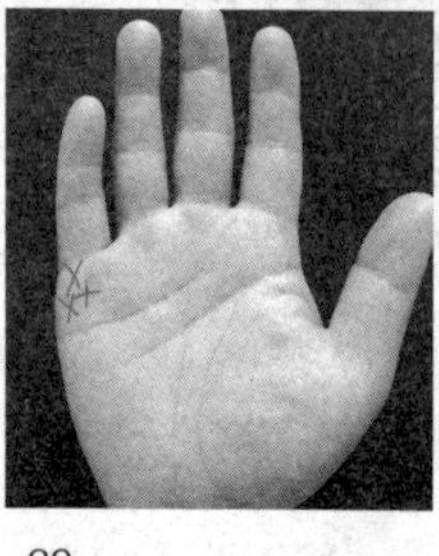

3. 十字纹、交叉状纹

提示性生活过度、生殖系统有轻度炎症、腰肌有轻度的劳损。若单独出现，则只表示轻度的肾虚，可忽略不计。

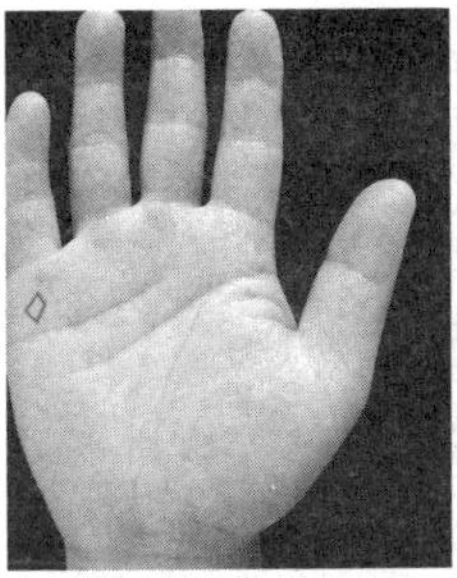

4. 小菱形纹
生殖系统有慢性炎症，易反复发作；见于腰肌劳损；易向肿瘤、囊肿方面发展。

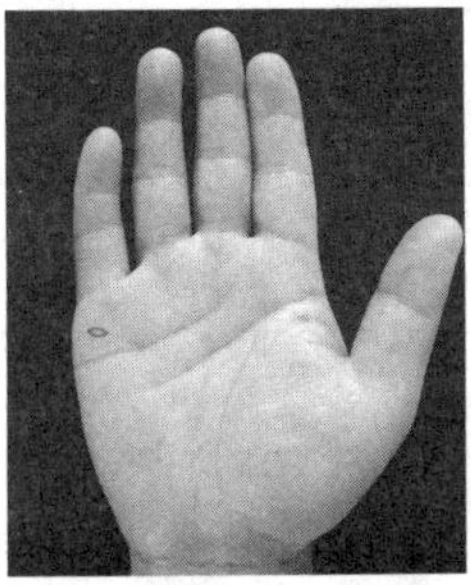

5. 小岛形纹
生殖系统有肿瘤倾向。男性：睾丸硬化、前列腺增生、精索静脉曲张。女性：子宫肌瘤、卵巢囊肿、宫颈息肉。

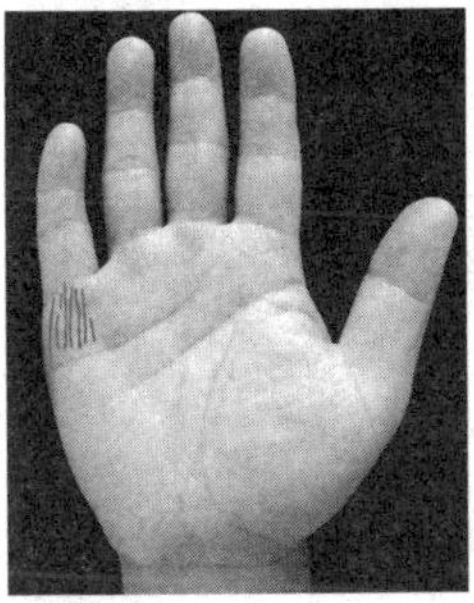

6. 纵切纹
提示性生活过度引起的肾虚；久坐久站造成腰肌劳损而引起的肾虚；消化功能不良，导致营养不均衡。

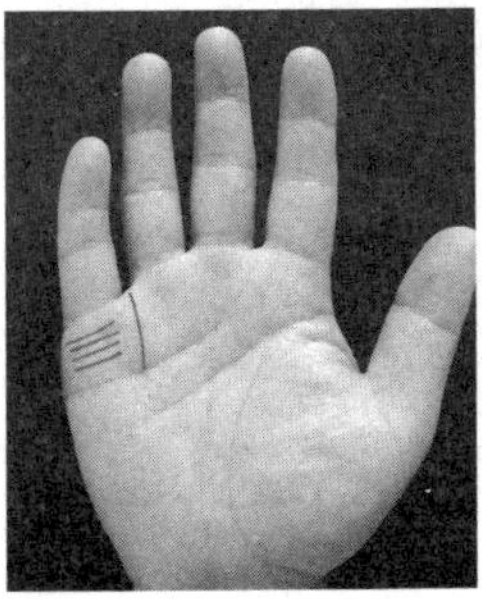

7. 横切纹
腰椎神经方面出现阻滞，从而引起肾虚，这一般是由外力因素、功能性的过度使用造成的。男性：体力劳动、性生活过度、前列腺炎、肾炎等引起肾虚；女性：反复流产所致。生殖系统、消化系统、泌尿系统功能下降，有慢性炎症存在。

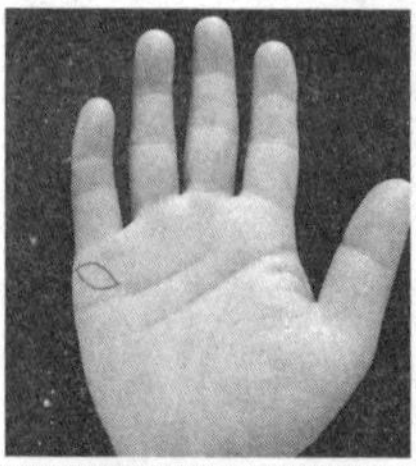

8. 大岛形纹
提示肾虚、泌尿系统有结石、性功能下降。

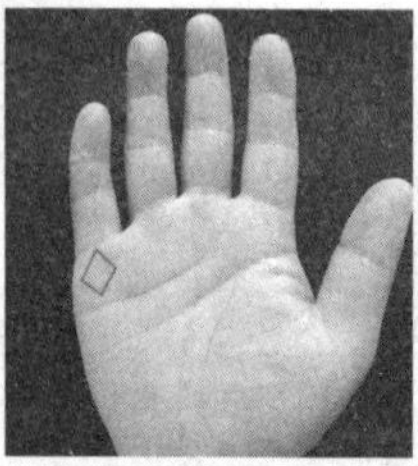

9. 大菱形纹
腰肌劳损、肾虚。

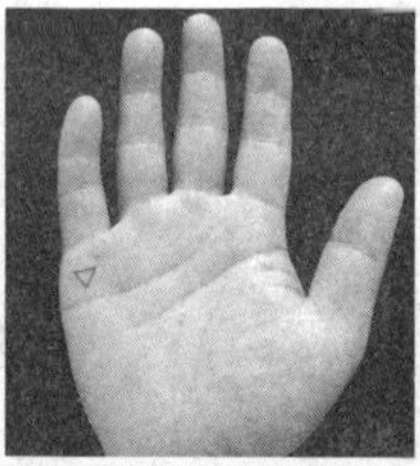

10. 小三角形纹
生殖系统功能下降，伴有慢性炎症，多由于外伤而引起，如女性多次流产刮宫手术。

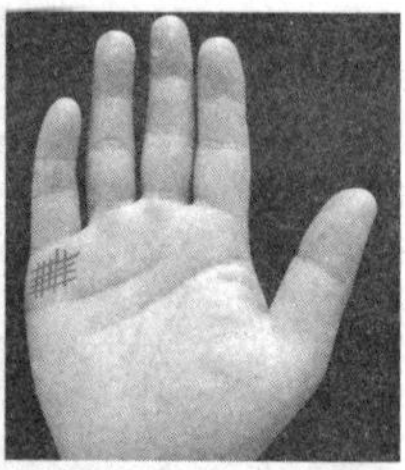

11. 网格纹
消化系统、生殖系统功能严重下降。

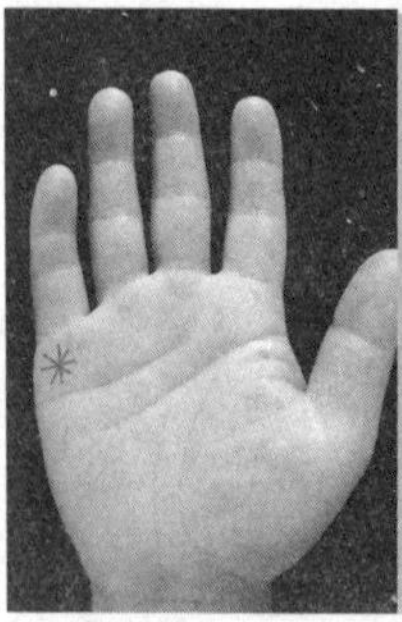

12. 米字纹
有肾炎。男性：慢性前列腺炎、前列腺增生；女性：慢性子宫内膜炎、宫颈糜烂、附件炎、盆腔炎。有结石，越小越典型，可见于风湿性腰肌筋膜炎。

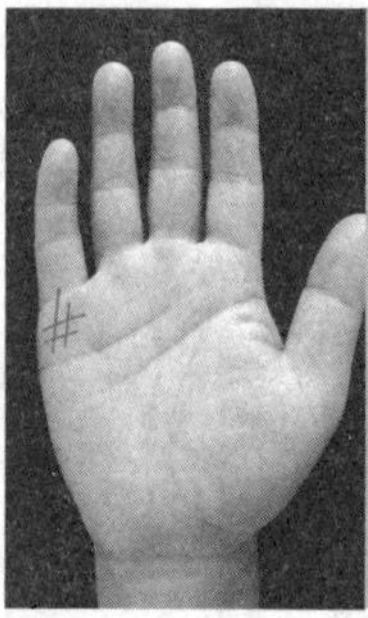

13. 井字纹
脾肾功能不断下降；生殖系统有慢性炎症，容易反复发作。

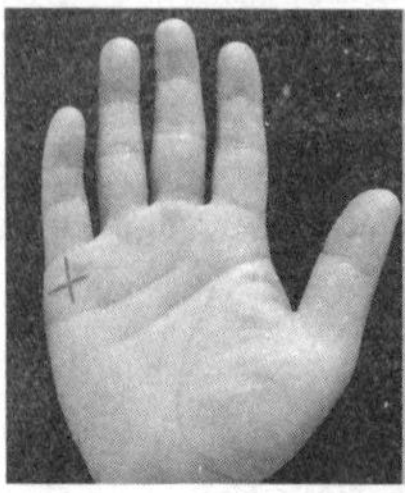

14. 十字纹
（生理型）性功能较强，具有吸引异性的魅力。

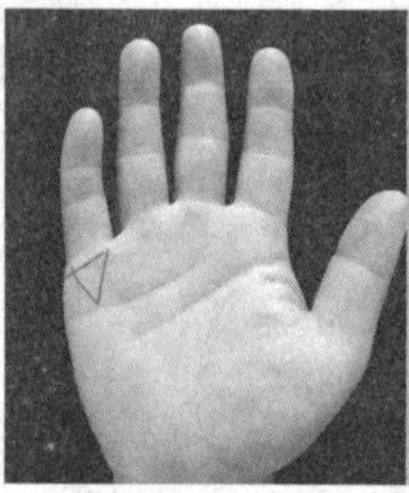

15. 大三角形纹
肾虚现象。

注意

凹陷且有横切纹脾气亏损，即中气下陷。

养生指南

坤区重点反映了生殖系统的功能，尤其是肾功能的趋势，所以我们要经常观察坤区，始终掌握自己肾的虚实状态。

当双手互相触摸的时候，如果发现坤区发凉，表明脾肾两虚，也说明性功能已经下降，这时候可以食用一些温肾暖脾的中药配合食品，比如：当归生姜羊肉汤、山药粥、炖三鞭等。我们不推荐吃性保健品，提倡对身体最为有利的绿色的药膳法。如果看到自己的坤区发红并且感觉到发热，说明近期肾阴不足、阴虚火热，应当自身养阴，清退虚火，这时可以喝山药百合粥、雪梨红枣粥，或者采用中成药知柏地黄丸。如果坤区明显地凹陷、萎缩了，表明已经是肾精亏虚，除了合理地膳食，还要适当地节制性生活，或者服用一些对肾有利的补品。

在滋阴补肾的同时，针对性地选用中成药的大补阴丸与龟鹿二仙丹也未尝不可，女性患者可以服用定坤丹。

总之，当坤区慢慢地多了些细细的纵切纹和横切纹的时候，请适当地节制性生活；当坤区出现青筋的时候，请及时到医院检查生殖系统是否出了大问题。

现代研究

坤区面积明显缩小，即小指掌指关节明显缩短，说明这种人容易发生生殖系统的问题，表现为不孕不育症和生殖系统炎症，这是肿瘤的高发体征之一。中医的诊断中，也多是肾虚体质。

在临床中，我们观察了一些女性生殖系统肿瘤患者，约 60% 的人在坤区小指上有青筋出现；患有坐骨神经痛、静脉曲张或下肢静脉血栓的患者，坤区也可以见到弯弯曲曲的青筋。另外，我们还观察到，凡是坤区纹理杂乱的女性患者，表示其流产的次数较多；凡是坤区颜色发青、发褐的女性，生殖系统多有慢性子宫内膜炎或子宫糜烂；坤区明显凹陷、萎缩的人，在补充维生素 E 后，此部位有明显的改善。

第五节　兑区——回肠荡气的感觉

小肠、大肠实际上是腹部内的一个非常长的环形管道，它们有规律地盘旋着。管道内最易发生的问题，不是有沉渣（如宿便毒素），就是有动力失常现象（如肠蠕动缓慢）。通过兑区的各种表现，可以动态地观察到管道（肠道）的各种异常现象。

五行属性

《易经》曰："正秋也，万物之所说也。故曰说言乎兑。"意思是说，兑卦是喜悦之意，象征着正秋八月，所以说"说言乎兑"（于一天的时间中，约在黄昏，夕阳无限好，故悦）。同时，这也象征着肠道的吸收功能达到的一种状态。秋在五行中属金，所以兑区也属金。

脏腑属性

下腹部脏器，主要是大小肠的功能。

脏为阴，腑为阳，肺与大肠相表里，所以也能诊断肺的病变。

兑区是人体毒素垃圾的反映区。不仅主肠道系统，也主呼吸系统。在生理上主要的是肠道，次要的是肺，这是外界环境对人体各方面所起的影响，体现了整个肠道系统功能的强与弱。大小肠属消化系统的一部分，起消化、吸收营养的作用。

手诊定位

由小鱼际的上半部、感情线下方、乾兑分界线的上方、第 3 指缝线的右边所构成的区域。

正常形态

兑区正常是光洁隆起、纹路清晰、色泽红润，高度与艮区相平。

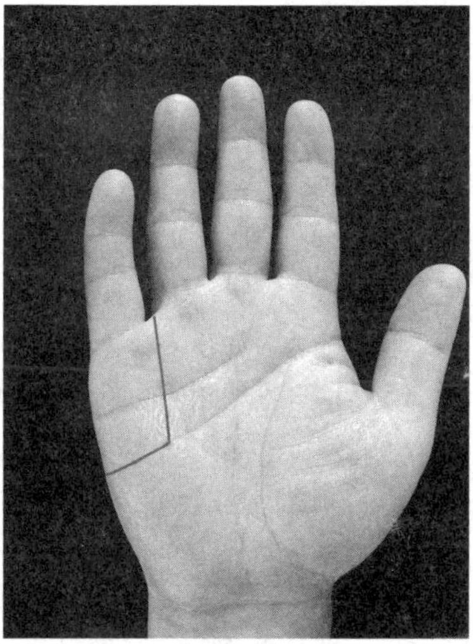

整体辨证

望色辨证

兑区各色症状

观色	症状
红色	①肺火盛,有感冒、咳嗽、发热现象;②肠燥火盛,有便秘现象;③大小肠有炎症,可能有急性、慢性肠炎或急性支气管炎
青色	①见于长期腹泻、慢性溃疡性结肠炎,肠道系统有慢性炎症;②肠道有肿瘤;③有宿便毒素、肠黏膜脱落、肠道憩室的现象
黄褐色(沉浊)	肠道有宿便毒素
苍白色	①脾阳不振;②消化、吸收功能下降;③慢性溃疡性急肠炎;④肠黏膜脱落;⑤患肠炎之后的表现

观形察态

兑区形态症状

观形	症状
过度凸起	肠道功能较好,易形成宿便毒素。症状为:捏时困、酸、疼,肠道负荷过重
凹陷	①营养元素缺乏(蛋白质、B族维生素);②肠道吸收功能严重下降;③脾胃虚弱;④感冒、咳嗽现象(中医认为,肺与大肠相表里)

续表

观形	症状
凹陷且晦暗发枯	推测是消化系统肿瘤中后期，另外胃癌、食管癌、肝癌都可在兑区观察到
凸且硬	表示体内脂肪堆积，宿便毒素过多，会造成皮肤老化、颜色苍黄
软	中医：脾气下陷；西医：肠道功能较弱，易出现慢性腹泻、慢性结肠炎，导致消化、吸收功能下降
凉	见于急性腹泻痢疾。比其他地方发凉，是脱水的表现，尤其是小孩的手

斑点透视

兑区斑点症状

观斑	症状
红色斑点	①肠道有肠燥、便秘现象；②肺火亢盛，易感冒、咳嗽，上呼吸道有炎症
青色斑点	①溃疡或糜烂；②肠道黏膜脱落；③肠道憩室现象；④肠道息肉、肠道癌的前期表现
白色斑点	肠道有寄生虫现象（尤其小孩有蛔虫）
白点（大片）	肠道黏膜脱落
黄褐色斑点	宿便毒素增多，导致肠道憩室

纹理分析

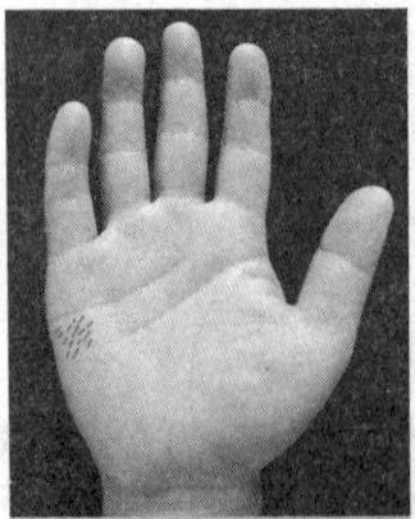

1. 针尖状纹
提示钩虫、蛲虫或其他肠道寄生虫。

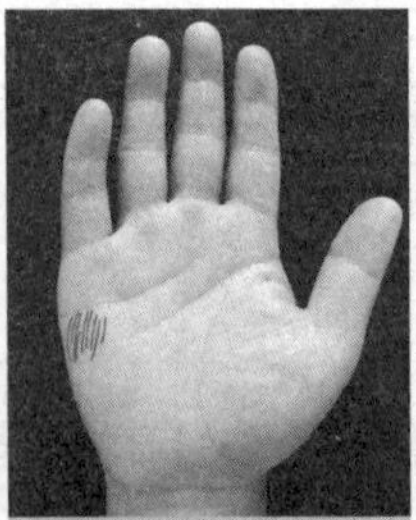

2. 大量的纵切纹
表明消化、吸收功能不佳，营养不良。

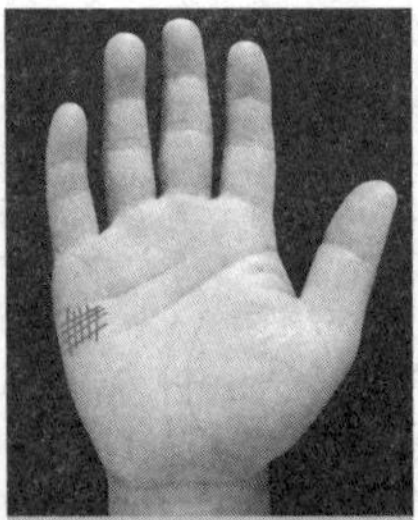

3. 网格纹
胃肠道功能紊乱，同时肠道功能下降。

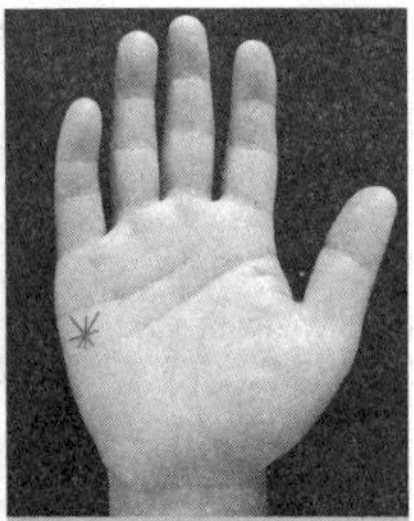

4. 米字纹
有慢性结肠炎、严重的肠道憩室、肠道功能失调现象。

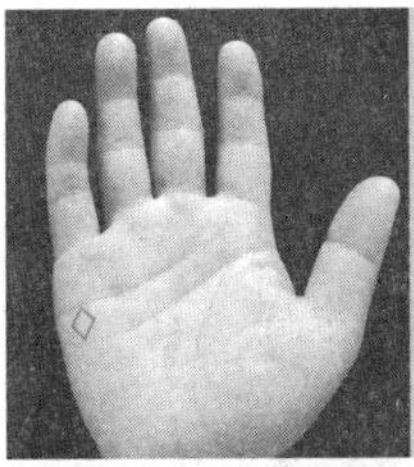

5. 菱形纹
肠道功能时好时坏。

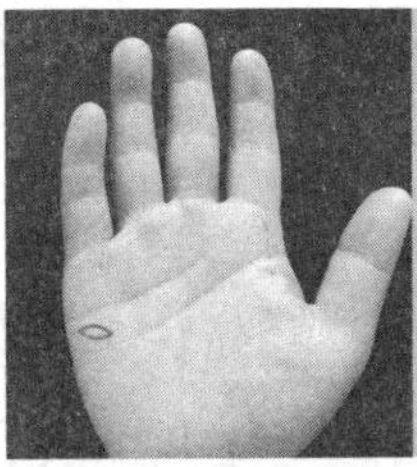

6. 岛形纹
肠道功能下降。

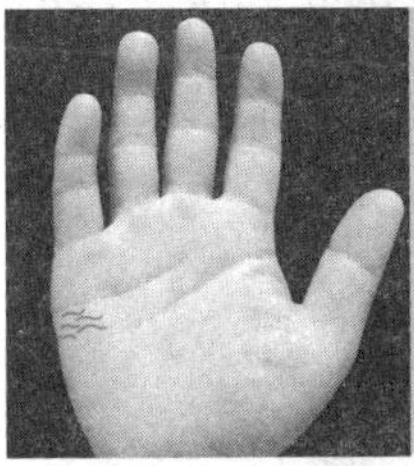

7. 浅细的波浪纹理
提示肠道有寄生虫。

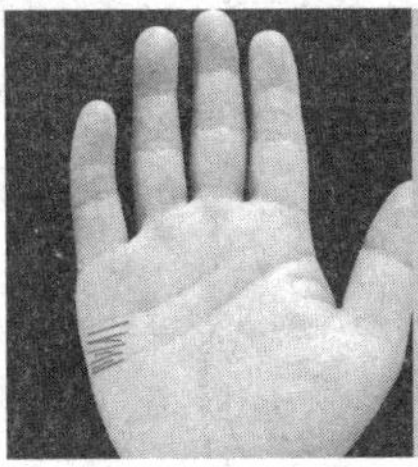

8. 大量的横切纹
表明胃肠道功能紊乱。

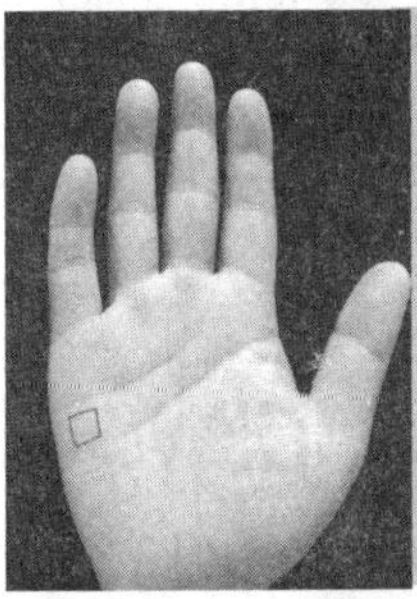

9. 方格形纹
胃肠道功能曾经紊乱，目前较稳定。注意阑尾炎的发生。

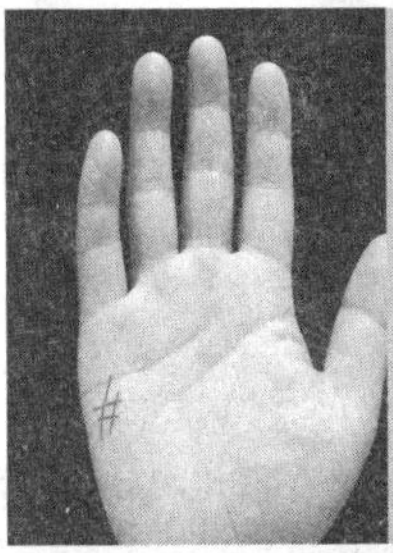

10. 井字纹
表示容易出现肠道激惹性综合征，症状为：吃辛辣食物，就会腹痛、腹胀、腹泻；睡觉稍一凉就腹泻，饭菜稍凉也会腹泻。

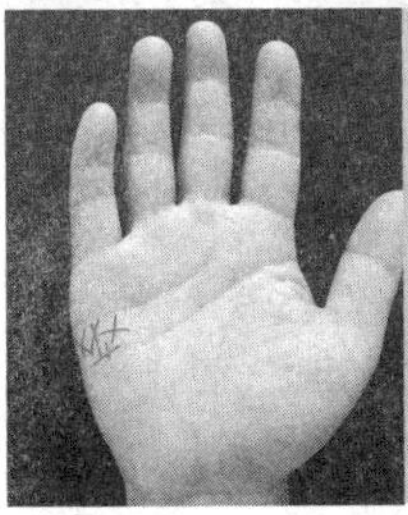

11. 十字纹、交叉状纹
肠道功能紊乱，导致肠道吸收出现障碍，有慢性支气管炎。

12. 小闭合型纹理
肠道有肿瘤或严重的憩室、息肉现象。

13. 大闭合型纹理
肠道功能紊乱，且有宿便毒素形成。

14. 开放型纹理
表示肠道功能紊乱，容易发生腹胀、便秘、腹泻、肠痉挛现象；免疫力低下，易感冒。

养生指南

当兑区有褐色斑点的时候，请注意，这是因为你吃了太多的烧烤，或者吃了大量的所谓“补品”而造成的。这时候请采取循序渐进的合理的自然清肠排毒法。

如果你的兑区塌平、凹陷、萎缩，抚摸上去也没有什么弹性，表明你的肠道吸收功能有严重的障碍，蛋白质和各种维生素的吸收不足。我们建议：除了补充所需的营养物质之外，还要向养生专家们请教。

现代研究

观察发现，兑区有杂乱纹理，或比较平的人肠道功能明显下降。可能患有：慢性腹泻、溃疡性结肠炎、肠激惹性综合征。用手按压此区，如果有不均匀的硬结出现，多提示有习惯性的便秘或宿便毒素，也见于一些肠道肿瘤患者。

第六节　乾区——金水相生的渊源

整个乾区重点反映了中医的肺、肾功能状态。肺在五行中属金，肾在五行中属水，按照五行相生理论，金可以生水，所以说，乾区是金水相生的渊源。按照现代医学来说，则属于呼吸系统、内分泌系统、生殖系统。我们把乾区划分成了三部两区，下面就进行详细的描述。

五行属性

以后天八卦为依据，乾为西北，天人相应，掌气互通，故而乾区五行属性为金。以下为《黄帝内经·素问·阴阳应象大论篇第五》精彩论述，以资参考：

西方生燥，燥生金，金生辛，辛生肺，肺生皮毛，皮毛生肾，肺主鼻。其在天为燥，在地为金，在体为皮毛，在藏为肺，在色为白，在音为商，在声为哭，在变动为咳，在窍为鼻，在味为辛，在志为忧。忧伤肺，喜胜忧；热伤皮毛，寒胜热；辛伤皮毛，苦胜辛。

手诊定位

在兑区的下方，小鱼际的根部。由乾兑分界线下方、第3指缝线右方、腕横纹上方构成的区域。

脏腑属性

中医：肺、肾。肺为气之本，肾为气之根。

西医：呼吸系统、泌尿系统、生殖系统、内分泌系统。

正常形态

乾区应该与兑区、艮区等高，隆起适度，色红润，无杂纹，光滑丰满。

整体辨证

斑点透视

1. 如果乾区下部（靠近腕横纹）、小指侧部异常凹陷，并有红色斑点出现。

提示多发心脏病。如果是脑溢血患者应防止复发。

2. 乾区出现红色斑片或紫红色团状。

痰热壅肺、肺气郁闭之象。

望色辨证

乾区各色症状

观色	症状
红色	提示阴虚火旺体质
黄褐色	内分泌功能下降，导致毒素蓄积
青色	免疫系统功能下降、肾虚血瘀

注意

凹陷区有褐色斑点：

湿热。如果凹陷中伴有杂纹，结合坎区、坤区，对诊断更有意义。

整个乾区低陷，筋浮骨露，颜色枯白、淡黄、无润：

代表呼吸系统衰弱、易患感冒、肺肾功能不好、性功能差。

观形察态

乾区形态症状

观形	症状
过度饱满、隆起	内分泌功能和性欲亢进，多见于甲亢和糖尿病 中年时期：①性激素功能亢进，男女均如此；②易患高血压；③失眠、多梦，有时有心肾不交的症状
乾区掌侧弧度过于饱满隆起	①（中医）燥热阴虚；②中年女性多发腰痛；③中老年女性容易患更年期综合征
凹陷	乾区无肉，此人一般体形消瘦，肺肾亏虚，精髓不生。如果有气管炎，会引起肺心病，预后也不好；如不是肺心病，就是生殖系统的疾病，如性冷淡、不孕不育症等
整个乾区萎缩，布满大量杂乱纹理	严重缺乏蛋白质、维生素 E；如果凹陷很多，则缺维生素 C，会导致脸部皮肤粗糙，皱纹早出现
凹陷、萎缩、厚薄	①肺肾亏虚；②肾精不足；③内分泌功能低下 常见人群：常年的肺心病患者、营养严重不良者、癌症后期患者、先天性肌萎缩患者。男性：性功能严重下降、无精子或精子存活率低下，造成不育；女性：月经过少，闭经、性冷淡、造成不孕
乾区塌陷或萎缩	是肺、肾功能不足，性功能低下，生殖能力减退和全身免疫力下降的表现
乾区低陷，凹陷区伴有斑点杂纹	是肾虚血瘀的表现。女性：提示有妇科疾病，不易怀孕

纹理分析

如果乾区中部外侧的赤白肉际（即尺侧）有 2 ~ 3 个菱形纹伸向乾中部，女性表现为卵巢囊肿，男性表现为前列腺增生、慢性前列腺炎。

1. 乾区出现清晰的菱形纹、岛形纹：提示有泌尿系统疾病。

2. 智慧线过长且深入乾区出现皱褶：提示神经衰弱。

3. 乾区出现清晰的病理性十字纹：提示女性有盆腔炎。

4. 交叉状纹：提示痛风。

5. 方格形纹：提示肾虚。

纹理提示

乾区有岛形纹、十字纹、交叉状纹或米字纹等纹理：提示肺的功能低下，易患感冒和呼吸道感染等。下方出现菱形且两端有横线是肺功能弱、反复性发作的病象。放射状斑纹、星形纹、米字纹、十字纹，提示不同程度的炎症，多与肺、气管相关。

乾区如有太多杂乱纹理，且颜色灰暗、皮肤粗糙：提示神经衰弱、气滞血瘀、月经不调。

从小鱼际的外缘向生命线生长的横线（乾生线），有 2 ~ 3 条同时生成。提示在隔代或直系亲属中必有糖尿病病人，小孩也不例外。

乾区如果出现放射状星纹、横切纹、纵切纹、菱形纹或褐色斑片、斑点，中医：肺气虚弱体质；西医：感冒、咳嗽、哮喘。

区位划分

乾区划分图

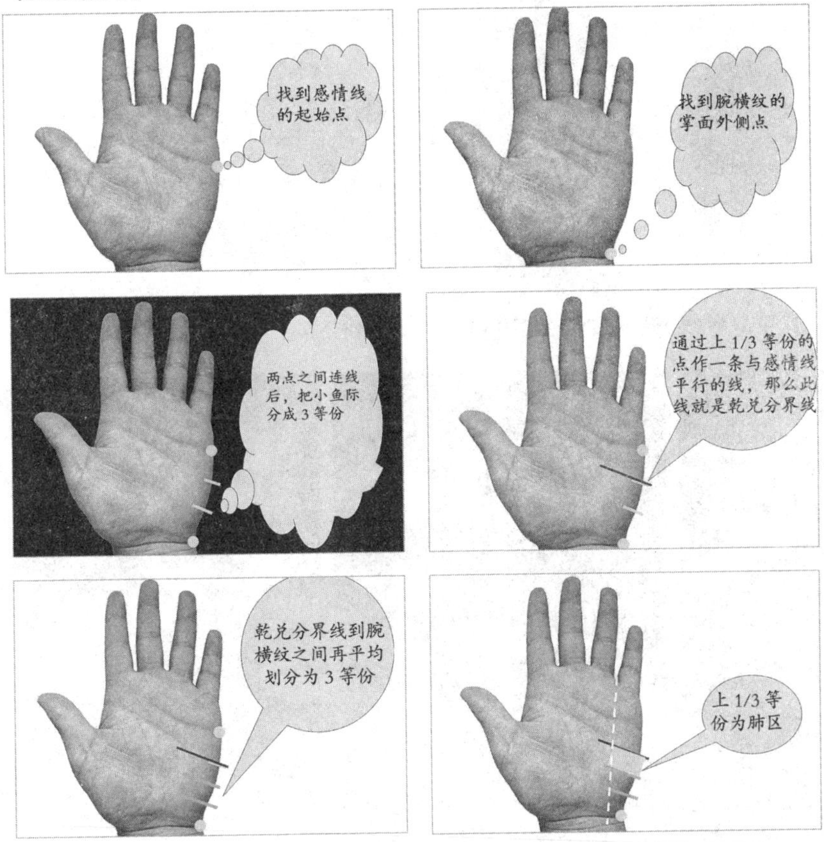

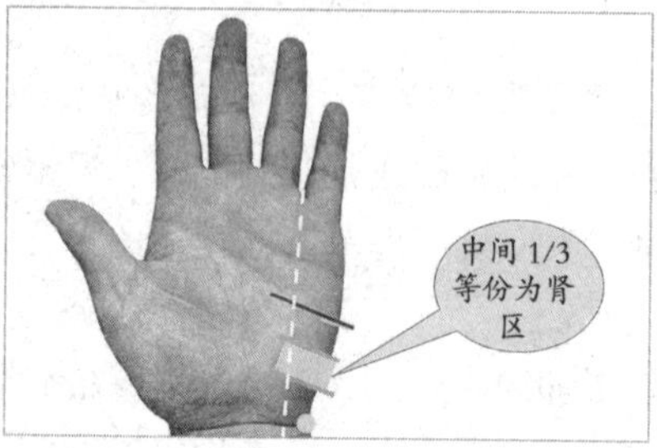

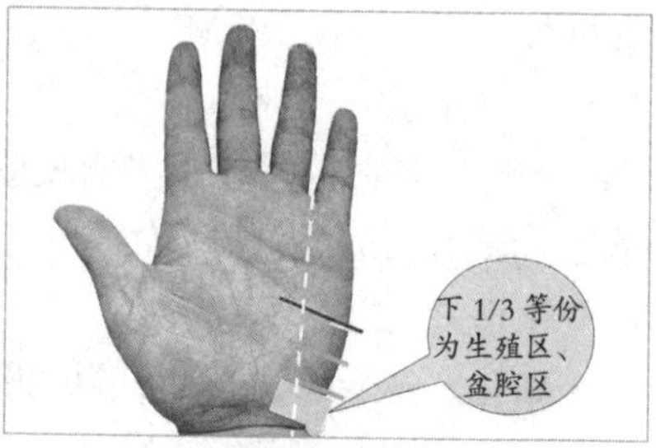

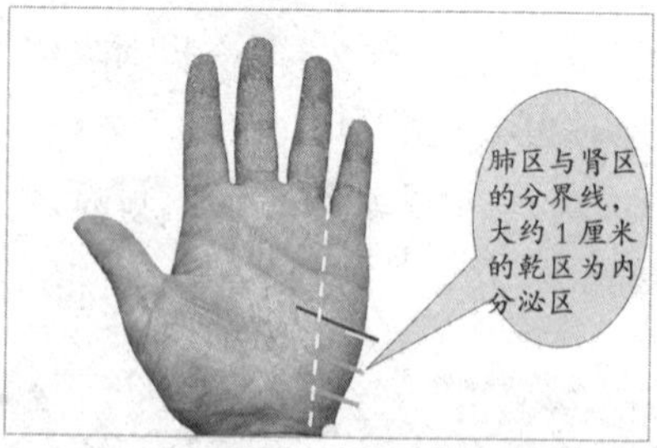

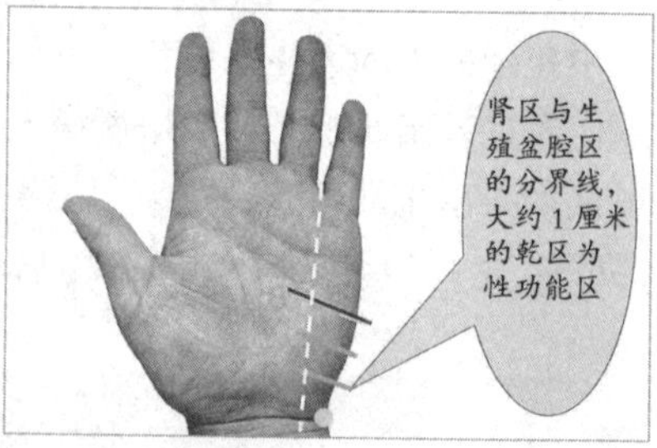

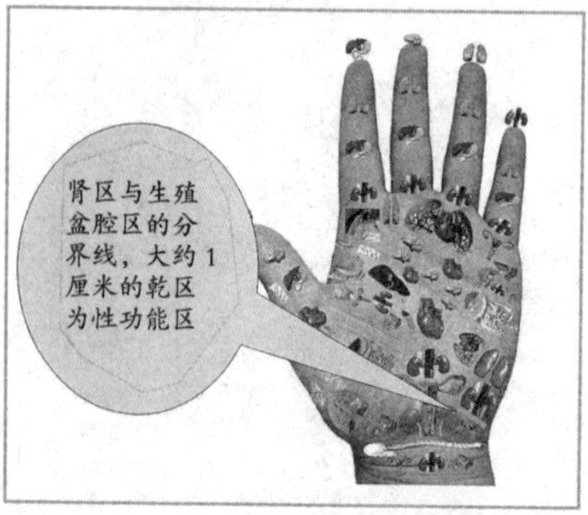

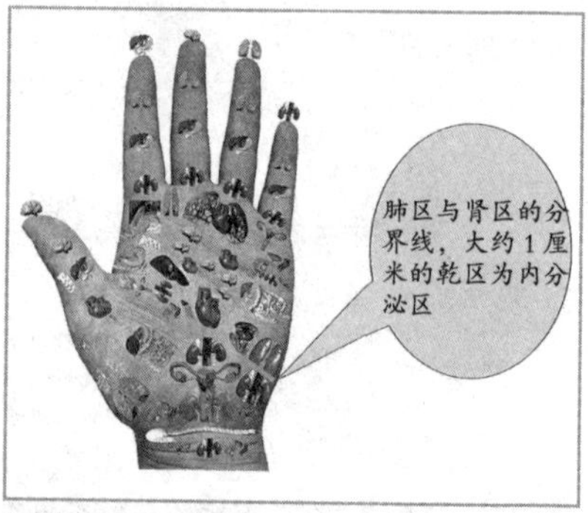

乾兑分界线到腕横纹之间再划分成3等份

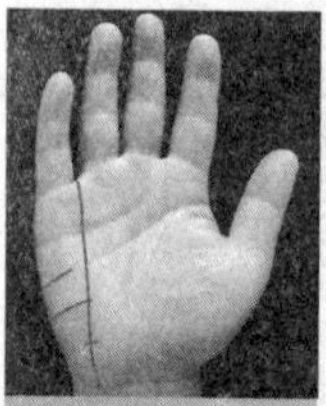

1. 上1/3等份为肺区。

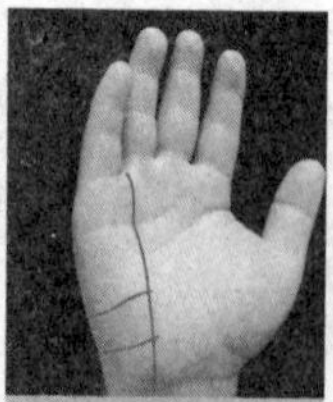

2. 中间1/3等份为肾区。

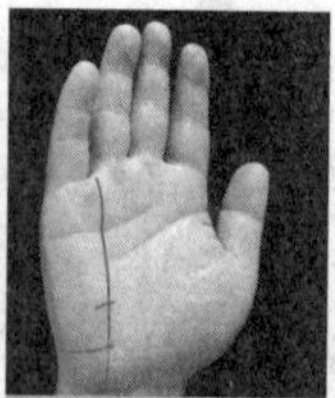

3. 下1/3等份为生殖区、盆腔区。

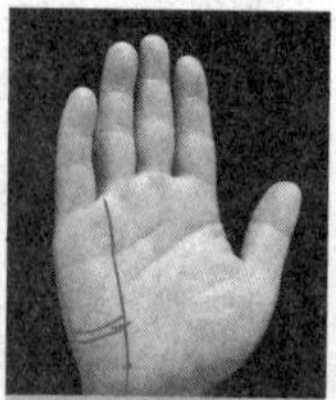

4. 肺区与肾区的分界线0.5～1.0cm的乾区为内分泌区。

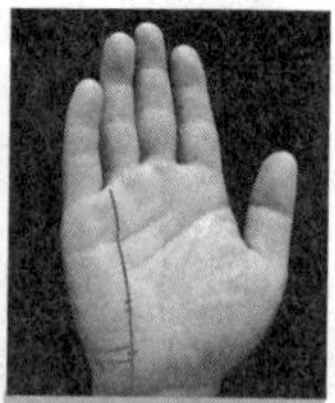

5. 肾区与生殖盆腔区分界线0.5～1.0cm的乾区为性功能区（反映人体性激素及性生理问题）。

注意

乾区分为三部两区

注意其位置，对诊断脏腑功能具有决定性作用。

分区辨证之肺区

望色辨证

肺区各色症状

观色	症状
红色	①提示肺火亢盛，一般由大量饮酒，吃辛辣、刺激食物，大补中药如人参、鹿茸等热性药材所引起的；②提示有肺支气管炎症、呼吸系统炎症或正在感冒、发热
青色	①慢性支气管炎发作期（尘肺、肺气肿）；②免疫功能严重低下；③肿瘤体质；④肺结核咳血之后，平部相对应的肺区色泽显示青灰色，则说明预后不佳
褐色	肺区呼吸功能低下（受空气环境污染所致）
苍白色	①肺气不足；②免疫功能下降，易患风寒性的气虚感冒
黄色	①慢性支气管炎（长期感冒）；②长期大量吸烟，或居住在云雾缭绕、严重污染的地方

观形察态

肺区形态症状

观形	症状
凸起	肺活量大，易发支气管扩张
凹陷	①肺气亏虚；②免疫功能下降；③呼吸系统功能低下，易感冒（咳嗽），见于肺结核患者
硬	①肺功能下降，产生肺不胀，使肺活量降低；②慢性支气管炎、肺气肿；③肿瘤现象；④肺结核、矽肺、肺癌
软	①属气虚体质，因肺气不足、呼吸功能低下，故不宜进行剧烈运动；②免疫力下降，加上肺气虚弱，所以易感冒

斑点透视

肺区斑点症状

观斑	症状
红色斑点	①上呼吸道感染，见于感冒、发烧；②肺支气管有炎症，免疫功能下降；③肺火盛，多见于一些咽炎；④肝炎、肝硬化
青色斑点	①肺心病；②肺结核、支气管与肺部局部炎症；③也见于肿瘤体质

续表

观斑	症状
白色斑点	肺结核或肺支气管有慢性炎症
褐色斑点	①慢性咽炎；②慢性肺支气管炎、肺气肿；③结核菌感染或潜伏病灶；④内分泌系统疾病
黑色斑点	易发生肺部和内分泌系统方面的肿瘤

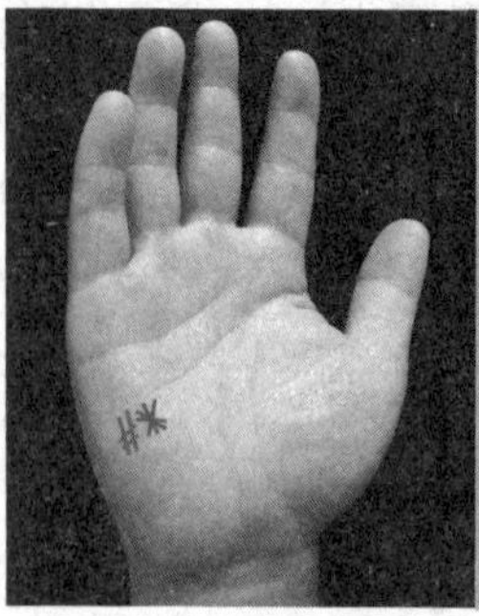

1. 米字纹、井字纹
见于肺支气管有炎症（肺气肿），也见于内分泌功能紊乱（正在发生变化）。

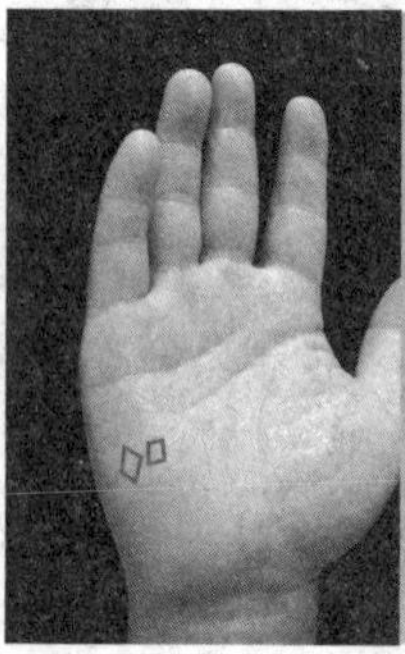

2. 方格形纹、菱形纹
肺气不足，导致肺活量下降；免疫功能低下，导致易生肺气肿；内分泌系统有肿瘤和增生现象。

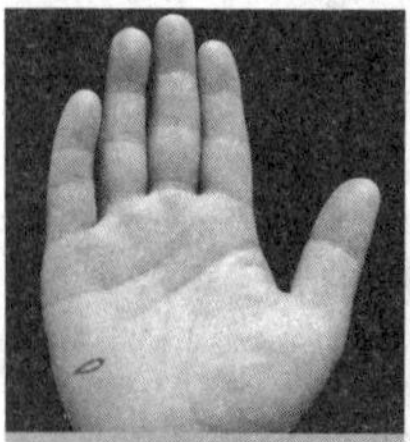

3. 小岛形纹
考虑肺有结核和肿瘤现象。

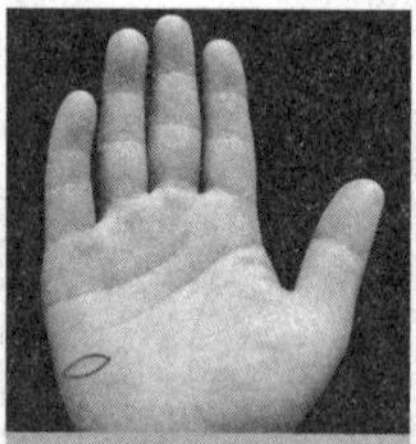

4. 岛形纹
易发生肺支气管炎、尘肺、肺气肿。

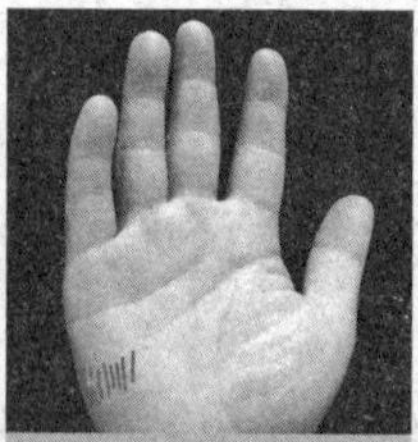

5. 大量的纵切纹
表示呼吸系统功能低下，易感冒、咳嗽。

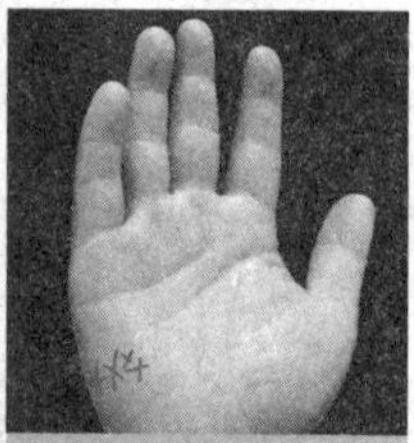

6. 十字纹、交叉纹
身体体力透支易感冒、咳嗽，见于咽炎、支气管炎。

分区辨证之肾区

正常形态：红润饱满、光洁，无杂纹、斑点，在乾区最高。

望色辨证

肾区各色症状

观色	症状
红色	①泌尿系统有炎症，见于膀胱炎、尿道炎；②下焦湿热、阴虚火旺

续表

观色	症状
淡黑色	提示肾虚
白色（针尖点状芝麻粒）	①肾阳不足；②肾结石正在形成
褐色（针尖点状芝麻粒）	提示肾结石已经形成，或有陈旧性肾结石
黑色	提示肾功能不全（衰竭）
黄色	①慢性肾炎；②腰肌劳损；③可能有结石
青色	①肾虚血瘀；②肾功能不全或有肾病综合征；③腰肌劳损；④体内毒素增多；⑤下焦有肿瘤

观形察态

肾区形态症状

观形	症状
凸起	①腰椎肥大；②骨质增生；③腰肌劳损；④肾结石
凹陷	①肾精亏虚；②腰肌劳损；③骨质疏松，为生理性缺钙；④整个肾功能下降；⑤营养失衡，尤其缺乏维生素 E
硬	①易发肾结石；②腰肌劳损；③体内毒素增多；④肾功能下降
软	①肾精亏虚；②缺钙、维生素 E、胶原蛋白；③易腰肌劳损

斑点透视

肾区斑点症状

观斑	症状
红色斑点	①腰肌劳损；②阴虚火旺；③内分泌紊乱
青色斑点	①肾结石；②肾囊肿；③肾虚气淤体质；④生殖系统或内分泌系统，尤其人体下焦可能有肿瘤现象
褐色斑点	①有陈旧性的肾结石，但症状不突出；②腰肌劳损；③体内毒素蓄积
白色斑点（针尖点状）	为泥沙状结石

纹理分析

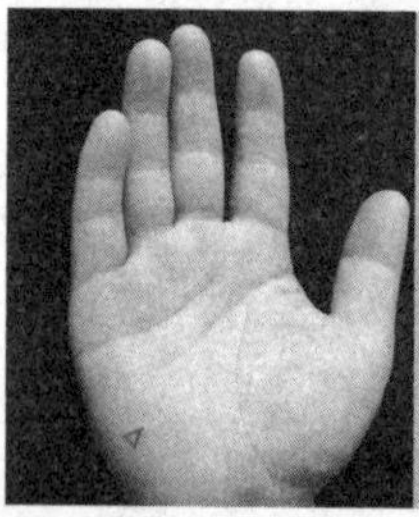

1. 小三角形纹

有肾结石，易腰肌劳损。

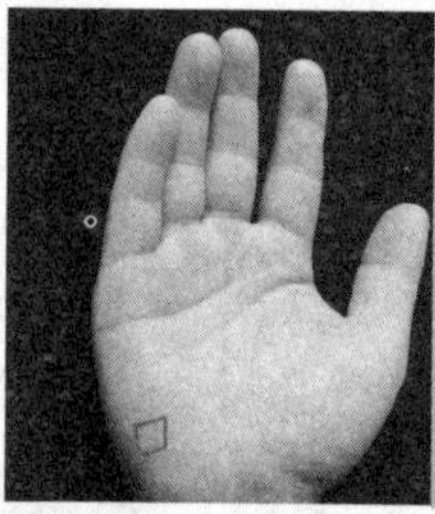

2. 大方格形纹

提示肾虚。

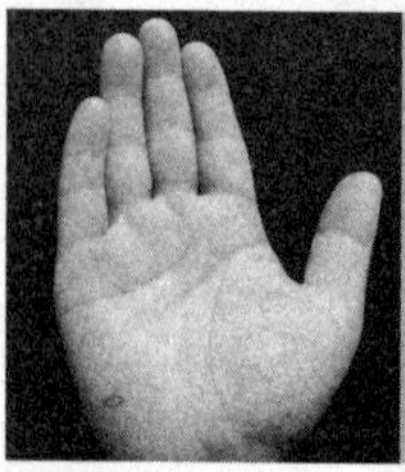

3. 小岛形纹

肾有肿瘤现象，见于肾囊肿、肾结石。

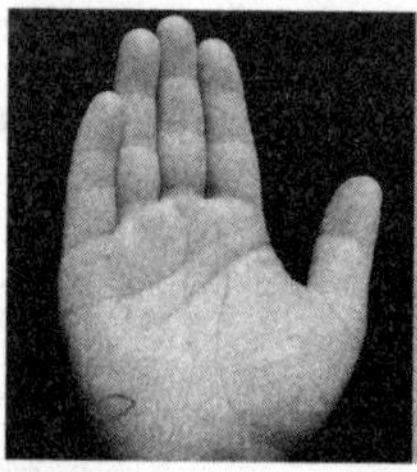

4. 大岛形纹

提示肾虚、肾功能下降。

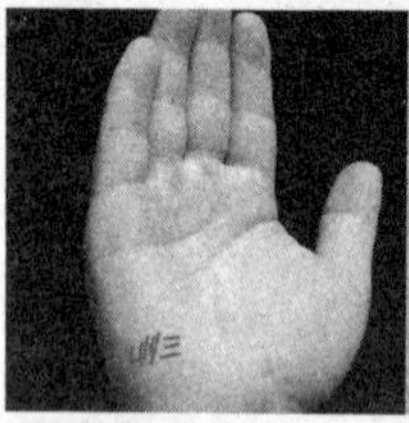

5. 横切纹、纵切纹、十字纹、交叉状纹

提示肾虚、腰肌筋膜炎，伴有轻度的腰肌劳损、泌尿系统炎症和内分泌紊乱现象。

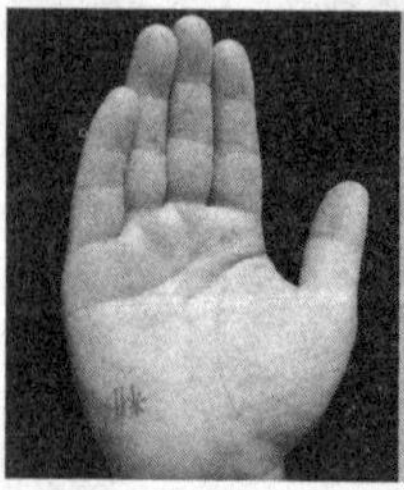

6. 方格形纹、菱形纹

肾功能下降、腰椎骨质疏松或骨折的表现。

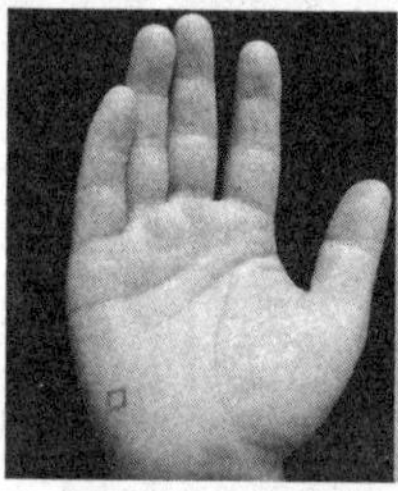

7. 小方格形纹

提示曾经发生过腰肌损伤，有肾结石现象，但目前稳定。

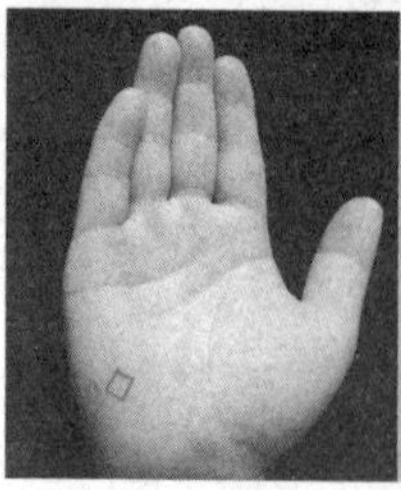

8. 菱形纹

提示腰肌劳损现象，有肾结石（仍在持续）。

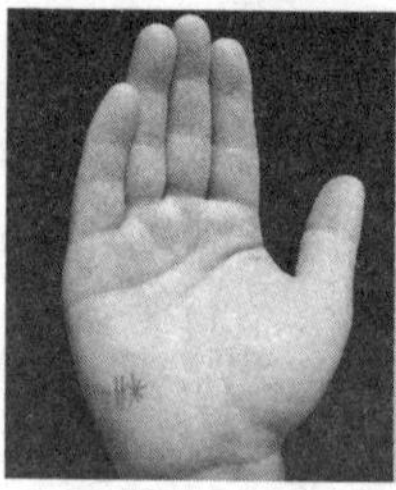

9. 米字纹、井字纹、网格纹

提示有慢性肾炎、腰肌劳损现象，也见于结石活动期。

分区辨证之盆腔区

正常形态：自然低平、下滑，不宜高高隆起。

望色辨证

盆腔区各色症状

观色	症状
红色	盆腔或生殖系统有炎症。女性月经过多、血热，怀孕要预防流产
青色	①肾虚血瘀体质；②女性提示有慢性盆腔瘀血综合征，男性提示有精液淤积综合征；③生殖系统有肿瘤现象（恶性）
青暗色	慢性盆腔瘀血综合征
黄色	①生殖系统有炎症；②有宿便毒素
黄褐色（沉浊）	生殖系统有慢性炎症。男：慢性前列腺炎；女：慢性子宫内膜炎
青筋	女性：慢性盆腔瘀血综合征、月经不调、痛经。男性：精液淤积综合征或腰肌劳损

观形察态

盆腔区形态症状

观形	症状
凹陷且萎缩	①生殖器官功能下降。男性：前列腺、睾丸功能下降；女性：子宫萎缩。②慢性盆腔瘀血综合征、盆腔炎。③盆腔内的脏器功能下降
凸起	生殖系统有增生现象
过度凸起	①性功能亢进；②生殖系统容易出现增生或炎症

斑点透视

盆腔区斑点症状

观斑	症状
红色斑点	生殖系统有炎症或炎症正在发生
青色斑点	①盆腔瘀血综合征；②子宫内膜糜烂、宫颈糜烂、流产手术、剖宫产
黄色斑点	①生殖系统有慢性炎症；②有便秘即宿便毒素现象

纹理分析

盆腔区纹理症状

观纹	症状
开放型纹理	盆腔内脏器的功能紊乱
闭合型纹理	生殖系统可能有肿瘤、囊肿、增生或炎性包块

分区辨证之内分泌区

正常形态：干净整齐，无杂纹。

望色辨证

内分泌区各色症状

观色	症状
红色	提示阴虚火旺、内分泌功能紊乱
青色	内分泌功能下降或内分泌系统有疾病

斑点透视

内分泌区斑点症状

观斑	症状
红色斑点	①内分泌亢进；②阴虚旺
青色斑点	①糖尿病；②生殖系统有肿瘤现象，且表明病情比较严重

观形察态

内分泌区形态症状

观形	症状
凹陷	表明内分泌功能下降，女性多提示雌性激素水平下降或卵巢功能出现障碍，也见于卵巢手术切除后
凸起	内分泌功能亢进，尤其是男性，要注意前列腺肥大或有增生倾向

纹理分析

内分泌区纹理症状

观纹	症状
开放型纹理	内分泌功能紊乱
闭合型纹理	表示生殖系统容易发生肿瘤或增生现象

分区辨证之性功能区

望色辨证

功能区各色症状

观色	症状
青黄色	表示生殖器官有炎症
红色	近期性功能比较旺盛，也见于女性月经期

观形察态

功能区形态症状

观形	症状
隆起	性功能旺盛
低陷	性功能极差

斑点透视

功能区斑点症状

观斑	症状
红色斑点	①阴虚阳亢体质；②性功能有轻度亢进。男性容易发生性冲动，但易早泄
青色斑点	生殖系统有肿瘤现象，多与性生活不当或过度有密切的关系
褐色斑点	性功能下降，多由于性激素药造成

纹理分析

功能区纹理症状

观纹	症状
开放型纹理	表示性功能下降或性功能时强时弱
闭合型纹理	表示由于生殖系统炎症或其他器质性病变而造成了性功能下降

养生指南

仔细观察乾区，可以发现与我们的生命息息相关的信息。如果在内分泌区发现了大量的乾生线，女性就要注意卵巢功能的保养。生来就有乾生线的人，要仔细调查自己的直系亲属中是否有糖尿病患者，以预防糖尿病在自身发生或者遗传给下一代；慢慢长出来的乾生线，提示了内分泌功能在逐渐下降，就要注重调整内分泌功能。

乾区塌平微陷的人，体质多十分瘦弱。中医上多见于肺肾两虚的体质，这是一种在实际过程中很难辨别的体质类型。但是，只要有合理的观念和适当的养生，健康长寿也是非常可能的。

现代研究

临床发现，80%以上的进行性肌萎缩患者乾区与艮区首先会变得越来越瘦削。乾区纹理非常多的女性，雌性激素水平容易发生紊乱，中青年女性多见于雌性激素水平下降。当人体处于一种慢性炎症状态时，前期多见红白相间的斑片，炎症消除后，这些红白相间的斑片会随之消失。

在肝炎患者中，如果巽区和乾区同时都有朱砂样的红色斑点出现，诊断为肝炎的准确率就比较高。部分糖尿病患者的手，在前期经常会出现一些娇红的颜色，娇红比较明显，表明血糖较高；当血糖下降的时候，这种娇红逐渐淡化。

第七节　坎区——生生不息的源泉

人类的繁衍生息，既是本能，也是自然法则。医学将生殖系统专门划分出来进行讲述，而在手诊脏腑中，按照生殖系统的缩影进行定位，一切关于生殖系统的器质性与功能性病变，通过坎区都可以一一展现出来。这对于生殖系统的一些疾病隐患，对于人类生生不息的繁衍都具有一定的积极指导意义。

五行属性

以后天八卦为依据，坎为正北，天人相应，掌气互通。故而，坎区五行属性为水。以下为《黄帝内经·素问·阴阳应象大论篇第五》精彩论述，以资参考：

北方生寒，寒生水，水生咸，咸生肾，肾生骨髓，髓生肝，肾主耳。其在天为寒，在地为水，在体为骨，在藏为肾，在色为黑，在音为羽，在声为呻，在变动为栗，在窍为耳，在味为咸，在志为恐。恐伤肾，思胜恐；寒伤血，燥胜寒；咸伤血，甘胜咸。

手诊定位

第 2 指缝线平均分 3 段：下 1/3 段为坎区段，下 1/3 段与中 1/3 段的交点为肾点，第 1 指缝线、第 3 指缝线分别与腕横纹交于一点。这三点间的连线所包围的区域就是坎区。

在掌根部，腕横纹中点向中指中线上约 1.5 寸处（相当于自身的食指和中指的宽度），大、小鱼际的分界部。

脏腑属性

中医：心肾功能。西医：生殖系统、泌尿系统、内分泌系统（主要是生殖系统和有骨骼系统）。

正常形态

较平坦，自然地轻微凹陷，向上微微隆起且柔软饱满，色泽光润，无杂纹、斑点，接近皮肤颜色。

整体辨证

望色辨证

坎区各色症状

观色	症状
红色	表示下焦火盛，或生殖泌尿系统有炎症
苍白色	肾阳不足，出现腰酸腿软、畏寒怕冷等现象。男性：容易出现阳痿、早泄；女性：表现为性冷淡
青色	肾虚血瘀，也见于生殖系统有慢性炎症或风湿性腰肌劳损等症
黄褐色	表明生殖系统有慢性炎症，多提示陈旧性的

观形察态

坎区形态症状

观形	症状
凸起	坎区隆起较高，看上去非常饱满，表示精力充沛，性功能较强，但易发生腰肌劳损、腰痛，晚年容易发生椎肩盘突出
凹陷	坎区明显低陷，多提示肾虚体质，经常感到精力不足、身疲乏力，性生活也不如意。身体脏腑发病多与肾虚有关，常常是生理性缺钙的表现

斑点透视

坎区斑点症状

观斑	症状
红白相间斑点	①腰肌劳损；②生殖系统近期有炎症；③表示阴虚火热；④下焦湿热，女性常见白带增多，男性则见前列腺炎症
青色斑点	①见于梅毒晚期；②见于前列腺癌、子宫癌后期
淡青色斑点	多提示肾虚血瘀体质，要预防生殖系统肿瘤现象
褐色斑点	坎区布满大量的褐色斑点，提示容易发生泌尿系统与生殖系统的炎症，常常是肾结石与生殖系统炎症同时发生，两者互为因果。女性容易发生慢性盆腔炎，男性容易出现泌尿系统疾病

纹理分析

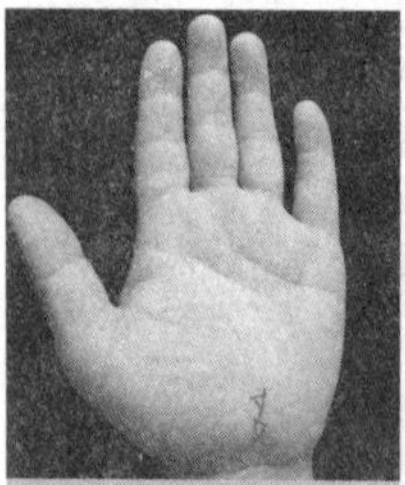

1. 小三角形纹
只表示幼年缺钙或老年体虚多病。同时反映生殖系统功能受损。

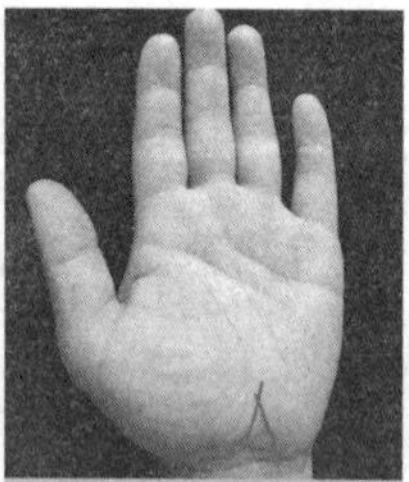

2. 大三角形纹
提示年轻时就有心肌供血不足的现象，老年时易患冠心病。

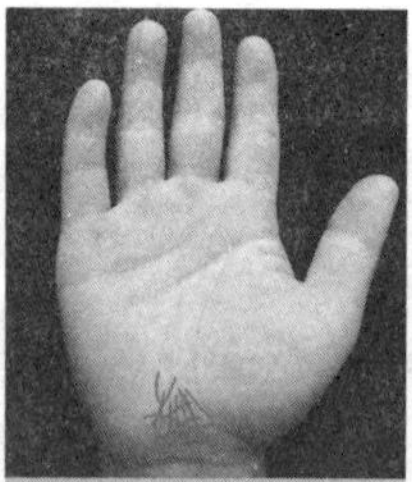

3. 杂乱纹理
久站久坐、生育很多、性生活过度、不注意保健的表现。

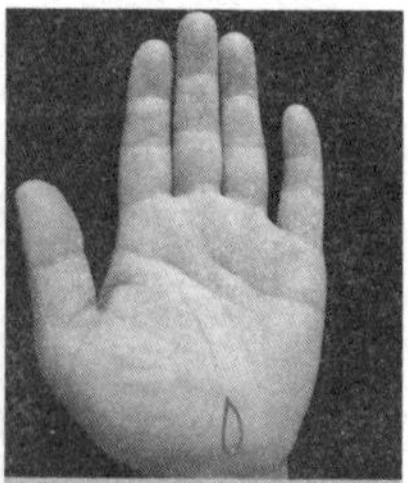

4. 大岛形纹人生线
坎区上的大岛形纹与人生线衔接，提示腹部胀气、肾虚、腰痛等。

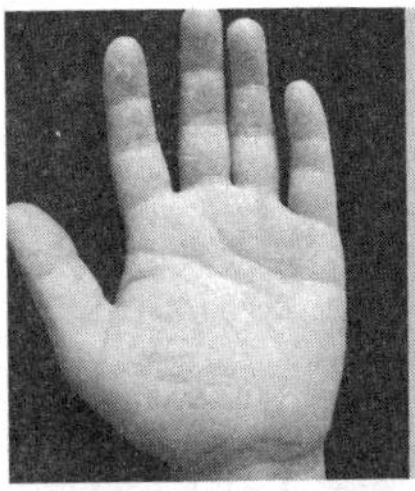

5. 过度线

坎区上出现一条深深的丑陋得好像被刻在掌上的线，为过度线。表示生活不规律或长期熬夜，导致身心疲劳、体力过度消耗。很多性生活过度或不洁，吸烟、嗜酒，长期服用安眠药、麻醉品的人可见此线。

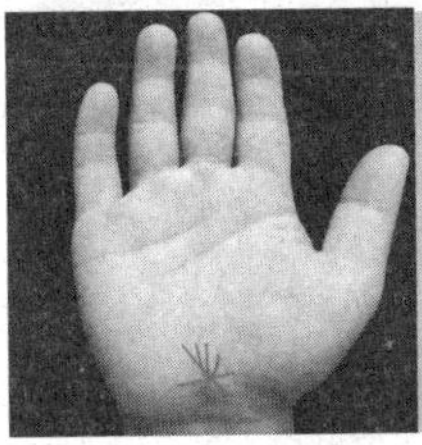

6. 出现单独的米字纹

提示有生殖系统炎症或功能不足。坎区上、离区上和智慧线末端同时有米字纹，提示要防止心绞痛和猝死。

7. 小岛形纹

提示生殖系统肿瘤。女性：子宫肌瘤、输卵管炎症、卵巢囊肿；男性：前列腺肥大、增生或有肿瘤。

8. 独立三角形纹

提示心脏有实质性病变，如冠心病、高血压、心脏病，或中风后遗症及各种慢性病迁延到心脏，此时应结合其他手诊心脏部位合参。同时也提示肾虚和生殖系统疾患。

9. 手颈线出现断裂或浅浮、细弱，甚至有三角形纹冲向坎部

提示泌尿生殖系统功能较弱。男性：性功能减退、肾虚、早泄、不育；女性：不孕症、习惯性流产、性冷淡。

区位划分

坎区划分图

坎区并非三角形，而是近似三角形的半椭圆形，把肾点与第 2 指缝线和腕横纹的交点之间的距离平分 3 段，上段为肾段，中下段为生殖段。坎区分为二区，上区为肾区，下区为生殖区。

其中第 1 指缝线与腕横纹的交点为颈椎点（也可诊左侧腹腔），第 2 指缝线与腕横纹交点为腰椎点（可诊大肠、直肠、腰部），第 3 指缝线与腕横纹交点为骶椎点（可诊右侧腹腔），中轴线与腕横纹交点为胸椎点。

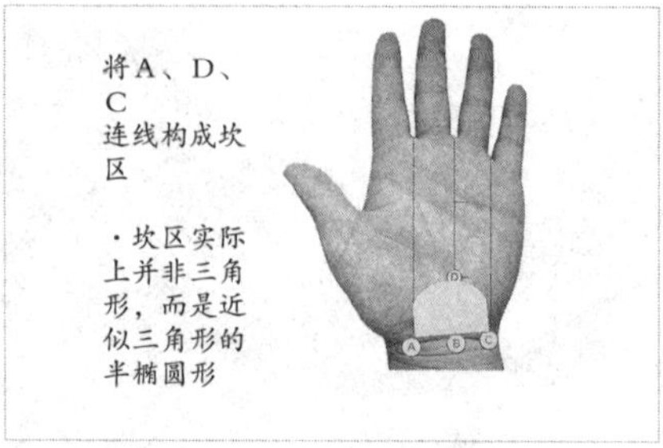

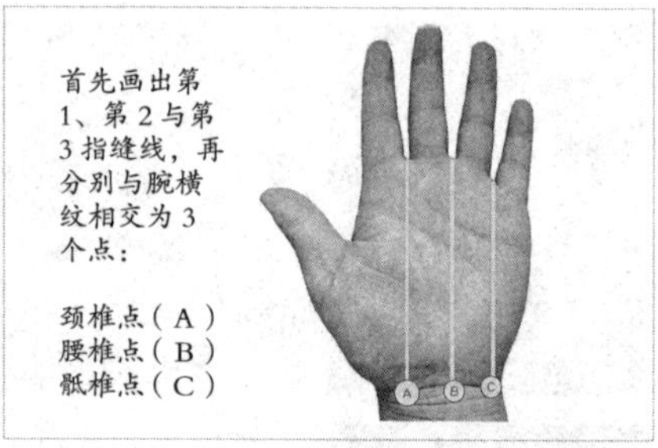

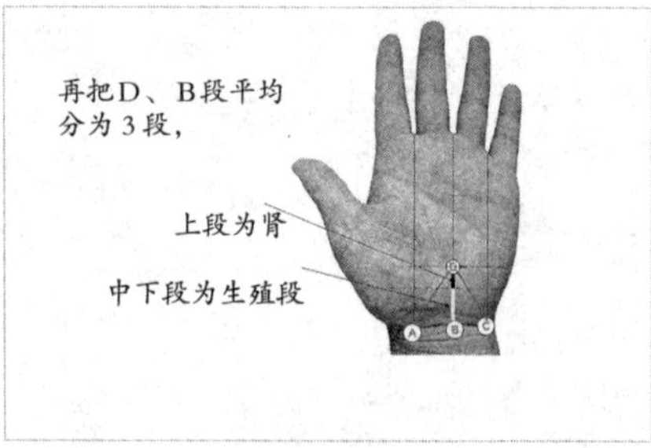

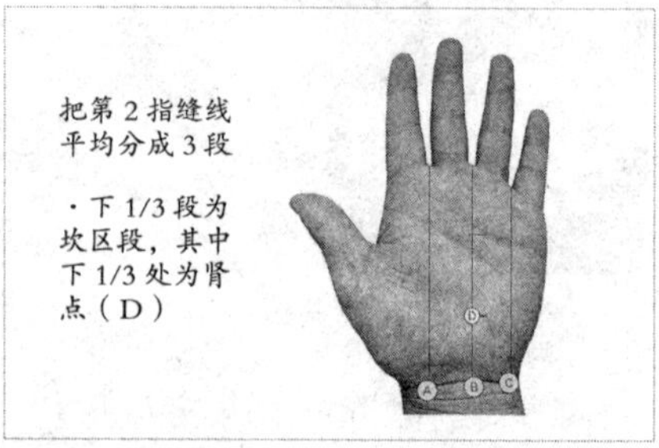

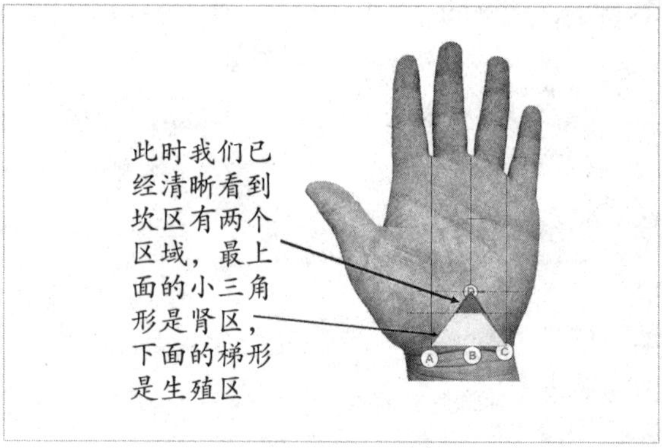

分区辨证之肾腰椎区

望色辨证

肾腰椎区各色症状

观色	症状
红色	阴虚火旺
青色	①腰肌劳损；②肾功能不全；③肾虚血瘀体质。④肾功能下降或不全，肾虚血瘀，见于尿毒症、腰椎骨质增生
黄色	①陈旧性腰肌劳损；②风湿性筋膜炎；③结石现象；④体内毒素蓄积

续表

观色	症状
娇红色	阴虚火旺
潮红色	慢性肾炎，肾功能不全
褐色	①腰肌劳损；②骨质增生现象；③见于慢性肾炎
白色	肾阳不足，肾功能不全
黑色	①在任何慢性疾病过程中出现，均预示疾病恶化；②表明先天肾功能衰竭现象

观形察态

肾腰椎区形态症状

观形	症状
过度凸起	①腰椎间盘肥大、腰肌筋膜炎，易形成肾结石；②骨质增生
凹陷	①肾精亏虚；②腰肌劳损（腰腿疼）；③骨质疏松，严重缺钙；④肾功能不全

斑点透视

肾腰椎区斑点症状

观斑	症状
红色斑点	①腰肌劳损；②外伤，见于急性腰肌扭伤；③肾淤、肾炎；④腰肌筋膜炎；⑤结石活动期；⑥阴虚火旺
米字纹有红色斑点	系统性红斑狼疮，多发于女性
对称性红斑	提示系统性红斑狼疮。
褐色斑点	①陈旧性结石，以第2指缝线为准，在指缝线左边，为左肾结石；在指缝右边，为右肾结石；②陈旧性腰肌劳损；③反映的是碳酸钙结石；④针尖状斑点（点大小与结石成正比）：结石，直径约为1.5cm；⑤绿豆大小的斑点：结石，直径为5～6cm
白色斑点	①以第2指缝线为准，在指缝线左边，表示正在形成左肾结石；在指缝右边，表示正在形成右肾结石；②也见于陈旧性肾结石
针尖状白色斑点	体内毒素蓄积，易形成泥沙状结石

续表

观斑	症状
青色斑点	①肾功能严重下降，慢性肾衰竭；②泌尿系统有严重感染；③严重腰肌劳损；④尿毒症；⑤骨质增生；⑥肾结石；⑦肾虚血瘀体质；⑧体内毒素蓄积
黑色斑点	任何时候出现，均表明是慢性疾病，预后不佳。①肾结石（严重）；②陈旧性的肾损伤；③尿毒症

纹理分析

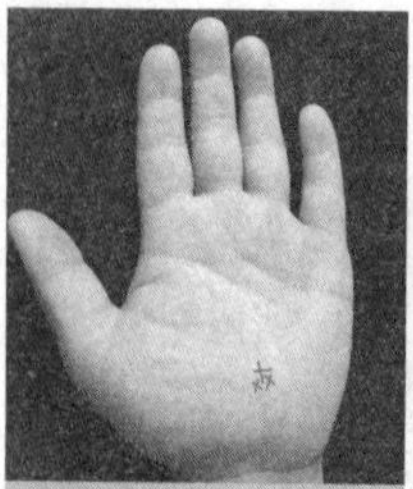

1. 十字纹、交叉状纹
轻度的腰肌劳损。

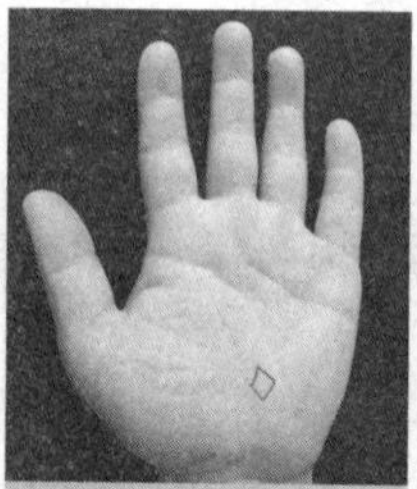

2. 菱形纹
腰疼（经常）、腰肌劳损现象。

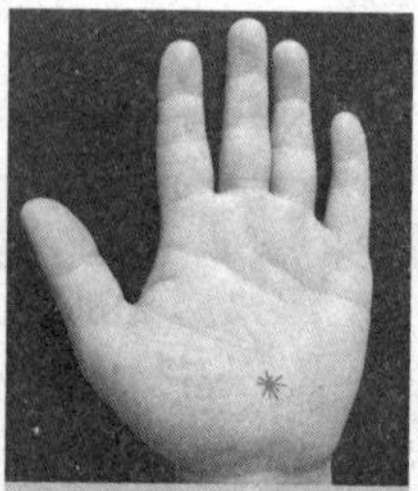

3. 米字纹
提示腰肌劳损、腰肌筋膜炎、肾功能不全。

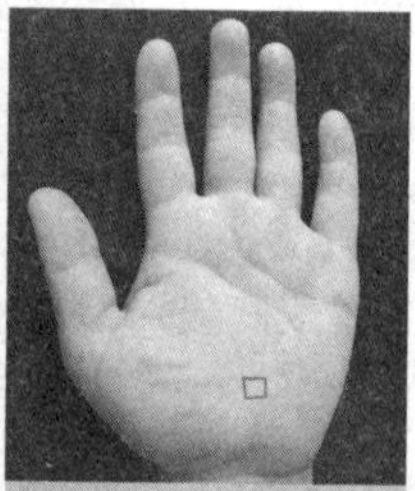

4. 方格形纹
肾虚（较稳定）。

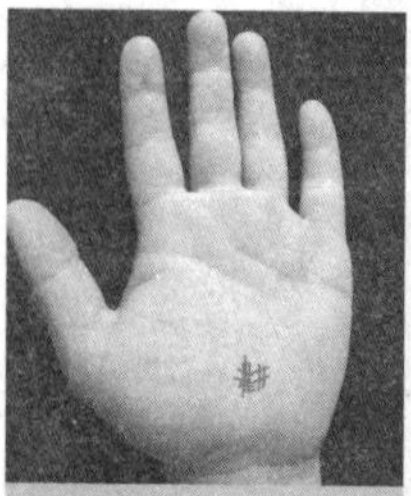

5. 井字纹，网格纹
肾虚或严重腰肌劳损，慢性肾盂、肾炎现象。

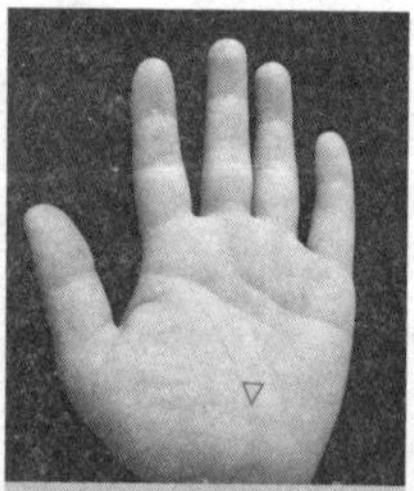

6. 三角形纹
提示腰肌劳损、腰椎间盘突出、肾功能下降。

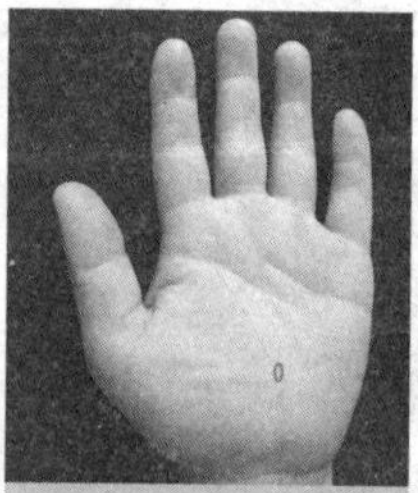

7. 岛形纹
肾功能不全，易出现肾结石、肾囊肿现象。

8. 小闭合型纹理
提示肾结石、腰肌劳损、肾功能不全、肾虚血瘀。

9. 大闭合型纹理
提示肾虚。

10. 苍白的小岛形纹
提示泥沙状结石。此现象是由于草酸钙、药物的结晶体刺激肾，导致细胞死亡脱落堆积而引起的。建议：改善饮食习惯，多饮水。

女性生殖区划分及辨证

女性生殖区划分

肾点到第 2 指缝线与腕横纹的交点之间的线段为生殖区中线。以生殖区中线为基准，把生殖区平分为 3 部分，上为子宫体区，中间为子宫颈区，下为阴道、外阴、直肠区。第 1 指缝线与通过坎区生殖区中线上端的、与水平线平行的直线相交的区域 (大约 $1cm^2$) 为左卵巢区，第 3 指缝线与通过坎区生殖区中线上端的、与水平线平行的直线相交的区域 (大约 $1cm^2$) 为右卵巢区。

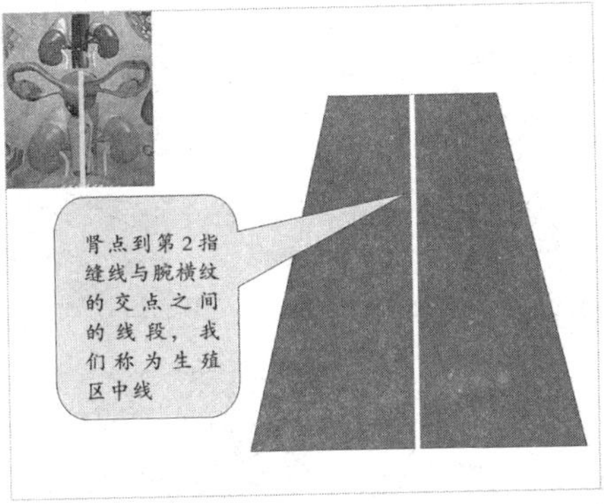

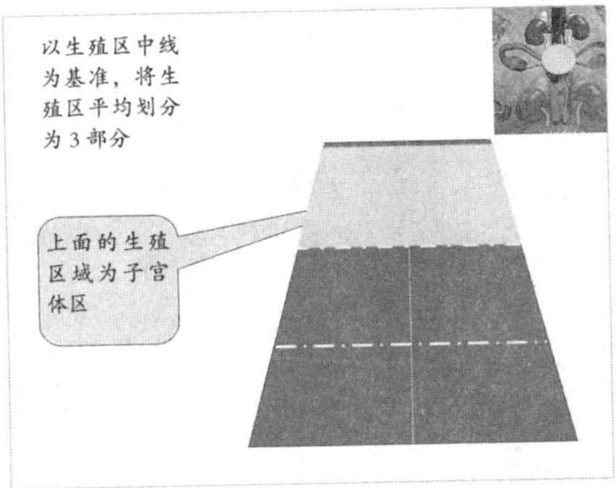

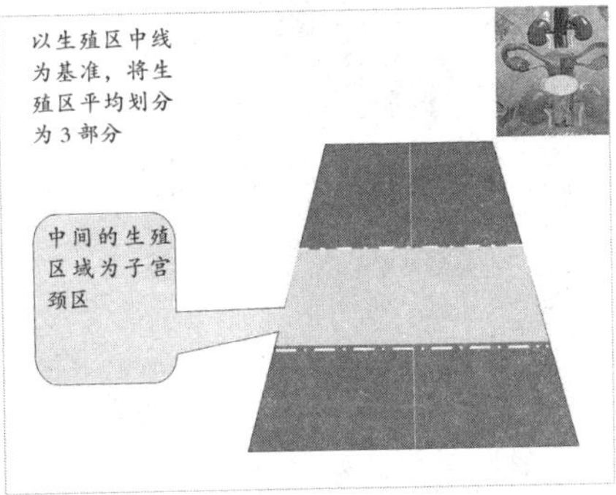

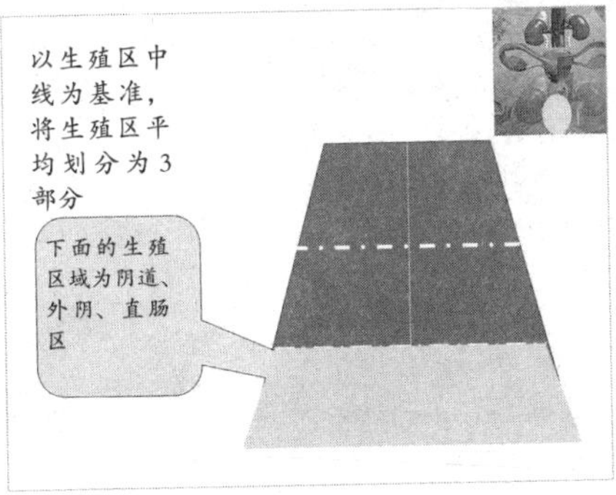

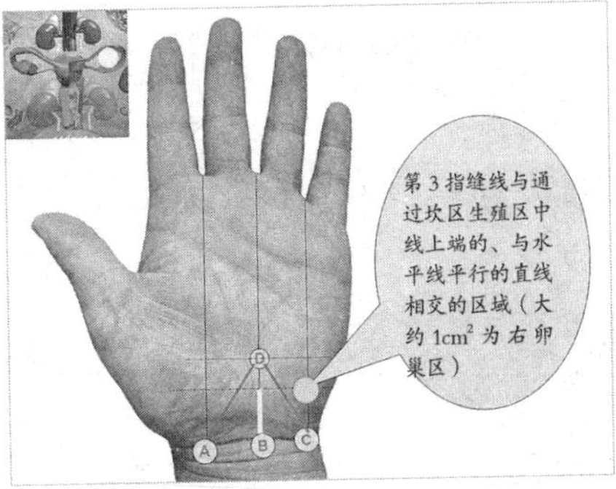

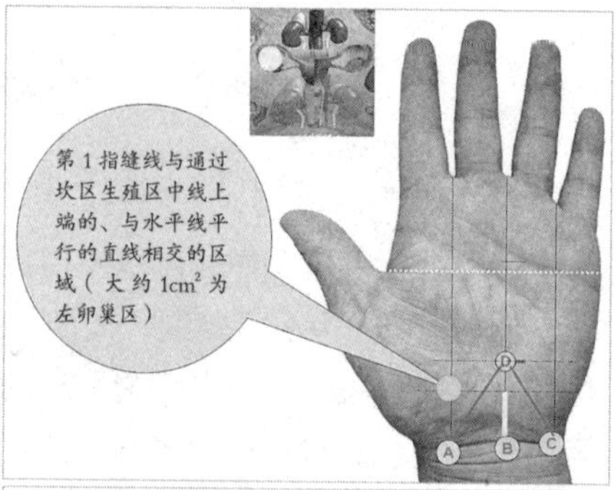

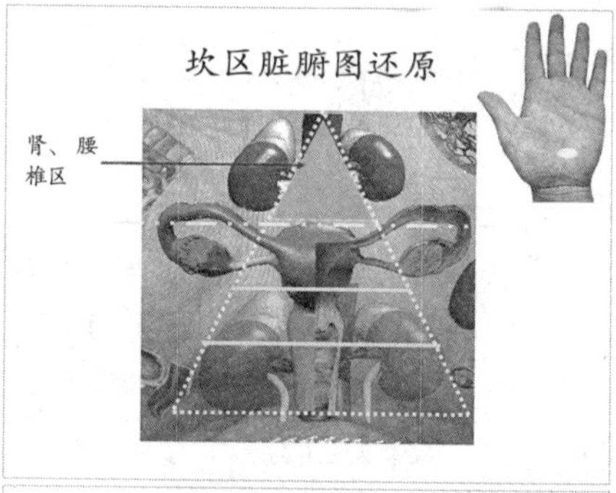

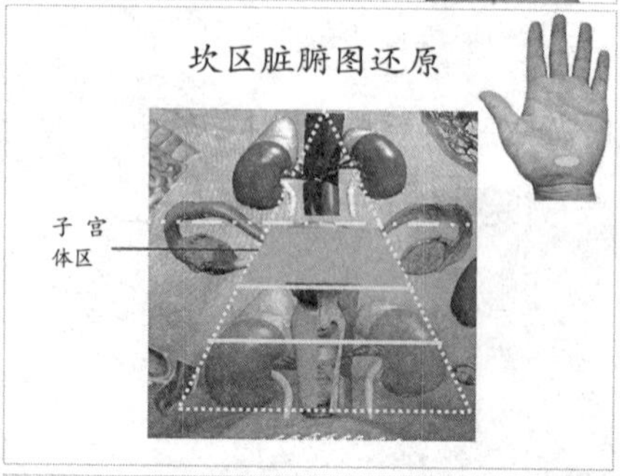

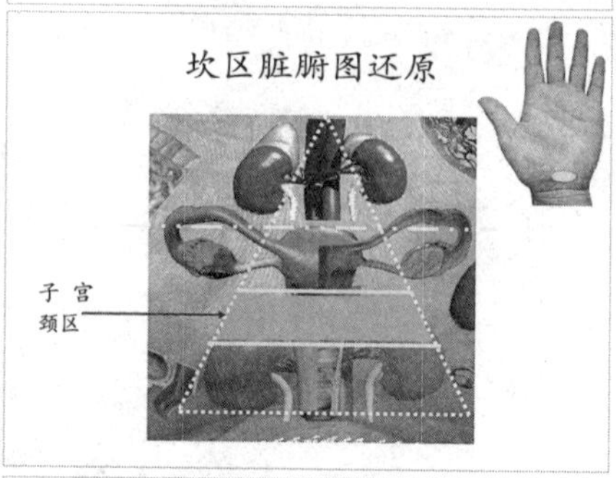

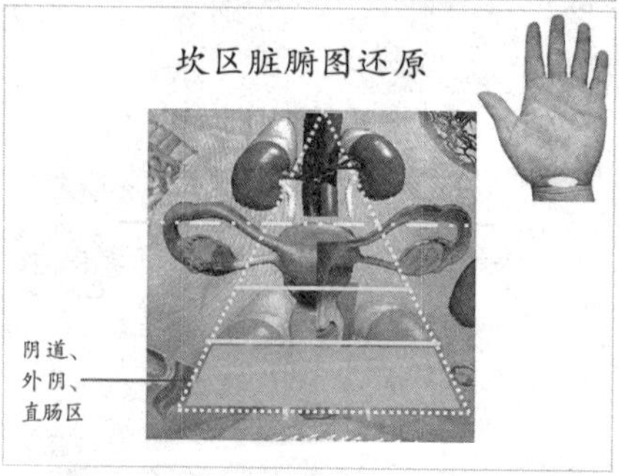

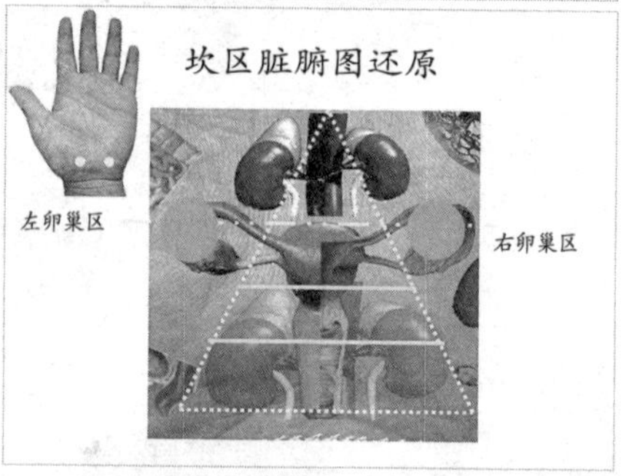

子宫体区

望色辨证

子宫体区各色症状

观色	症状
潮红色	①子宫内膜炎正在发展；②月经过多；③怀孕女性有流产先兆
青灰色	①子宫肌瘤；②子宫癌
黄褐色	慢性子宫内膜炎
黄褐色且潮红	子宫内膜炎复发
白色	①宫冷不孕；②长期月经过多或崩漏

观形察态

子宫体区形态症状

观形	症状
凸起（呈点状）	①子宫肌瘤；②子宫内膜增生症；③闭经，小腹脂肪易堆积；④子宫壁厚薄不均，已怀孕女性应注意早产，未婚女性注意流产
凹陷	①子宫手术切除后或剖宫产；②老年人多见于子宫萎缩；③少年时（17、18岁）子宫发育不良；④子宫功能下降；⑤子宫下垂
凸凹不平	①子宫肌瘤；②子宫内膜增生症；③怀孕葡萄胎

斑点透视

子宫体区斑点透视

观斑	症状
红色斑点	①急性子宫内膜炎或内膜糜烂；②也见于流产手术后
青色斑点	①（中医）肾虚血瘀，痰淤阻络；②多见于陈旧性子宫内膜糜烂或损伤；③子宫肌瘤；④炎性包块
白色斑点	①（呈聚状）见于上环；②流产手术后；③（呈散状）有红晕为炎症
褐色斑点	陈旧性子宫内膜炎，宫内有淤毒
黑色斑点	易生子宫肌瘤（易病变）

纹理分析

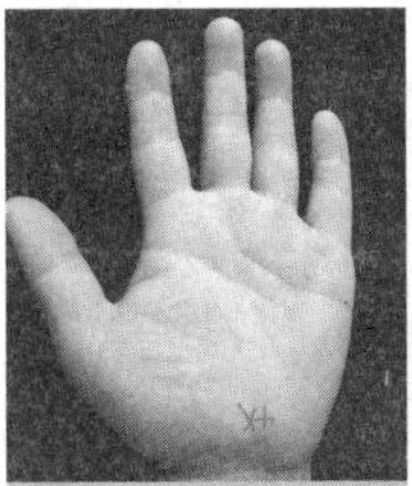

1. 十字纹、交叉状纹

见于子宫内膜有轻度炎症、月经有轻度失调、长期习惯性流产现象。

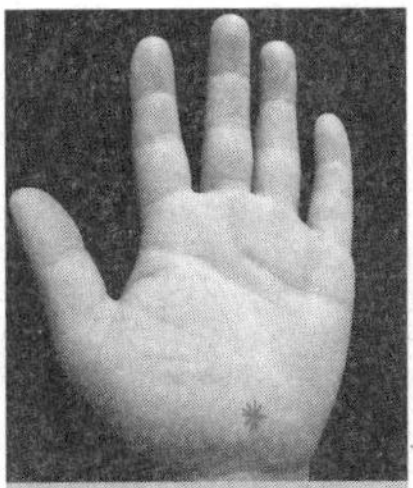

2. 米字纹

子宫内膜炎正在发展且有糜烂趋势。发红青色，确定子宫内膜糜烂；黄色为陈旧性子宫内膜糜烂。

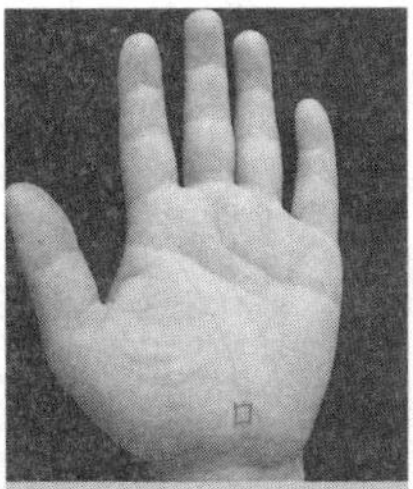

3. 方格形纹

子宫曾经受过大损伤或动过大手术（如刮宫、结扎等），目前趋于稳定；长期上环的女性，建议下环。

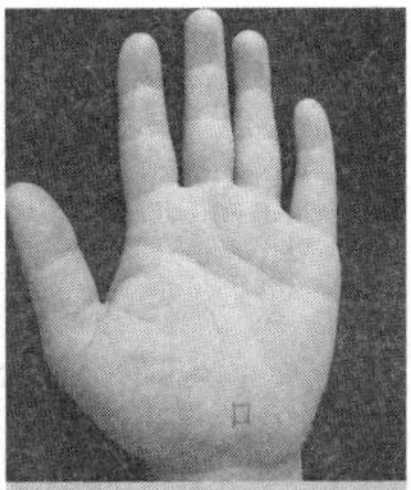

4. 小岛形纹

靠近生殖中线出现，患子宫肌瘤的可能性很大。无颜色变化，提示子宫肌瘤的体质隐患。

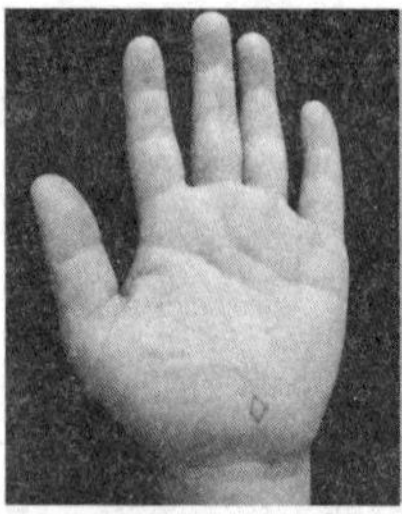

5. 菱形纹
月经不调现象，见于陈旧性子宫内膜损伤。

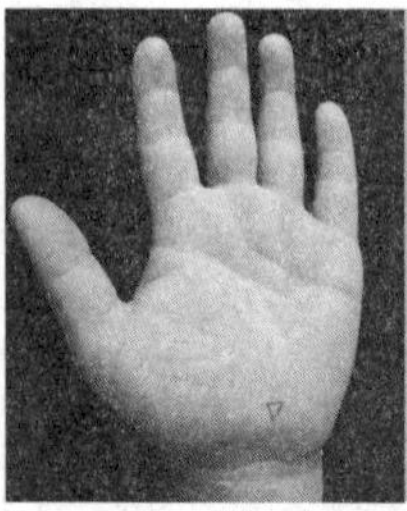

6. 三角形纹
易生子宫肌瘤。

7. 大闭合型纹理
子宫曾受损伤，但已康复；也见于剖宫产、子宫切除手术后的现象。

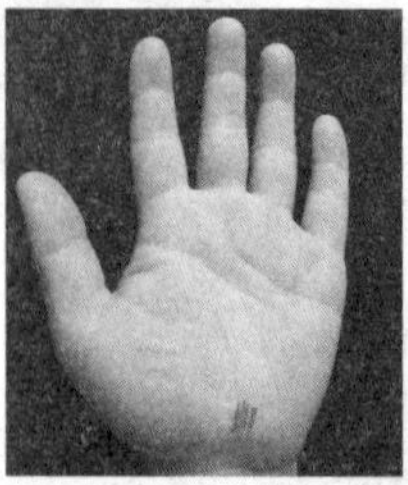

9. 小岛形纹上有红色、青色出现
表示病情正在发生变化。

10. 闭合型纹理中有手术线
表示所患疾病有可能会做手术或做过手术。（手术线：起始段粗大、深刻，末端突然变细，与水平线、中轴线不平行。）

8. 纵切纹
经常有炎症。

11. 大开放型纹理
曾经发生过子宫炎症。

子宫颈区

望色辨证

子宫颈区各色症状

观色	症状
红色	表示近期宫颈有炎症或性生活过度，也见于月经期或怀孕前期
青色	提示慢性宫颈炎或宫颈糜烂
褐色	陈旧性宫颈炎症、宫颈肥大
白色	多见于流产或剖宫产手术之后，也见于一些手术切除子宫者。如果怀孕期的女性见宫颈区发白，要预防流产或早产

斑点透视

子宫颈区斑点症状

观斑	症状
红色斑点	急性宫颈糜烂
青色斑点	慢性宫颈糜烂、宫颈癌的表现

续表

观斑	症状
褐色斑点	①慢性宫颈炎或宫颈息肉；②出现针点状的小褐色斑点，提示为宫颈息肉（目前稳定）;③针点状的褐色斑点凸起，摸时棘手、硬，提示宫颈息肉生长速度太快，容易癌变，要高度注意
黑色斑点	①提示从小就应预防宫颈癌；②突然生出，提示易发生宫颈癌

观形察态

子宫颈区形态症状

观形	症状
凸起	①宫颈肥大；②宫颈息肉
凹陷（狭窄）	①宫颈狭窄，建议剖宫产（预防难产）；②慢性宫颈糜烂

纹理分析

大的针尖点状凸起并发褐色，触摸时手感棘手，为宫颈息肉。

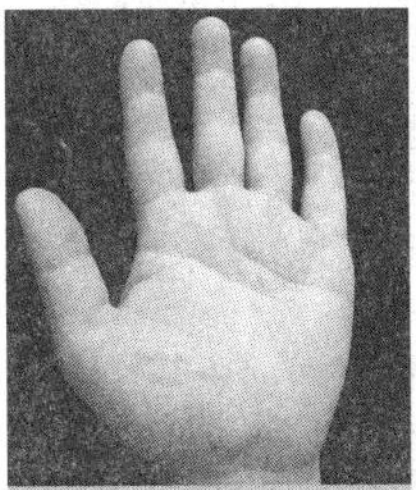

1. 岛形纹
宫颈息肉或宫颈肥大。

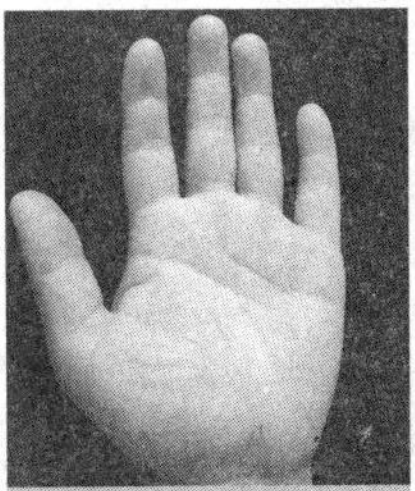

2. 十字纹、交叉状纹
轻度宫颈炎症现象。

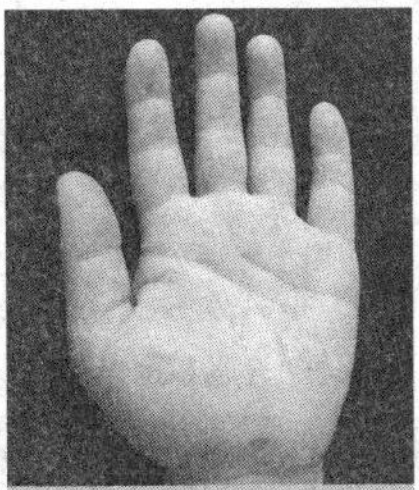

3. 三角形纹
宫颈损伤现象（见于手术、产后）。

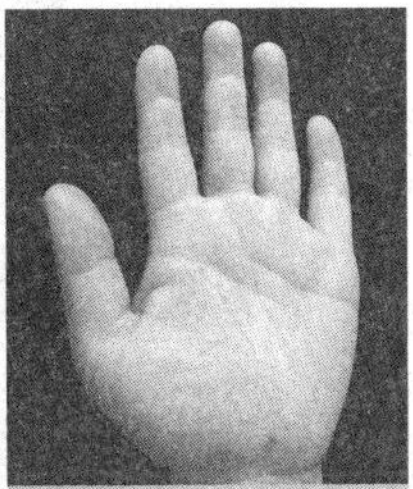

4. 菱形纹
宫颈炎症反复发作（不严重）。

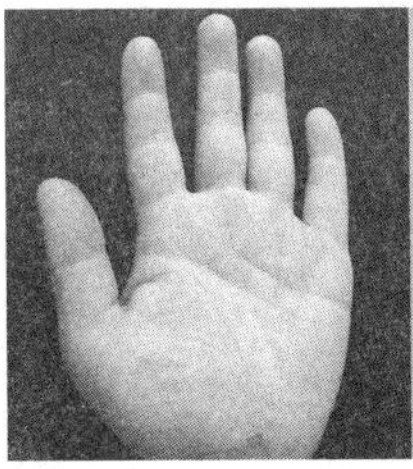

5. 方格形纹
曾出现宫颈糜烂，恢复得不好或未治愈。

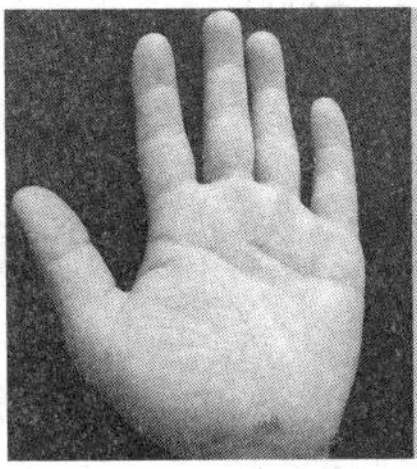

6. 井字纹、米字纹
慢性宫颈炎。

阴道、外阴、直肠区

望色辨证

阴道、外阴、直肠区各色症状

观色	症状
红色	①性生活过度；②阴道炎；③月经期；④已怀孕女性注意流产
青色	霉菌性阴道炎、淋病、梅毒
红色青筋	急性阴道炎
青黄色	性病
黄色	慢性阴道炎
黑色	①阴道癌；②又见于长期从事性行业的女性

观形察态

阴道、外阴、直肠区形态症状

观形	症状
凸起	易生阴道炎
凹陷	年轻为阴道松弛,老年为阴道萎缩

斑点透视

阴道、外阴、直肠区斑点症状

观斑	症状
红色斑点	阴道炎
青色斑点	陈旧性阴道炎，多由霉菌感染所致
潮红色斑点	痔疮或阴道糜烂
褐色斑点	陈旧性阴道炎，或陈旧性痔疮

纹理分析

阴道、外阴、直肠区纹理症状

观纹	症状
开放型纹理	阴道有轻度炎症
闭合型纹理	有息肉、痔疮现象，以痔为主
小闭合型纹理	注意阴道肿瘤

卵巢区

望色辨证

卵巢区各色症状

观色	症状
褐色	表示有附件炎或卵巢炎，也见于雌性激素水平下降者
青紫色	表示卵巢囊肿，或雌性激素分泌异常，也见于一些手术切除卵巢，所留的后遗症

观形察态

卵巢区形态症状

观形	症状
凸起	①卵巢囊肿现象；②雌性激素分泌不平衡，易紊乱；③易发生卵巢炎、附件炎；④分泌卵子功能旺盛，易生双胞胎
凹陷	①卵巢的功能下降，无排卵或排卵无规律，易患不孕不育症；②雌性激素水平较低，分泌不足；③也见于卵巢手术后；④月经过少、功能紊乱

斑点透视

卵巢区斑点症状

观斑	症状
红色斑点	①卵巢炎；②月经过多造成紊乱
褐色斑点	①卵巢的黄体分泌功能紊乱，有卵巢炎症；②卵巢囊肿
青暗色斑点	①卵巢有囊肿；②卵巢有癌变的可能
黑色斑点	可能有卵巢癌

纹理分析

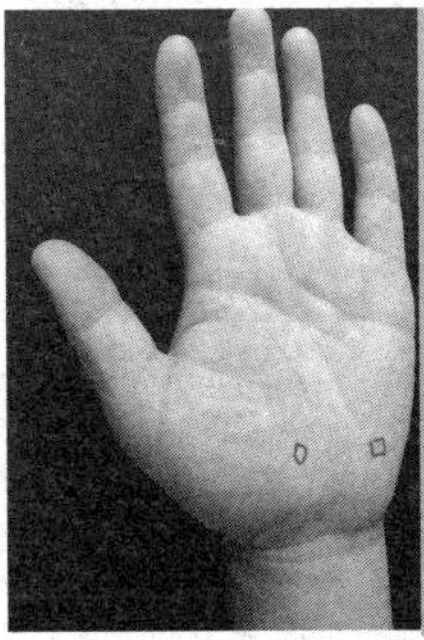

1. 菱形纹、方格形纹

有可能向卵巢囊肿发展，但目前稳定；也见于卵巢切除手术。

2. 开放型纹理

卵巢功能紊乱、附件炎。

3. 闭合型纹理

易生卵巢囊肿。

4. 开放型纹理和闭合型纹理同时出现

卵巢有囊肿和炎症，同时雌性激素水平紊乱。

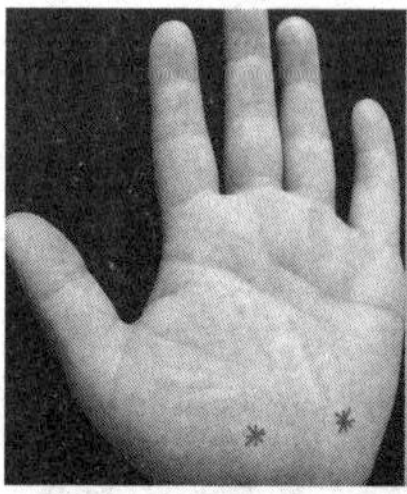

5. 米字纹
提示卵巢炎、卵巢囊肿。

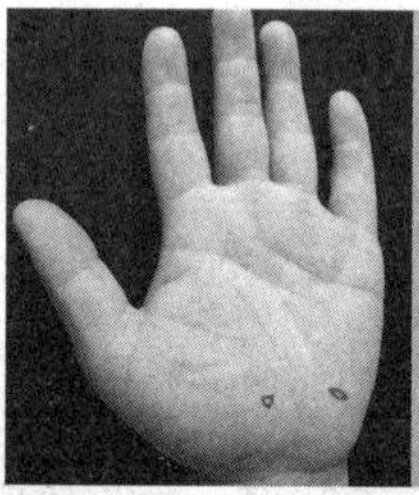

6. 小岛形纹、三角形纹
提示卵巢囊肿。

男性生殖区划分及辨证

以生殖区中线为基准，将生殖区平均划分为 3 部分：

上面 2/3 为前列腺区，下面 1/3 为阴茎、尿道、外阴、直肠区，第 1 指缝线与通过坎区生殖区中线上端的、与水平线平行的直线相交的区域 (大约 $1cm^2$) 为左睾丸区，第 3 指缝线与通过坎区生殖区中线上端的、与水平线平行的直线相交的区域 (大约 $1cm^2$) 为右睾丸区。

特殊现象

1. 潜龙腾渊：手掌根有青筋从手腕向指尖方向不断延伸，提示为肾虚血瘀体质。

2. 见龙在田：青筋在坎区出现。男性：腰肌劳损、精液淤积综合征；女性：慢性盆腔瘀血综合征或月经紊乱。

男性生殖区划分

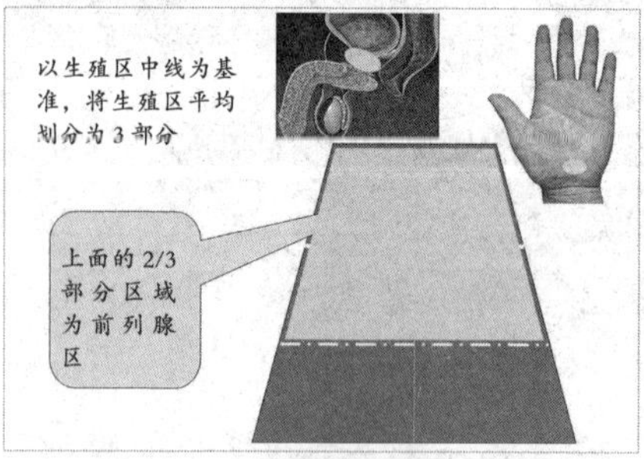

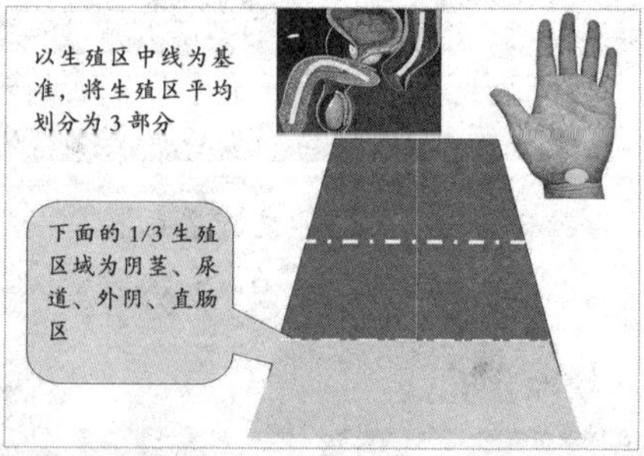

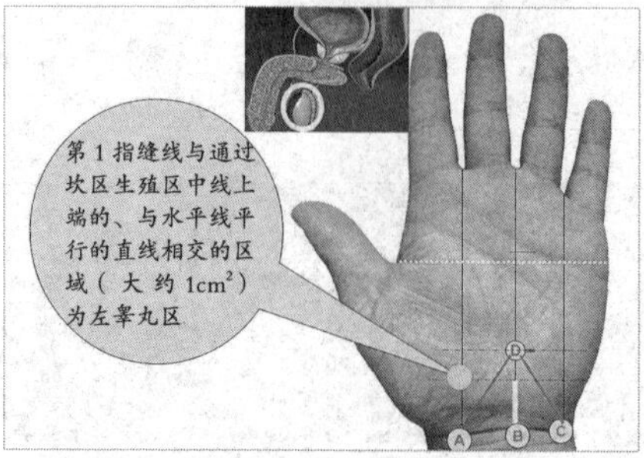

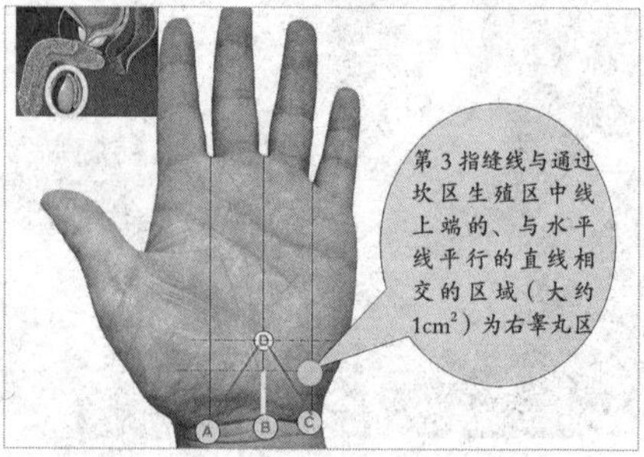

前列腺区

望色辨证

前列腺区各色症状

观色	症状
红色	前提有急性前列腺炎，泌尿系统易受感染
娇红色	性生活过度，也见于前列腺急性劳损（骑车）
潮红色	①慢性前列腺炎（正在发作）；②前列腺充血水肿；③性生活过度；④久坐或久骑自行车对前列腺造成的损伤
淡青色	前列腺功能下降
青色	前列腺慢性炎症或增生（正在发展）
青紫色	前列腺增生
青黄色	性病（梅毒、淋病）
褐色	曾经发生过前列腺慢性炎症、前列腺结石
黄而浑浊	感染性病（淋病、梅毒）
黑色	预防前列腺癌的发生

观形察态

前列腺区形态症状

观形	症状
凸起	①性功能亢进，易性冲动；②有前列腺炎或增生
凹陷	①性功能低下（性无能）；②前列腺功能下降，并有不同程度的萎缩，导致性功能完全丧失；精子数目减少，导致不育症

斑点透视

前列腺区斑点症状

观斑	症状
褐色斑点	①慢性前列腺炎；②前列腺增生
黑色斑点	光泽明亮，显示性功能特别强；颜色突然变为沉、聚状态时，提示前列腺即将发生变化，可能危及性命

纹理分析

1. 红色的米字纹
提示前列腺炎，注意治疗。

2. 大闭合型纹理
前列腺功能下降。

3. 小闭合型纹理
前列腺增生或有炎症。

4. 小开放型纹理
前列腺有轻度炎症。

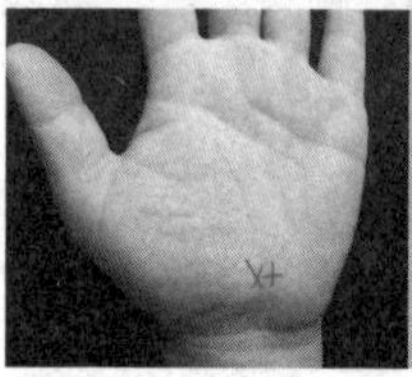

5. 十字纹、交叉状纹
说明前列腺功能轻度下降。

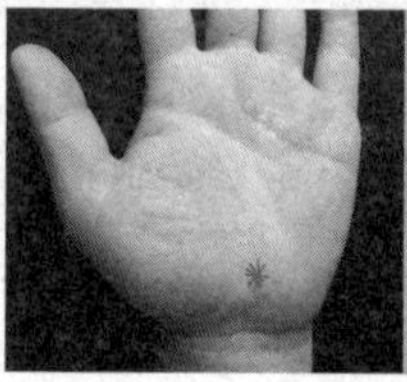

6. 米字纹
提示前列腺炎或增生正在发生变化。

阴茎、尿道、外阴、直肠区

望色辨证

阴茎、尿道、外阴、直肠区各色症状

观色	症状
青暗色	阴茎海绵体有问题（不能正常充血、勃起）
青黄色	外生殖器感染病毒：淋病、梅毒、尖锐湿疣

纹理分析

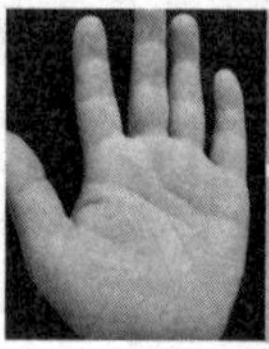

1. 岛形纹
提示有内痔。

2. 青筋怒张
有静脉曲张和痔疮。

斑点透视

潮红色斑点提示预防阴茎炎。

观形察态

阴茎、尿道、外阴、直肠区形态症状

观形	症状
凹陷	表现性功能有障碍，如出现阳痿、早泄现象
凸起并伴有颜色改变	提示生殖器可能有慢性炎症，也可能有内痔现象

睾丸区

望色辨证

睾丸区各色症状

观色	症状
黄褐色	表示睾丸精索曾经发生过炎症
青色	有精索曲张症或慢性副睾炎，也见于睾丸功能下降

观形察态

睾丸区形态症状

观形	症状
凸起	提示有睾丸炎、睾丸硬化症
点状凸起，且有棘手感	直肠息肉、痔疮或肛裂现象
凹陷	提示造精能力下降、体内雄性激素减少、生殖器官功能低下，胡须变得柔软，易雌性化

斑点透视

睾丸区斑点症状

观斑	症状
褐色斑点	睾丸炎
青色斑点	睾丸结核、副睾丸结核、精索静脉曲张

纹理分析

睾丸区纹理症状

观纹	症状
开放性纹理	睾丸分泌睾丸酮功能紊乱，或时强时弱；也见于睾丸有慢性炎症
闭合性纹理	睾丸分泌睾丸酮功能下降，也见于睾丸硬化症或睾丸萎缩症患者

养生指南

“肾虚”二字在中医中出现的频率较高。肾虚虽然并不能导致人的生命马上终结，但它会时刻影响着每个人的生命质量和生活乐趣。我们要时刻观察自己手上的坎区，既要观察肾脏本身的器质性与功能性的病变，又要观察生殖系统的健康状态。

当坎区明显低陷或逐渐萎缩的时候，表明已经开始肾虚了。如果你的坎区纹理非常杂乱，表明肾的功能受到一些不良因素的影响，这时候就要适当地采取一些调肾之法，比如用一些补肾的食品，酌加一些清除肾垢的食品（薏米、云苓、空心菜等）。如果坎区有许多的岛形纹，男性要注意前列腺保健，譬如说适度的性生活、适当地做前列腺按摩运动，此外，不要久坐或久站；女性则要预防慢性盆腔瘀血综合征或生殖系统肿瘤的发生，若发生了，就应当以补肾、活血化瘀为原则，配合一些食品进行调养，更要注意适当地运动腰部和臀部。

现代研究

当坎区的生命线上有大量的向下羽状纹时，多提示这种人容易发生腰肌劳损或生理性缺钙，中老年人多见骨质疏松。如果坎区的生命线上有较大的分支或分叉，并且清晰、深刻，多是风湿性体质；当风湿体质得到改善的时候，这种分支或分叉会逐渐淡化消失。用手按压探诊坎区，发现里面有粟粒状凸起，并有麻、痒感觉时，男性多是前列腺增生，女性反映的是慢性子宫内膜炎，并有子宫肌瘤的倾向。临床中观察到，坎区青筋暴露比较明显的女性，容易发生慢性盆腔炎或痛经，这也是中医的肾虚血瘀的典型体征之一。如果坎区的纹理明显增厚、变黄并且干燥，男性多提示前列腺功能下降或前列腺增生；女性有子宫内膜增殖症，有时候也见于子宫肌瘤。如果坎区的下方凹陷过深，提示男性发生阳痿、早泄等性功能下降的几率会大大增加，女性则会出现性冷淡和性功能障碍。

第八节　艮区——身强力壮的表现

说一个人的外表强壮，无非就是说他体格魁梧、肌肉发达。消化系统的脏腑健康状态，决定了身强力壮的本质。通过艮区的观察，可以判断消化系统的功能状态、营养平衡状态，并且指导我们寻找一切不利于身强力壮的因素。

五行属性

以后天八卦为依据，艮区的面积最大，为手掌之中心部位，天人相应，掌气互通。故而，艮区五行属性为土。以下为《黄帝内经·素问·阴阳应象大论篇第五》精彩论述，以资参考：

中央生湿，湿生土，土生甘，甘生脾，脾生肉，肉生肺，脾主口。其在天为湿，在地为土，在体为肉，在藏为脾，在色为黄，在音为宫，在声为歌，在变动为哕，在窍为口，在味为甘，在志为思。思伤脾，怒胜思；湿伤肉，风胜湿；甘伤肉，酸胜甘。

手诊定位

艮震分界线下方、生命线包绕的大鱼际的部分。

脏腑属性

中医：脾、胃。

西医：消化系统、免疫系统、呼吸系统。

从艮区可知道消化系统的概况，一般是以消化系统为主，呼吸系统为辅，来反映营养状态。气血阴阳、寒热虚实都可在此观察。

胃肠道不怕热，怕寒。热的、辣的、刺激的食物，胃黏膜可以自动适应；而寒性的、凉的食物，胃黏膜则受不了，一旦脱落，就很难修复，并且会造成肠道垃圾、宿便毒素的堆积。

正常形态

位置最高，面积最大，肌肉最厚、丰满、润泽有神、红活有力，少杂纹，可以有浅淡的横切纹、纵切纹出现。

整体辨证

望色辨证

艮区各色症状

观色	症状
红色	①脾胃火盛；②有高血压、高脂血症倾向；③肠燥便秘，有宿便毒素；④也见于酒精中毒
深红色	表示脾胃痰火内伏，症状：口臭，饮酒或食用刺激性食物后全身会发凉，并且口干吐痰，易发生中风和哮喘。建议：少食油腻、酒、刺激性食物
青色	①脾胃虚寒；②免疫功能下降；③痰浊内蕴，表现为胃胀满；④消化系统有肿瘤现象；⑤中风体质
淡黄色	①脾胃气虚、气血亏虚；②消化系统功能低下，以缺铁性贫血为主
黄亮色	①脾胃湿热；②西医：易出现黄疸性肝炎，也见于胆汁淤积综合征

续表

观色	症状
晦暗黄色	①脾阳不振，多见于慢性迁延性肝炎，也见于肝硬化、肝癌；②黄疸和消化系统肿瘤（胃癌、食管癌）
黄褐色	肝癌、胃癌转移
白色	①脾胃气虚；②贫血；③免疫功能下降；④消化系统功能低下；⑤气血亏虚、营养不良
青白色	最近要发生或正在感冒，即呼吸系统免疫力下降，或胃肠道系统有疾病
晦暗的青白色	病毒性感冒或传染性感冒
苍白色	①脾胃虚弱、气血不足；②脾阳不足；③脾胃虚寒
黑色	疾病已经到达后期

观形察态

艮区形态症状

观形	症状
萎缩	脾胃虚弱，消化、吸收功能不好，导致营养严重失衡、免疫功能和性功能下降。艮区出现明显的松软和塌陷（此处“塌陷”是指手压后出现的指印凹陷久久不消失），提示微循环很差、心脏功能衰弱；艮区若呈青黄色，就更严重了
软	①脾胃气虚；②缺乏微量元素；③营养失衡，尤其是蛋白质、维生素E、钙、铁、锌等；④性功能下降（从事脑力劳动的女性为正常，男性为不正常）
硬	①动脉硬化，容易发生高脂血症、高血压和突发性心脑血管疾病；②酸性体质；③体力透支；④肠道有宿便毒素
过度肥厚，高耸隆起	①消化系统功能强；②康复能力强；③有高脂血症、高血压，年轻时一般很难发病，中晚年一旦发病，则很难控制；④性功能易亢进；⑤晚年易发生突发性疾病

斑点透视

艮区斑点症状

观斑	症状
红色斑点	脾胃火盛
青色斑点	①肠道有宿便毒素、憩室现象；②肠道内有溃疡；③肠道或胃有肿瘤现象
白色斑点	①肠道有寄生虫；②肠道有溃疡
黑色斑点	消化系统容易发生肿瘤现象

纹理分析

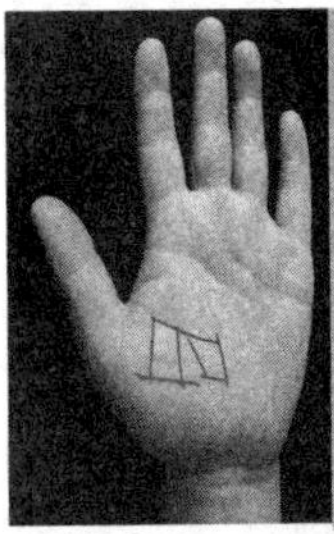

1. 大的方格形纹、平行四边形纹、菱形纹只表示胃肠功能有些紊乱，多是腹胀。

2. 出现井字纹并有青筋浮起，色苍白、青黄，压之肌肉松软、无弹性提示有慢性消化系统疾病，甚至恶化。

3. 网格纹里有褐色斑点考虑消化系统有肿瘤现象。

4. 艮区有杂乱的纹理
提示胃肠功能紊乱。

5. 艮区下边缘与坎区交接处，出现菱形纹
提示有痔疮。若菱形清晰，色泽较红，可认为痔疮正在发作，并且有下血（风伤肠络）现象。

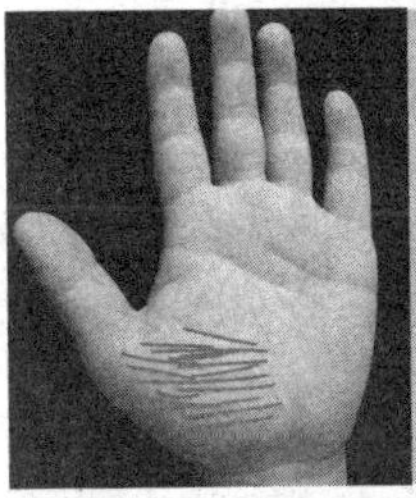

6. 大量的横切纹
胃肠道功能、消化系统功能紊乱，营养吸收障碍，胃炎、肠炎反复出现。

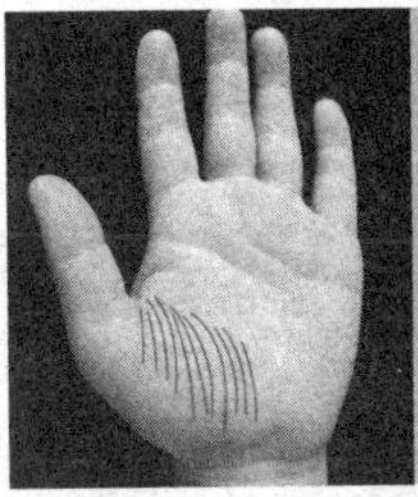

7. 大量的纵切纹
由生活、工作、社会、自然等环境造成的胃肠道功能紊乱。

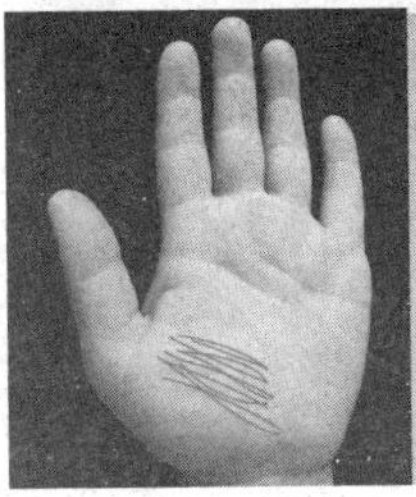

8. 狭长岛形纹
提示有慢性消化系统炎症，如慢性胃炎、慢性肠炎；消化、吸收功能障碍。

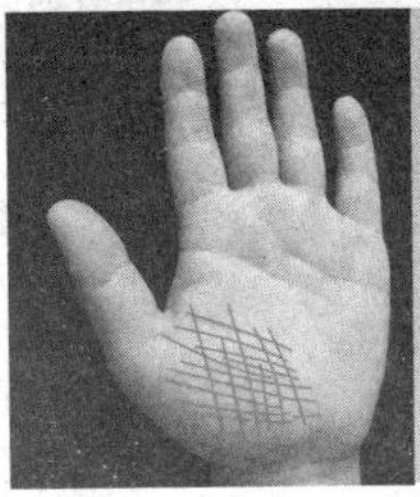

9. 网格纹
有严重的胃肠道功能紊乱综合征，另外消化系统功能也紊乱。

区位划分

靠近赤白肉际的掌侧面，大约一横指宽的地方，为气管肺区；距腕横纹一横指宽的距离，黄豆大小的一块区域为盆腔区；赤白肉际靠近掌背的地方，是人体的整个脊柱；拇指的第一关节是颈椎，第二关节是胸椎，1/2 处为腰椎，拇指掌根为骶椎。其他的面积是消化系统区，已经在整体辨证中讲明了，这里分区讲述的时候，不再赘述。

分区辨证之支气管肺区

望色辨证

支气管肺区各色症状

观色	症状
红色	肺火盛，注意清热降火
苍白色	免疫功能下降，易发生感冒
青色中带黄色	感染了流感病毒，如果在瘟疫区，则说明已经带菌，要严格隔离
黄色而灰浊	肺部被空气中的粉沫、粉尘污染。建议到森林、海边、瀑布、山谷等大自然环境中去做一下深呼吸，然后大量咳嗽、打喷嚏，会有很多灰痰、黄痰咳出

观形察态

支气管肺区形态症状

观形	症状
凹陷萎缩	①肺气亏虚；②进行性肌萎缩（中医辨证为痿证，认为与肺有关）；③肺结核或肺心病等；④免疫能力较低，易发生感冒
过度隆起	①虽然支气管肺功能比较强，但容易发生中医上所谓的上焦火盛；②也见于部分肺气肿与支气管哮喘者，中医临床辨证多属实证

斑点透视

艮区斑点症状

观斑	症状
褐色斑点、白色斑点	表示有肺结核
艮区中外侧是呼吸区，有米字纹和红色斑点出现	多提示有呼吸器官炎症，自下而上依次为肺、气管、咽喉、鼻

纹理分析

1. 青筋暴露怒张

表示身体体力透支，处于重度亚健康状态。此是由于缺乏有效的有氧运动。

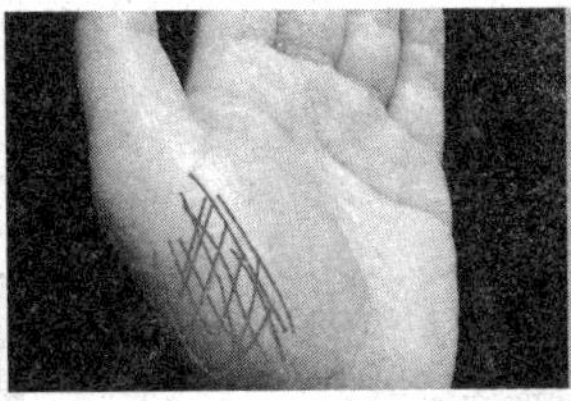

2. 大量的网格纹

慢性支气管炎或肺矽病。

分区辨证之盆腔区

望色辨证

盆腔区各色症状

观色	症状
褐色沉浊	宿便毒素蓄积
青筋怒张	静脉曲张或有内痔。女性多见于慢性盆腔炎；男性多见于精液淤积综合征
青暗深浊	中医：肾虚血瘀。常见于女性生殖系统炎症，也见于腹部手术或妇科手术后遗症

观形察态

盆腔区形态症状

观形	症状
凹陷	①多见于卵巢功能衰退。大部分女性进入老年期后，有不同程度的凹陷。②女性多见于手术切除卵巢者；男性多见于睾丸萎缩或手术切除者。③见于部分阑尾切除者、手术切除子宫者。④中医的肾精亏虚证也常见此现象
凸起	①便秘或有宿便毒素现象。②女性容易发生盆腔炎或盆腔瘀血综合征。③容易发生骶椎神经根炎或坐骨神经痛

斑点透视

盆腔区斑点症状

观斑	症状
褐色斑点	宿便毒素在结肠段
黄褐色斑点	生殖系统有慢性炎症
青色斑点	生殖系统可能有肿瘤现象

纹理分析

1. 青筋出现

男性：腰肌劳损、精液淤积综合征、坐骨神经疼；女性：慢性盆腔瘀血综合征、月经紊乱、月经失调。

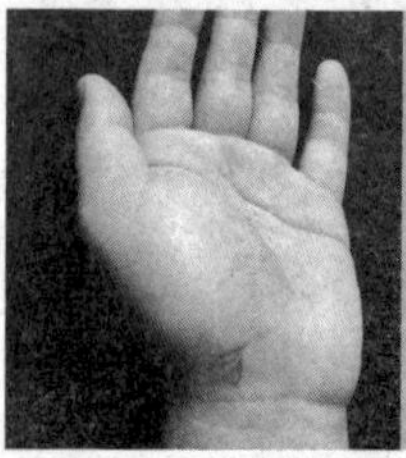

2. 连续岛形纹、三角形纹

提示有痔静脉曲张，即内痔。

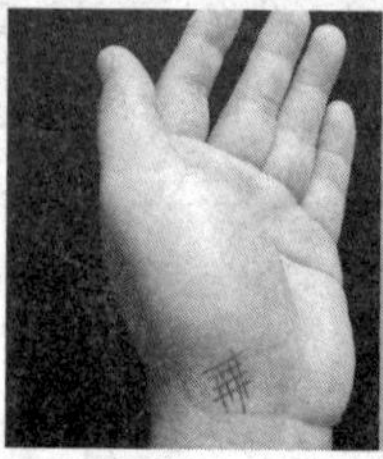

3. 网格纹

提示体内有宿便毒素，易发生尿道炎。

养生指南

艮区是我们手掌中面积最大、肌肉最厚的一个重要区位。想知道自己后天的生活和生存质量好不好，不妨先看看艮区是否丰隆、有弹性。如果该区弹性尚可，肌肉较为丰厚，面积适中，表明你的身体比较健康。如果你的艮区看上去塌平，肌肉较薄、较瘦，表明你的后天的生存质量不太理想，尤其在消化系统方面，要多注重调理保健，这种情况在中医上多称之为脾气虚弱或气血亏虚的征象，营养学中常见于人体所需要的营养元素，如蛋白质、维生素、微量元素等的缺乏。

如果艮区纹理非常杂乱，表明由于生活、工作、情绪等压力造成了胃肠道功能紊乱，这时就要根据自己的情况，进行合理的养生保健。如果艮区发红并且发硬，尤其是越来越硬的时候，就要预防高血压、高脂血症，甚至中风的突然发生。如果艮区明显发青、发黄，要注意胃肠道或食管可能有肿瘤的现象。只有进行适当的改善或调理，才能做到防患于未然。

现代研究

如果临床观察到艮区逐渐变瘦、变薄，并且拇指无力，首先应考虑是否有进行性肌萎缩。

患有心脏病的人，如果按压艮区，当手指放开的时候，艮区的指印消失较慢，表明心脏功能在持续性下降，微循环越来越差，心脏病有可能会再次复发。

艮区颜色发青、发白、晦暗，表明患流感的机会比较大。

艮区青筋暴露比较明显，多提示肠道有宿便毒素或习惯性便秘。

从中医临床中观察到，如果艮区发热、发痒，多提示脾胃湿热或热毒壅盛。

艮区能见到很多细小的毛细血管，表明消化系统功能较差，或提示气血循环功能较差。

艮区发青、发黄，没有润泽，也就是无神，多见于食管癌、胃癌的中后期。

第九节　明堂——聪明睿智的象征

五行属性

气血阴阳、寒热虚实都可在此观察。

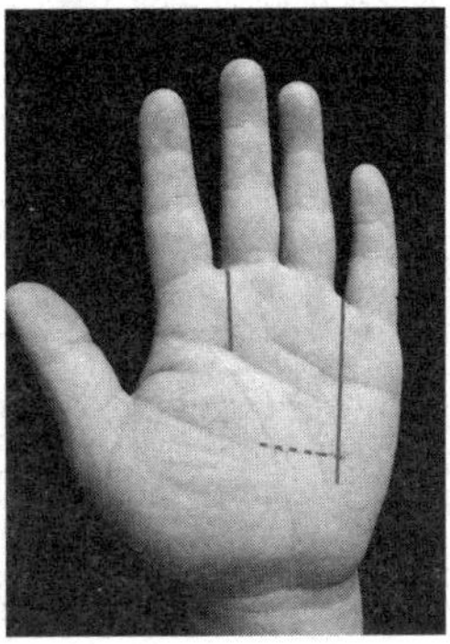

脏腑属性

中医：心脑功能。

西医：神经系统和循环系统（心脑血管系统），部分位置还代表了内分泌的功能。

正常形态

在手诊九区中最低，以自然略显凹陷平坦、红润有神、无杂纹、无斑点为正常。

手诊定位

第 1 指缝线与第 3 指缝线之间、感情线下方、生命线之外，坎区上方的区域，称之为明堂，这也是人文手诊不同于其他手诊学派之处。

简单地讲，除去八区之外的掌心区域，在感情线与生命线之间，以智慧线为分界，上为脑区，下为心区。

整体辨证

望色辨证

明堂区各色症状

观色	症状
红色	心火亢盛，多见于高血压、高脂血症
青色	①多见于心脑供血不足；②中医常见气虚血瘀，也见于冠心病人和部分心肌梗死病人；③中风发作期的人也常见此色
白色	提示有低血压综合征（心阳不足、阳气虚弱），见于休克的病人或大量失血的病人
红润光泽	表明身心健康、精力充沛，身体的各方面处于最佳状态
淡黄发白	多是贫血，尤其是白血病现象
黄色	①黄色而出汗，且发黏、发腻，多是痰湿体质，易发生痰淤阻络型心脏病或中风；②也提示血液毒素增多，常见高脂血症；③黄色而伴有手心发热者，多是心肝火盛，也是肝炎发作期的一种征象

观形察态

明堂区形态症状

观形	症状
凸起	明堂隆起较高，容易发生突发性心脑血管疾病，多由于情绪巨变所引起
平坦	说明心直口快，做事正直无私，活泼乐观
凹陷	明堂比较凹陷，甚至萎缩，主深思熟虑，性格内向。多见于心气不足、心气衰微、心力衰竭或心功能不全等。容易发生低血症、慢性疲劳综合征、冠心病，多合并有慢性心力衰竭

斑点透视

明堂区斑点症状

观斑	症状
红色斑点	明堂区如果天生出现红色斑点，此红色斑点并非红痣，则此人具有较强的心理感应能力，后天出现则无此意义
褐色斑点	明堂区出现一些褐色斑点时，表示动脉硬化。一般心脑血管发病是相互影响的，常见的有冠心病伴脑动脉硬化、老年痴呆症，同时提示血液毒素蓄积
青色斑点	提示气虚血瘀，容易发生心脑供血不足，要预防脑血管疾病的形成和心肌梗死的发生
紫色斑点	若出现紫色斑点且鲜亮，表示气滞血瘀或热毒壅盛，多见于传染病发展期，中医证型属于热入营血；若出现紫色斑点且颜色晦暗，见于梅毒中晚期，此现象中医称为毒气入心，预后较差

纹理分析

明堂区斑点症状

观斑	症状
十字纹	年轻人提示血管神经性头痛，中老年人则有动脉硬化倾向
井字纹、田字纹、甲字纹、由字纹	提示心脑血管疾病，如心肌缺血、冠心病、脑供血不足、脑血栓或脑梗死形成。年轻人则有神经衰弱
米字纹	提示有心肌炎或将要发生冠心病、心肌梗死等
丰字纹	提示患者有心脏神经官能症或有抑郁症等

区位划分

明堂区域以智慧线为界，上为脑区，下为心区。

脑区分成 3 部分，中指对应的脑区为左脑血管区，无名指对应的脑区为右脑血管区，中指与无名指指缝（第 2 指缝）宽度所对应的脑区是脑神经区。

心区下界以通过坎的肾点水平线为界，左界以生命线为界，右界以第 3 指缝线为界，上界以智慧线为界。

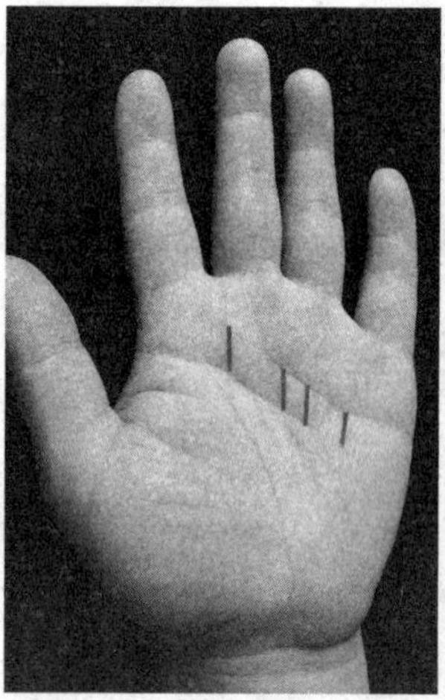

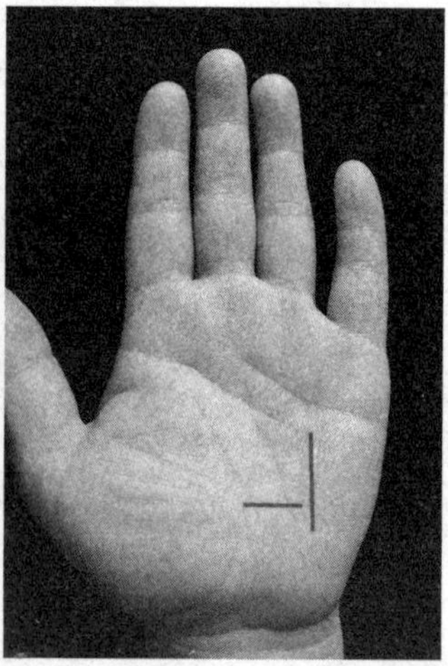

分区辨证之明堂脑区

望色辨证

脑区各色症状

观色	症状
红色	处于高血压激进期，有高脂血症
青色	脑组织供血不足，脑血管痉挛
褐色	长期休息不好，导致脑神经功能下降、记忆力下降，有脑动脉硬化的迹象
黑色（灰暗、沉浊）	突发性脑血管疾病（中老年人）
白色	（白而无神）低血压、脑组织供血不足、血晕、痴呆症

观形察态

脑区形态症状

观形	症状
凸起	脑动脉硬化，易发高血压
凸而硬	突发性脑血管意外（中风、脑梗死）
凹陷	①脑组织发育不良、脑神经衰弱；②低血压；③智力低、记性差、眩晕（年轻人多见神经衰弱，中老年人多见老年性痴呆）

斑点透视

脑区斑点症状

观斑	症状
红色斑点	在左右脑区出现，提示：①心脑不交；②血压升高，已经是高血压，应预防脑出血
青色斑点	在左右脑区出现，提示脑血管疾病形成，或已经存在脑血栓、脑梗死；在脑神经区出现，提示脑内有肿瘤或有脑梗死、脑萎缩引发的痴呆
褐色斑点	在左右脑区出现，提示脑动脉硬化、脑萎缩的早期表现
白色斑点	在脑神经区出现，提示记忆力下降，易发生老年性痴呆或血管性痴呆
黑色斑点	突发性脑血管意外

纹理分析

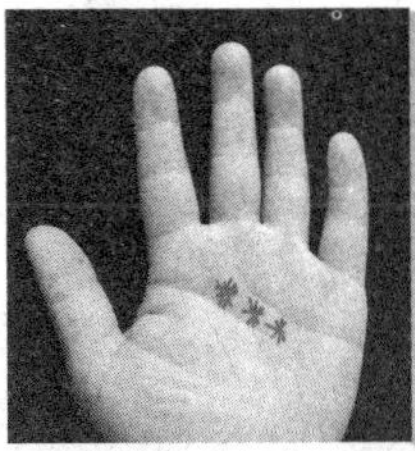

1. 米字纹

在左右脑血管区出现，提示血管痉挛、脑组织供血不足、脑出血现象。尤其是35～45岁的中年人，如果已经发生中风，则有旧病复发的可能。在脑神经区出现，提示记忆力减退、老年性痴呆、脑动脉硬化引起的智力下降现象。

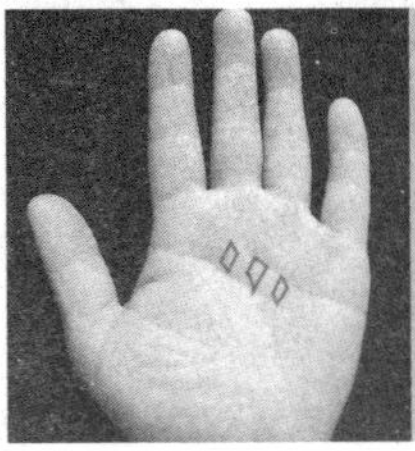

2. 菱形纹

脑组织供血不足，已经患的神经衰弱、脑动脉硬化病情反复，应积极预防。有两条线与感情线和智慧线相连，形成大的岛形纹、方格形纹、菱形纹，多是用脑过度导致疲劳性脑组织缺氧的提示。多属幻想和梦想型人物。

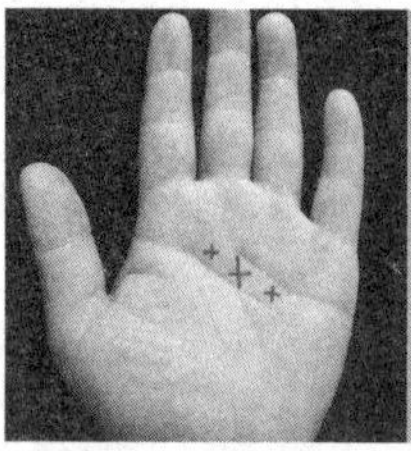

3. 十字纹（病理性）

在左右脑区出现，提示脑血管有轻度痉挛、血管神经性头痛、脑血管供血不足。在脑神经区出现，提示用脑过度，导致脑神经衰弱，另外还有血管神经性头痛、记忆力下降、注意力不集中的现象。

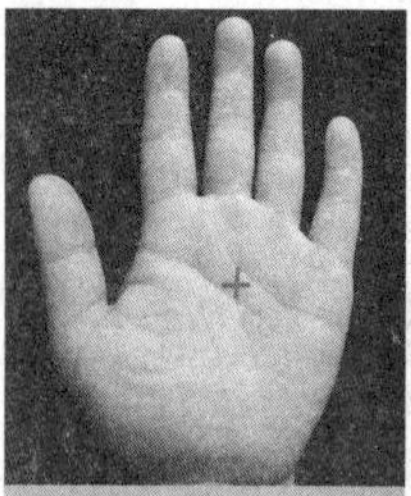

4. 生理性十字纹

粗细与智慧线相似，无病理意义，提示脑功能生理特异性增强、思维能力超常、第六感官非常发达。

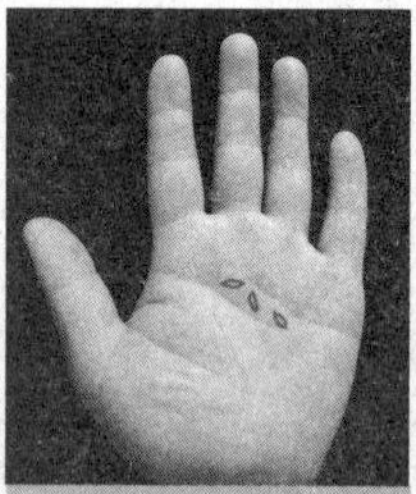

5. 小岛形纹

在左右脑区出现，提示脑血栓、脑梗死（即中风）现象；在脑神经区出现，提示脑萎缩、脑肿瘤、老年痴呆症。

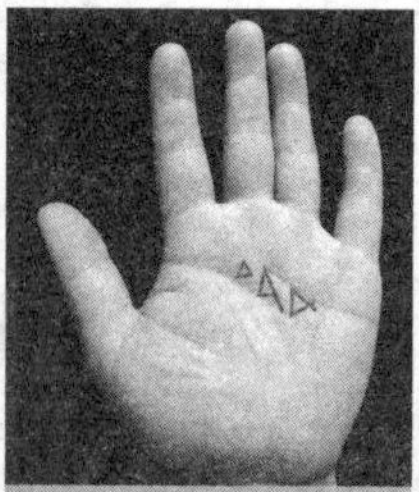

6. 三角形纹

脑内血液循环不平衡，易发偏头痛。在左右脑区出现，提示脑出血、脑血管痉挛。

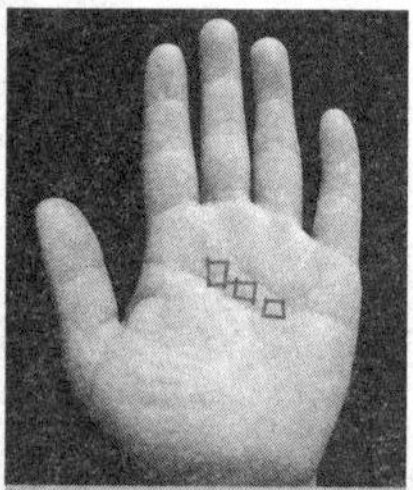

7. 方格形纹

提示思维闭塞、长期用脑过度，曾经发生过脑血管疾病，目前病情稳定，但只要存在，随时可能旧病复发。

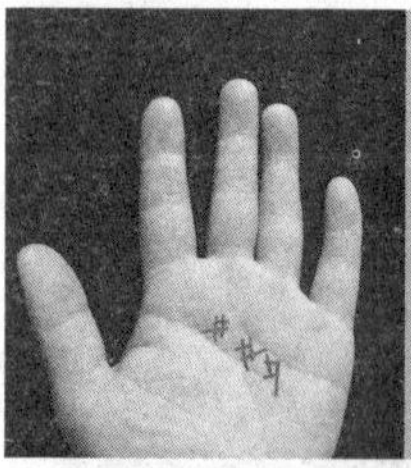

8. 井字纹

思维发散，但神经衰弱。青少年：既有神经衰弱，又有血管神经性头痛；40 岁以上，要预防早期脑动脉硬化、脑组织供血不足；50 岁以上，要预防脑中风的发生。

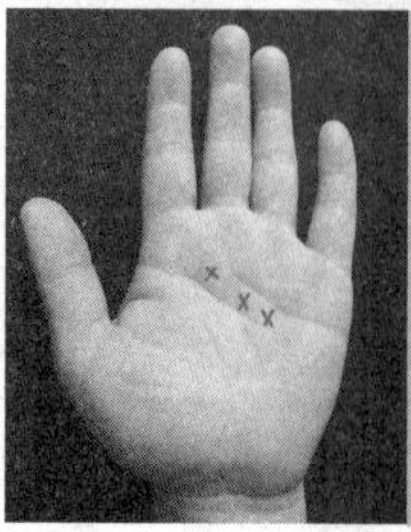

9. 交叉状纹

血管收缩度不佳，30 ～ 40 岁多见血管神经性头痛，40 岁以上多见脑血管痉挛。

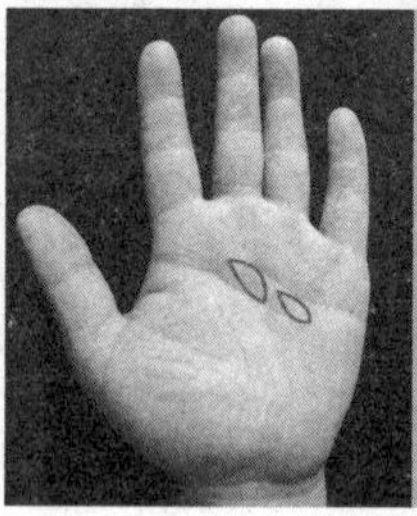

10. 大岛形纹

过度用脑造成的脑神经衰弱、脑组织供血不足。

分区辨证之明堂心区

望色辨证

心区各色症状

观色	症状
红色	心火亢盛，导致心脏负担过重
青色	①气虚血瘀、微循环障碍；②心脏病即将发生；③慢性病后期
青色且发暗	①气滞血瘀；②冠心病；③心肌梗死
黄褐色	①动脉硬化、心肌缺血；②（中老年人）冠心病、心绞痛
苍白色	①心气不足、供氧不足；②心功能低下；③暂时性低血压
黑色	①猝死；②突发性心脏病，其他突发意外

纹理分析

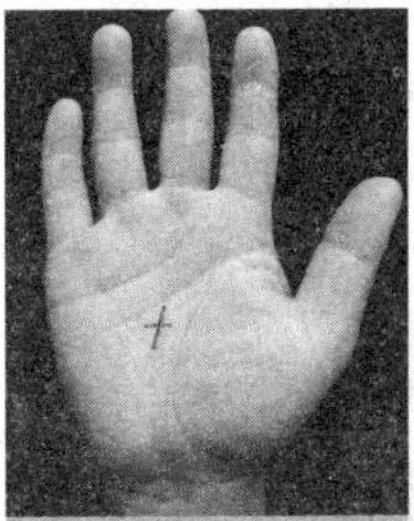

1. 病理性十字纹
说明心气阳虚，提示心脏神经官能症。

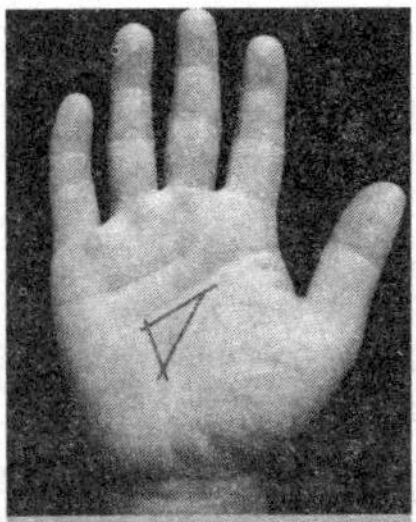

2. 大三角形纹
常自我矛盾、优柔寡断、犹豫不决。

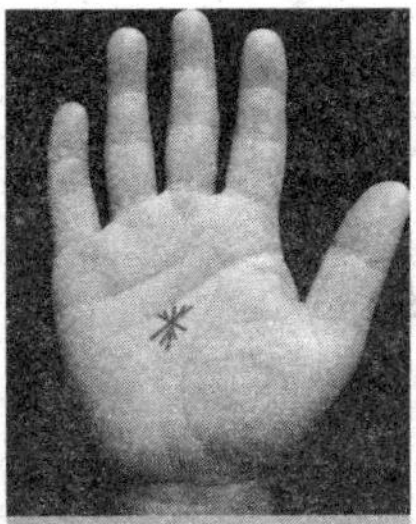

3. 米字纹
心肌缺血、冠心病、心绞痛一般易突发。

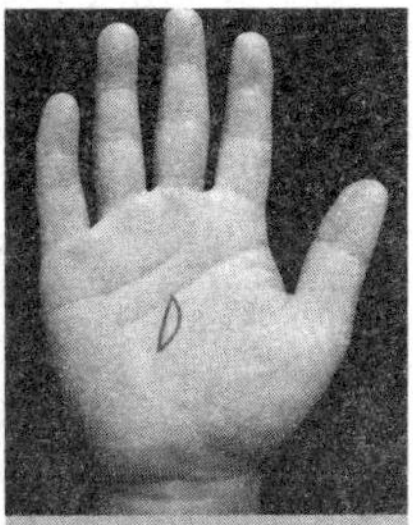

4. 大岛形纹
心理闭塞，不善言谈。

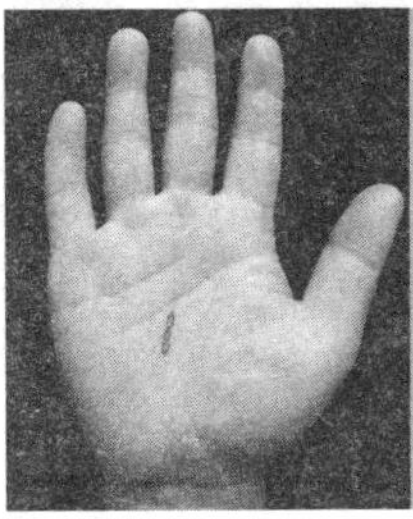

5. 小岛形纹
心肌缺血正在形成；连续 2 ~ 3 个小岛形纹出现，易发生心肌梗死或冠心病。

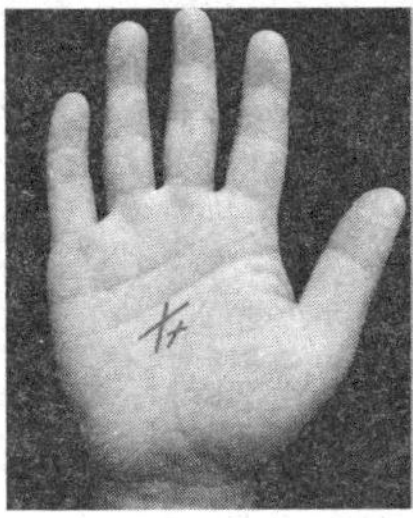

6. 交叉状纹
提示有心脏神经官能症，伴有轻度心律不齐、心肌缺血，且有气滞血瘀气阴两虚。

7. 大闭合型纹理

提示有轻度的心肌缺血及心脏神经官能症。有闭合型纹理，到中老年以后都容易转成冠心病。

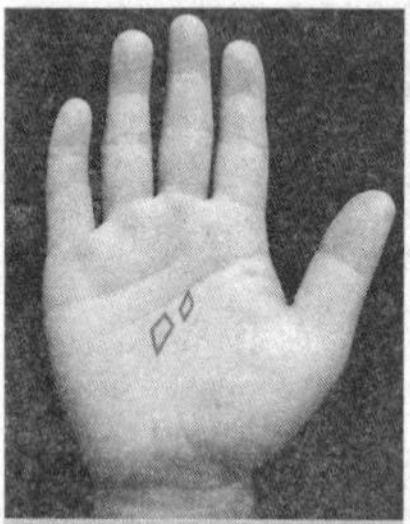

8. 菱形纹

心律不齐、心脏功能时强时弱，有冠心病的可能。

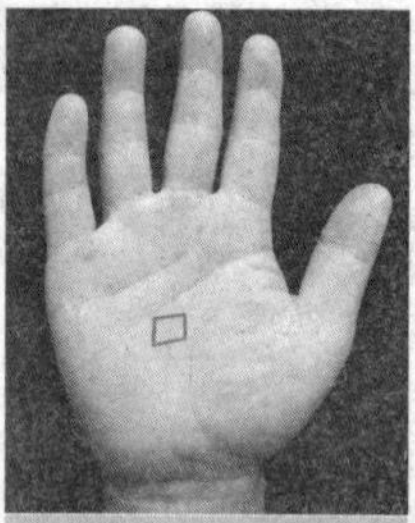

9. 方格形纹

心肌缺血虽形成，但症状较稳定。

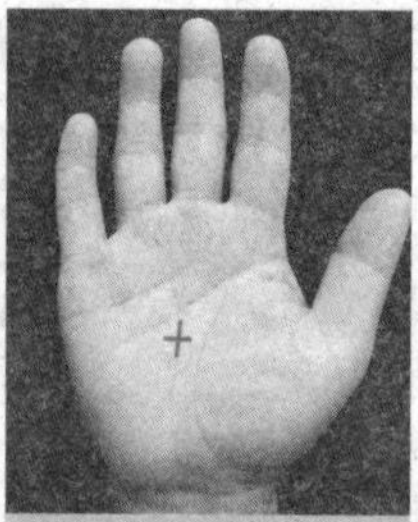

10. 生理性十字纹

与智慧线深刻且清晰地出现在中轴线上表示此人有超强的心理感应能力。宜从事职业：谈判专家、心理专家。

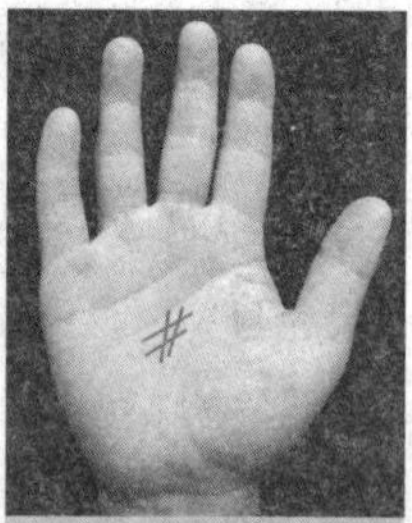

11. 井字纹

心脏功能时强时弱。心理有障碍、精神压抑、情感有困惑、做事犹豫不决，这些都对心脏造成不利影响。

养生指南

人生命的所有动作都是在脑的控制下进行的。现代人工作、学习、生活等压力过大，造成了脑的过度使用。当我们的明堂脑区很早就出现十字纹、交叉状纹或者低平凹陷的时候，就要开始预防脑神经衰弱了，因为这是用脑过度造成脑功能下降的最重要的表现。如果中老年人在脑区出现了多种纹理，如井字纹、方格形纹、米字纹、菱形纹、中字纹、申字纹、田字纹等，甚至还伴有一些褐色斑点的时候，表明脑神经功能已经衰弱了，并且正在持续发展，同时这又说明脑发生了器质性的衰退现象。从养生的角度来讲，无论是年轻人，还是老年人，要想身体好，就要天天保健脑。所以，在这里我们提倡一个概念，即养生的最根本也是最基本的原则就是健脑。

健脑方法，大体有以下六个方面：

一是积精健脑。脑为髓海，肾主精生髓。若肾精满盈则髓海充实，故积精可以健脑。积精之法，在于节欲。

二是气功强脑。练气功得法，可充分发挥意念的主观能动作用，大大激发健脑强身的自调功能。气功功法很多，其中有不少以补脑、强脑为目的的功法，具体练习时以有气功师指点为好。

三是颐神养脑。脑藏神，精神愉快则脑不伤；如精神紧张、心境不宁、神乱神散，则脑受损。颐神养脑，需重道德修养，如为人豁达大度、恬淡寡欲、不患得患失、不追名逐利、悠然自得、助人为乐，就利于养脑；如为人胸襟狭隘，凡事斤斤计较，七情易动，就会引起脏腑气血功能失调而致病。故健脑养生，尤当注意。

四是服食补脑。分析古今健脑方药，一般是以补肝肾、益精血（如山萸肉、地黄、首乌、枸杞子、菟丝子、五味子、川杜仲、牛膝、当归等）、益元气、活血脉（如黄芪、人参、丹参等）为主，化浊痰、开清窍（如石菖蒲、远志、茯苓、泽泻等）为辅。临床应用，当以辨证论治为原则，有针对性地配制较好。此外，如芝麻、动物脑等食补亦可取。

五是防病护脑。据临床报告，目前老年痴呆症患者在 65 岁以上人群中达 10%，并有逐年上升的趋势。研究发现，患者脑组织的铝沉积层明显增高，且常伴有缺铁性贫血。预防此病，可适当减少使用铝制餐具，尤其不要用铝制容器长期存放酸性、碱性或咸的食品和菜肴。

六是运指益脑。各项体育运动都有益于健康，但多不是直接的。手、脑关系最为密切，如书法、绘画或打太极拳等就具有手脑相连、全神贯注之共同点。我国的健身球运动（即用二小球在手中不断地盘旋互绕）注重手脑协调，具有较好的健脑作用。

现代研究

在大约 60% 的中风患者的掌纹中，我们观察到明堂脑区会出现一些像文字形状的纹理，比如十字纹、井字纹、米字纹。中风经过治疗，如果疗效比较好，这种纹理会逐渐淡化消失；如果纹理逐渐增多且变得清晰、深刻，颜色会逐渐加深，那么说明中风预后较差或中风后遗症不容易康复。

临床中发现，当在明堂脑区出现褐色斑点的时候，大约有 80% 的患者脑动脉硬化并伴有老年性痴呆现象。心区出现明显的凹陷，一般反映心脏功能较差，中医多认为是气阴两虚。

如果明堂心区出现大量的杂乱纹理，有 60% 的人会出现心律不齐；如果明堂心区出现米字纹，既表示心理上有障碍，也说明容易发生心肌缺血。

观察发现，用手经常按压、点揉明堂心区，可以明显改善冠心病的某些临床症状。

我们通过大量的实验发现,大部分手部外置的药物,通过明堂心区的敷贴后,吸收利用度较高。所以，手诊外治的时候，很多疾病都采用明堂心区，即中医上的劳宫穴的部位进行诊治。

当明堂心区有青筋浮现，多提示心脏功能较差或心功能不全，中医常见的是气虚血瘀证型，也见于一些长期缺乏有氧运动者。

【总结】

反映消化系统:震区、坤区、巽区、兑区、艮区

反映泌尿系统：坎区、乾区、坤区

反映生殖系统：震区、坤区、乾区、坎区

反映循环系统：离区、明堂

反映内分泌系统：震区、巽区、乾区

反映神经系统：离区、明堂

反映呼吸系统：离区、乾区

反映造血系统：艮区、坤区

反映骨骼(运动)系统：坎区、乾区、坤区

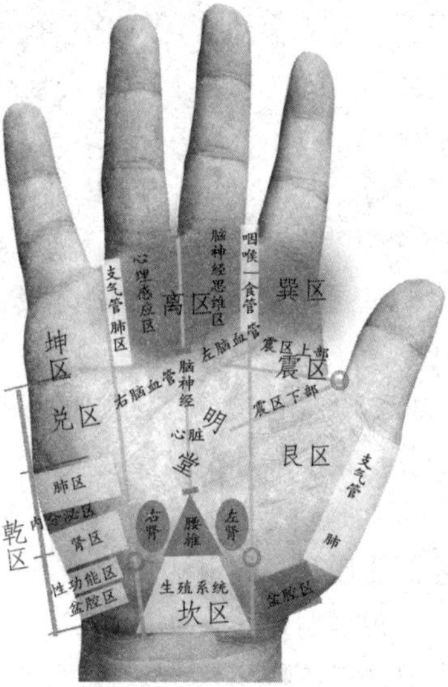

手诊九区划分示意图

颜色、纹理分布规律

区域	形态	颜色
震区	狭长岛形纹、米字纹、十字纹、井字纹	红色、青色、褐色、白色
巽区	十字纹、交叉状纹、米字纹，凸、凹	红色、黄色、青紫色、青筋色
离区	米字纹、圆形纹，凹、凸	红色、青暗色
坤区	十字纹、交叉状纹、菱形纹、米字纹、井字纹、网格纹，凹、凸	白色、红色、青色为主
兑区	十字纹、交叉状纹、岛形纹、方格形纹、米字纹（少见）	看纹理不看颜色
乾区	十字纹、交叉状纹、方格形纹、菱形纹、米字纹、岛形纹，凹、凸	红色、青色

续表

区域	形态	颜色
坎区	十字纹、交叉状纹、米字纹、井字纹、方格形纹、三角形纹、岛形纹，凹、凸，硬、软;其中三角形纹、岛形纹、十字纹、米字纹为常见	红色、深褐色、青紫色，聚、散、沉、浊
艮区	井字纹、狭长岛形纹	红色、黄色、白色
明堂	十字纹、米字纹、岛形纹、方格形纹、菱形纹，凹、凸	红色、黑色、白色，聚、散、沉、浊

第六章

主线纲目

对生命线、智慧线、感情线的整体辨证与脏腑分段辨证，从更深、更实质的层次揭示了手诊脏腑段与人体实际脏腑之间的关系，即使我们明白主线的诊断结果，也反映了当时的疾病趋势、体质状态和脏腑的主要隐患，并告诉我们应当采取怎样的措施进行调养或治疗。打个比方，主线是树根，九区是树叶，那么“根深叶茂”是手诊的线、区关系的最佳比喻，“叶落归根”就是手诊主线辨证的基本原则。

第一节　手掌的主线

一般来说，三大主线是指生命线、智慧线、感情线，它是中医学中非常重要的望诊依据，可以体现出很多重要的健康信息。

手掌的主线有哪些

三大主线与生俱来，变化的速度较慢，因此，一些人认为三大主线是终生不变的。但是，我们通过大量的实际观察，发现主线的变化与病纹的变化速度基本一致，在多数情况下，病纹的变化速度比主线稍微快一点。只要仔细观察主线的变化，从主线上寻找手诊的依据，就实际诊断事实来说，比纹理诊断更准确。

通过实践与创新，我们不仅把主线划分成了若干脏腑段，而且还能准确地找到了各脏腑段的手诊自然划分标志，使之形成了井然有序的主线脏腑分段诊法，这既补充了传统手诊主线诊断只重视整条主线诊断，导致结果模糊的不足，又填补了主线脏腑分段诊断的空白。主线中脏腑分段，更说明了主线在人体脏腑诊断中的意义。

每段主线在其适当的位置、高度包涵了脏腑的各种信息。通过主线脏腑段与所经过区域的紧密联系，可以使手诊主线诊断与九区诊断更加全面，不仅让我们知道脏腑发病的主次，更能动态地掌握脏腑各种变化的规律，为手诊医学从单一的代表性诊断，进入到综合性辨证诊断，打下了坚实的基础。

目前，主线脏腑分断诊段的研究成果，已经成功地应用到手诊生物电科技中，并得到肯定。

主线脏腑诊断

一般来说，主线或脏腑段发生变化，表明脏腑已经发生了比较严重的病变或有亚健康隐患。主线上反映的疾病趋势或健康体质隐患，都是身体中主要的病变，应当采取相关措施进行调养或治疗。

主线上诊断的结果与九区中的诊断结果相比，主线定位、定性比九区准确。主线上反映的脏腑的病变多数是器质性的，是疾病的“本质”；而九区中反映的脏腑的病变多数是功能性的，是疾病的“表象”。打个比方，主线是树根，九区是树叶，那么“根深叶茂“是手诊的线、区关系的最佳比喻，“叶落归根”就是手诊辨证的基本原则。

但要指出的是，刚出生的婴儿的部分主线会随着年龄的增长而发生变化，7 ~ 8 岁以后才会基本定型。高龄之人（70 岁以上的老人），三大主线会随着年龄的增长慢慢地发生相应的变化。

特别说明的是：在主线稳定期内（一般指 9 ~ 70 岁之间），如果确实没有脏腑病变或人文因素的影响，主线的变化是很小的。但事实证明，即使一个人能做到终生无病，但终究无法摆脱人文因素的影响。因此，三大主线必定会随着年龄的增长或人文的影响而发生变化。

我们在每个脏腑段解说后，都根据实际经验说明了不同年龄的诊断结果。由于我们研究的人群多数在黄河与长江流域内，某些结果可能因人群的实际所在地不同而有一些变化，这是很正常的。

长江以南、热带地区、新疆与西藏等地方的人的掌纹表现，会与中原地区有所不同,但也只是少数不同而已。所以,只要掌握了主线脏腑诊断的基本规律，很快就会得到令你满意的解释。

主线与辅线诊病的区别

三大主线和辅线、病线相比，变化较慢，基本反映了个人的健康状况与脏腑当时的状态，为个人整体性的健康状态与疾病发展提供了总体印象和趋势的指导。

主线上反映的疾病或体质隐患，必须在特定的条件下才能发生疾病，如人文因素、性格、生理、心理、社会环境、政治环境等共同作用到人的身上。而辅线的诊断，则是辅助主线诊断结果的，即能对主线诊断加以肯定性的支持，又能增强九区诊断的可靠性，更能增加病理纹理的诊断意义。把主线、辅线、病线、九区用一个比喻来说，就是主线为三大主河流（具有历史人文意义的黄河、淮河、长江），辅线为分支河流，九区为高山平原，病纹为湖泊，病线为小溪。理解了这个比喻，再结合手诊知识，你可能会有所悟的。

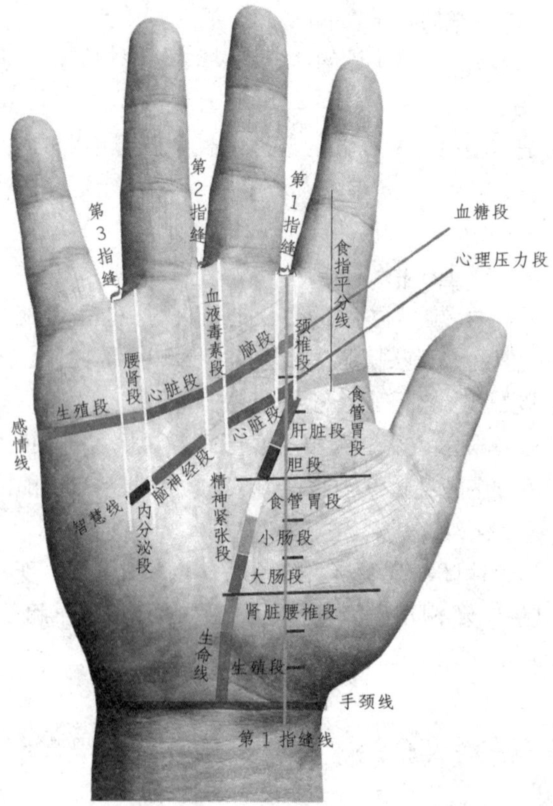

手诊主线脏腑段划分图

第二节　主线辨证基础

主线与九区上的开放型纹理与闭合型纹理所代表的含义虽然大体类似，但纹理一旦出现在主线上的某脏腑段时，也有着特别的辨证意义。由于主线有特异性，所以主线整体也有特殊的变化规律可遵循。

主线上的开放型病纹

十字纹、交叉型纹

诊断意义：提示所在掌纹、所在年龄段或所代表脏腑发生了或将要发生阶

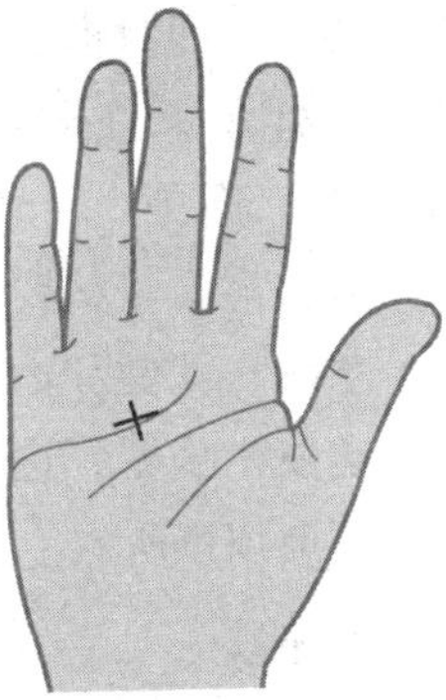

段性功能障碍，为一些疾病或健康隐患的先兆。虽然患者当时并没有明显或典型的临床症状，但也应该视为一种善意的警示。在中医方面多表现为气机紊乱或脏腑功能失调等。

人文意义：1. 表示脏腑功能很强。生来就有的十字纹、交叉状纹，其所在的掌纹主线代表的意义为先天功能强盛。但是，也有很少一部分人反映的是先天或遗传性生理缺陷或疾病隐患。

2. 主线上的十字纹、交叉状纹，反映脏腑功能的一些本质情况。十字纹、交叉状纹与主线一致，表示此脏腑功能强。主线上反映的疾病都是本质的、先天的、体质性的隐患，但在手诊中则都是主要的疾病和隐患，表示脏腑功能使用过度。主线上出现交叉状纹，表示该段所对应的脏腑功能有轻度减退，这种轻度减退大部分与生活、工作环境有关，只要加以改善，病纹便会逐渐消失。

如在中指下方、智慧线上有十字纹、交叉状纹，表示心肌缺血、心气不足；感情线上有十字纹、交叉状纹，表示用脑过度。当交叉状纹与主线颜色一致时，表明虽然出现轻度减退，但没有临床症状；当交叉状纹的颜色明显比主线深，推测已经有临床症状。

3. 表示所在掌纹年龄段将要或已经发生过障碍或病变，或暂时的脏腑功能低下，并非都是疾病的征兆。

井字纹

诊断意义：主线上出现井字纹，表示该主线对应的脏腑功能已经发生病变，并且正在发展；有严重功能障碍，一般器质性病变发生较轻。

人文意义：遇到障碍可以克服，但需井字纹与主纹上下沟通才有意义。当向网格状纹或方格形纹发展时，表示向不利或更加严重的方向转化。有此掌纹者，具有学者气质。

星形纹、米字纹

诊断意义：主线上出现米字纹时，表示：①该主线某段脏腑严重受损；②反映脏腑功能极度下降。

所在掌纹表示的脏腑发生突发性病变，或有比较严重的炎症，或脏腑功能严重受损。根据年龄编组和掌纹属性，可以诊断出所患疾病的性质、位置、程度以及预后转归等。一般来说，诊断价值很高，基本上可以反映出现在正在发展的疾病，大多都有临床症状。如在智慧线上出现星状纹，代表了心肌缺血或冠心病等，同时提示患者是由于工作环境和精神紧张导致的心脏病。找到了疾病的确切诱因，在很大程度上对治疗和保健能起到促进作用。这里贯彻的不是“因病而治”，而是“因人而医”的人文医学治疗观。

人文意义：只要能改变其人文环境，所在掌纹发生的疾病就能及时得到正确的预防、保健和治疗，可以完全康复。这种病纹出现在哪里，就代表着哪里的脏腑发生病变，这与职业和性格有关，多是由于病者不懂得或不善于保健养生而逐渐积累所致。在诊断中，当给予指出，方可起到防微杜渐的作用。

网格纹

诊断意义：脏腑生理功能衰退，类似中医的虚证形成，或已经有的疾病情势加重，或脏腑病情缓慢停滞。出现在生命线末端的网状纹，说明肾虚。

人文意义：所发生的疾病与人的情绪、性格以及生活环境等因素有关，如夫妇感情不和、性冷淡，既有自身肾虚的因素，也有情绪、性格不和的因素。

主线上的闭合型病纹

方格形纹

主线上某段出现方格形纹，表示某脏腑曾经发生过病变，即陈旧性病变，但现在基本稳定，只要方格纹清晰存在，这段脏腑的病变随时可能复发，且易向井字纹发展。向井字纹发展，表示旧病复发，只要积极治疗，还是有效果的。

菱形纹

主线上某段出现菱形纹，表示：①陈旧性病变。②该脏腑功能正在发生病变，并且时轻时重。这种病变大部分是功能与器质性的病变。

四角形纹

诊断意义：①陈旧性病变。说明病情发展处于稳定期，如果进一步治疗或保健，可以痊愈。②恶向发展的病变。只要积极治疗，如早期手术，仍然可以控制，预示可以保健延缓发展，出现在生命线上尤有意义。

人文意义：所在的年龄段和掌纹部位所对应的脏腑发生的疾病或意外病变极为凶险，可能有难以克服的障碍。此掌纹出现在人生线和感情线辅线上更具有意义。

三角形纹

以某主线的某段长度的 1/2 为基准，不超过此 1/2 为小三角形纹（即三角形纹的三条边不超过某主线的某段长度的 1/2)，超过则为大三角形纹。

诊断意义：①病情恶化的标志，当在主线中还有其他特殊纹理或颜色的改变，如纹色聚而无神，或见到各种恶色或恶纹时，尤为严重。②严重功能障碍，越清晰、深刻、规范的三角形，代表的诊断意义就越大。这种纹代表的疾病，康复时间长，治疗中容易反复发作。但是治疗后，三角纹能彻底消失，也是恢复比较好的表现。

人文意义：过度地使用脏腑功能而积劳成疾，有症状但仍不注意，结果使疾病发生，而病人又不肯配合保健和治疗，所以病情难免反复。诊断这种人的疾病要郑重严肃，正所谓"冥顽者，警其言"。

主线上某段出现三角形纹，表示该脏腑有器质性病变（即该脏腑某一部位局限性损伤造成的器质性病变），但不是整体病变，此种情况在相关脏腑中应考虑有手术。

主线上的三角形纹，表示主线上某脏腑段发生了一些病情，且正向恶性病变发展。三角形纹越清晰越小，诊断意义就越大；三角形纹过大，则表示脏腑出现功能性的衰弱现象。

主线从三角形纹中穿过，所主病理意义更有诊断价值。三角形纹中任一边与主线重合，所主病理意义相对就小。

三角星纹

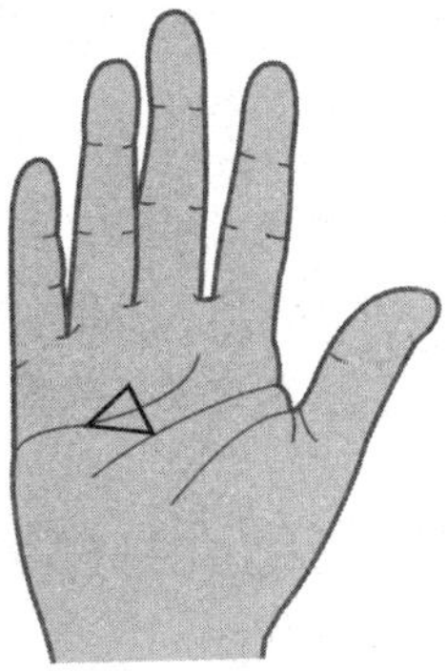

诊断意义：重大疾病康复纹理。在这里要注意，如果三角星纹的颜色和手中主色相克，虽然疾病有所好转，但还是要预防突然复发而不可治的危象。

人文意义：疾病虽然危重，但因治疗及时和配合得当，所以能化险为夷。出现在人生线、感情线辅线上尤有意义。

岛形纹

主线上某段出现岛形纹，无论大小都当作小岛形纹的意义来判断。

诊断意义：①如果主线上两端出现大岛形纹，表示相邻两个脏腑器官的生理代偿性互补，简单地说，就是脏腑功能虚弱的表现。②任何主线上的岛形纹过大，只说明主线上这段部位所对应的脏腑的功能衰弱或减退。③主线上某段出现小岛形纹，反映主线所在年龄段相对应的脏腑的病变：a. 脏腑器质性病变。脏腑可能有组织增生或肿瘤，中医上多属脏腑功能衰弱的表现或痰淤互结之证。b. 所在掌纹代表的脏腑功能障碍正在发生变化。c. 在不同掌纹中的相关部位，是恶性变化的病理纹理，如肿瘤之类；或是已经局部康复但未根除的表现，如肿瘤手术后。d. 小岛形纹的颜色和主线的一致，表示陈旧性病变。e. 小岛形纹的颜色和该段主线的颜色都加深时，表示脏腑正在患病。f. 如果该岛形纹中有手术线穿过，表明患者有可能需要进行手术治疗。g. 出现在主线上的岛形纹越小，肿瘤的可能性越大。h. 生命线上的小岛形纹，反映器质性病变，如果在生命线末端出现小岛形纹，就要考虑子宫肌瘤，中医多以痰淤互结子宫而论治。i. 智慧线上的小岛形纹，反映功能性和器质性病变；如果在智慧线的中段出现岛形纹，说明患者可有心肌缺血或中医上的心气不足之证。j. 感情线上的小岛形纹，是功能衰弱的表现。

人文意义：提示其生命状态在相应的年龄段发生障碍，或健康受到意外威胁等，同时揭示其疾病的人文环境原因。

星形纹

井字纹、五角形纹、三角形纹上同时出现一些杂乱纹理，无论在哪个主线上出现，都表示某个脏腑在某个年龄段会突然发生某种疾病。如果已发病，表示受损特别严重，不是单纯用医药能治疗的，这与生活方式和情绪等有关系，一般要预防突发性病变。

鱼形纹

线纹如鱼，其实是岛形纹的变异或发展，同岛形纹意义。

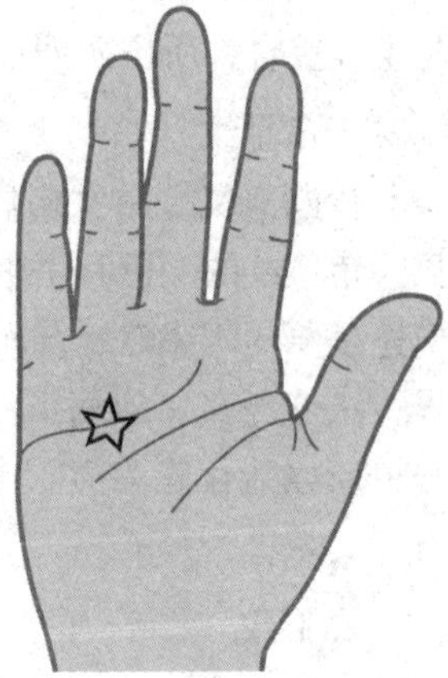

四角形星纹、菱形星纹

四角形、菱形，外缘有放射线。

诊断意义：疾病形成，或即将痊愈之象。

人文意义：表示所在年龄段发生的疾病，或刚从遭受过的心理打击、精神刺激等中解脱出来。

圆环纹

圆环形线或线段连成圆形、椭圆形。

诊断意义：疾病恶化发展的初起标志。此种纹理较为少见，部分脏腑组织功能严重损伤（如意外损伤、手术等）痊愈后，也会在相应掌纹部位见到圆环纹，此时只能作为重大病史对待。在脑区出现圆环纹为用脑过度，包绕心脑区的圆环纹表示心脑供血不足。

人文意义；外界长期的不良刺激和促进因素没有得到根本的重视，导致意外或产生没有临床先兆症状的疾病，一般为突然发生并且迅速恶化，应十分警惕。

斑点纹

诊断意义：严重病变的标志，也表示免疫系统病变、癌变，心脑血管突发疾病等，尤其是斑点呈黑、青灰色时，对临床更有意义。即便是红色或紫色斑点，也要考虑病情的严重性。①主线上的斑点发黑、发褐，表示脏腑严重器质性病变，有恶性病变倾向。如果是黑色、褐色且有光泽，表示病情不会影响到生命；如果枯槁、晦暗，表示脏腑功能已经严重衰弱。②主线上的斑点发红、发紫，表示有出血、瘀血的可能，出现气滞血瘀。③小斑点：反映疾病都是严重的、器质性的，且正在发生变化。④大斑点：无论是黑、褐、红、紫，反映的都是功能性和器质性的病变，时间长且正在发展。

人文意义：代表在不可预料的人文环境中，会突发事故或发病，让人猝不及防。这点很多人容易忽视，一旦患病，后果不堪设想！

主线的变异规律特点

纵切纹和横切纹

在主线上或穿越主线的、与中轴线大约平行的纹理称为主线纵切纹；在主线上或穿越主线的、与水平线大约平行的纹理称为主线横切纹。

在主线上某段出现，都表示该脏腑由于使用不当造成暂时性疾病。

羽状纹

手诊定义:从主线上发出的纵切或横切、类似羽毛状的纹理。末端最为常见。

诊断意义：掌纹主线整体属性所示的功能减退、衰弱，出现在三大主线上尤有意义。在主线上脏腑某段出现，代表某段的脏腑功能衰弱和减退，此由过度使用造成；羽状纹越多，表示该脏腑功能越衰弱。

人文意义：主线所代表的脏腑功能过度使用，会导致衰弱；用脑过度，会导致智慧线末端有羽状纹；劳累过度，会导致生命线末端有羽状纹等。

上行侧羽纹

手诊定义：从主线上发出的向上延伸的纵切或横切、类似羽毛状的纹理。

诊断意义：掌纹主线属性所示功能增强，出现在三大主线上尤有意义，但容易出现中医上认为的气机紊乱或阳盛症状。表示某脏腑功能代偿性增强或过度亢进。

单独出现在某个脏腑段，表示：1. 过度使用。2. 某脏腑功能特异性增强或生理性代偿性增强。

人文意义：过强或过度地使用脏腑功能，虽然目前发挥得很好，但终究会由于过度使用而导致功能衰退，并且容易转变或合变其他纹理，从而形成相应病变。但如果是其他病纹转向此纹时，则提示脏腑功能恢复较好。

下行侧羽纹

手诊定义：从主线上发出的向下延伸的纵切或横切、类似羽毛状的纹理。

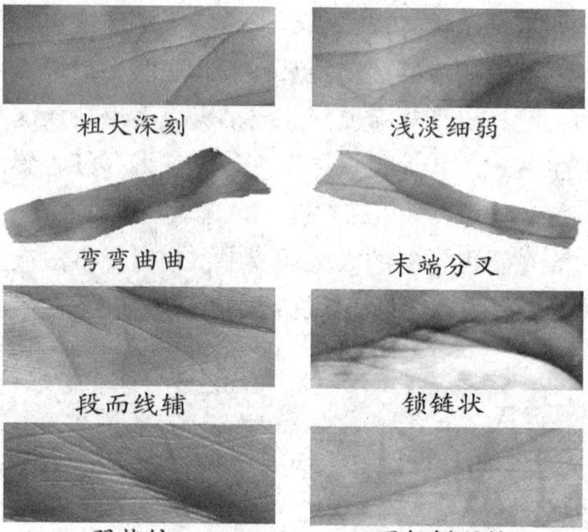

常见手诊主线变异纹理图

诊断意义：在主线上某段出现，表示该脏腑功能下降，也是脏腑功能出现生理性薄弱的表现。其他表示：①在感情线上出现，提示呼吸系统功能低下。②某脏腑本质的虚弱，如在感情线上的心段出现，为心气不足；在生命线上出现，为胃肠功能紊乱或消化功能减退，易出现腹泻、腹胀；在智慧线上出现，为用脑过度；在无名指、中指下出现，为心肺功能低下。

人文意义：掌纹主线属性所示功能减弱、精力不足。

交叉状纹

手诊定义：主线末端分成二股为二叉，三股为三叉，四股为四叉，一般比较清晰、深刻。

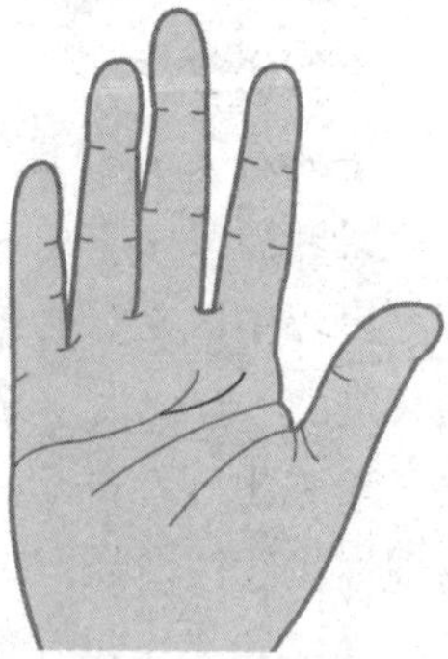

诊断意义：强化主线原属的脏腑功能状态，使人体脏腑作出相应的保护和对抗，相当于西医的脏器功能代偿和侧枝循环的形成。如在智慧线末端出现交叉状纹，表示患者虽有临床心脏病症状，但在西医检查中并没有严重器质性病变等。

末端或起始端分叉，一般以二、三、四叉最为常见，表示某脏腑功能衰弱。

1. 主线分两叉：表示自我修复能力特别强，康复能力也强。

2. 主线分三、四叉：表示功能出现衰退，功能性症状比较突出。

如在智慧线末端分三、四叉：表示神经功能衰弱，属功能性病变，中医为脾肾阳虚，虽有病理症状，但没临床症状，所以现代化仪器没办法检测得到；在感情线末端分叉，表示心气不足，营养学中缺乏锌、钙等元素。

人文意义：表示活动能力、社交能力和手脑配合能力极强，以出现在三大主线，特别是人生线上尤有意义。

蛇形或波浪形纹

手诊定义：主线的走势弯曲迁延，形如蛇或波浪。

诊断意义：①危险病象。即便是暂时无病，也应该注意，一旦患病，就应严密观察。②心脑血管系统恶向起伏变化的标志最易变化，治疗应谨慎，这种人对药物的反应不一致。③酗酒过度或用药不慎，伤害肝胆。

人文意义：情绪起伏多变，出现在感情线上意义尤大；跳跃性思维，出现在智慧线上意义尤大。

链状纹

手诊定义：主线形如绳索铁链，呈辫子状。

诊断意义:表示掌纹主线脏腑功能相应减弱，健康状况不佳，属过敏性体质。单独的链状纹，代表意义不大；相连的链状线，诊断意义较大。

①最常见的是生命线、智慧线合流处出现链状纹，反映整体脏腑功能不是很好；同时分裂处上端有大的岛形纹、方格形纹、菱形纹，且颜色深，应考虑颈椎病。②在感情线上出现，表示呼吸功能薄弱，心、肺、脑功能薄弱。③在智慧线上出现，表示常头疼、记忆力下降、大脑发育迟缓。④在生命线上出现，表示肺功能不好、常感冒。⑤在生命线末端出现，表示有生殖系统炎症，男性为前列腺炎，女性为附件炎。

人文意义：耐力不足、意志力弱、活力不足、身体虚弱、神经质。出现在三大主线上尤有意义。

中断线

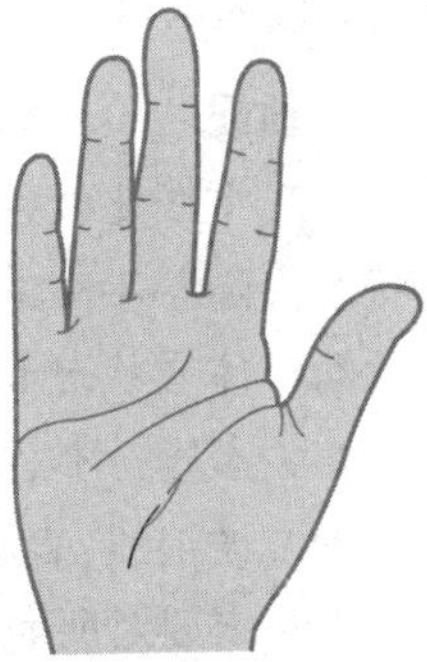

手诊定义：主线在一定走势下，发生中断的现象。分真中断和假中断。

诊断意义：掌纹主线所属脏腑功能状态恶向变化的标志，出现在中断处，提示流年、部位及病变。①真中断。简单来讲，凡是主线某段断裂，周围无任何线纹连接，称为真中断，反映主线所属脏腑功能某种生理性缺陷或突发性突变。在某段出现真中断，表示在相应的年龄段有突发性疾病。②假中断。主线虽断裂，但在断裂处有不同形式的纹线相连，称为假中断。假中断线又称“断而又续线”，表示自身可以通过生物场来修复。

病理意义：①虽然中断，但在中断的一侧或两侧有平行线穿过，把两头连接起来，或者说虽然断裂处未曾相连，但是这条线把断裂部位进行了弥补，表示病情危险，不过目前暂时好转，预后较好；还表示患者有生理性缺陷，虽然后天得到了不同程度的修复，不过有可能还会发病。②虽然断开，但中断部分两条线相搭平行，使断势连起来，表示先天不足，后天自我修复能力强，本质好；同时也表示病情虽然危重，但自我修复能力不错。如果确诊有子宫肌瘤，生命线上有手术线，建议采用手术治疗。③虽然中断，但在中断处有斜线或手术线（斜线在生命线上穿过叫手术线）穿过，一般是斜、短、下行的线段，说明此年龄段曾经做过手术或所患的疾病需要做手术才能转危为安。④虽然中断，但在中断的一侧生出一条侧线，与另一条相平行，看起来藕断丝连，此表示：a. 如果是在主线起始端产生的侧线，表示自我修复能力特强；b. 如果是在主线末端出现了侧线，表示患者需要后天积极地预防、保健、治疗才能修复。⑤虽然中断，但在中断中有开放型和封闭型的纹理出现，岛形纹和方格形纹、米字纹相连，可根据不同的纹理意义作相应的诊断：a. 该脏腑发生过比较大的疾病，所患的疾病基本上是每个病纹所代表的意义；b. 中断所表示的疾病在该年龄段突发病变，表示病情的变化。这些纹理表示的疾病往往是逐渐形成的。中断期虽有病变但可自我康复，无致命性危险。

人文意义：人的生活环境出现问题，需改变原来的方向，不能继续先前的状态。有重大变动，对人的身体健康影响很深。以出现在三大主线及命运线上尤有意义。

曲中断

人文意义：患者有着坚强的忍耐力、顽强的斗志和乐观的精神，虽然在复杂的人文环境中（频繁变动、动荡不定、情绪起伏不定、精神打击）患病，但通过及时有效的治疗，仍能化险为夷。

曲线

1. 主线比较粗大，逐渐细而弯曲：蛇状始端粗大，表示某主线整体的生理状态会随着年龄的增长而逐渐发生退行性改变；蛇状线的末尾端特别粗大，表示幼年体质状况非常不理想，到中晚年日趋好转，但仍然在主线所属脏腑中发生相关疾病，不过身体素质会随年龄的增长变得好一些。

2. 波浪线：表示主线生理功能先天性虚弱，患病后预防差，恢复慢，病程长，所以一定要对所属脏腑积极地进行保健、治疗。

曲中断线

在主线一定的走势下，在弯曲的形态中出现的中断现象。

诊断意义：掌纹主线本身已是波浪线、蛇状线，表示有病变，又中断，所属极恶，是波动性变化或容易反复的标志，甚至不可治疗（但也有假中断）。

①曲中断比真中断的病理意义严重得多，中断的距离越长越大，病理意义就越大。②曲线中断部位既代表所属脏腑的病变，又代表相应年龄段的病变，它表示的病理意义比平时的自然中断更为严重，如果出现曲线假中断，比一般常见的中断意义更为严重。

人文意义：在感情线上出现，表示情绪起伏多变；在智慧线上出现，表示跳跃性思维。

以上诸中断线，距离越大，则延续时间越长，危势越大；断处越清晰、越深刻，则危险越大；如果断处逐渐缩短或模糊，并有辅线形成，预后还是可以的。

总结

临床中，还有很多少见的特殊纹理，应当仔细体会、认真分析。在现实诊断中，有的纹理是单独出现，有的是诸线的变化或叠加，就如中医的脉诊一样，具有合成线的双重意义，或互相矛盾的诊断意义，如严重的功能弱化病纹与功能强化的病纹同时出现，其相应的诊断价值当自行减小，这点诊断时需注意。此外，还需结合手诊中的整体诊断依据，诊断方能不误。

第三节　生命线——先天后天的根本

生命线，顾名思义，就是反映人体生命状态的主线。按照中医的脏腑属性意义来说，脾为后天之本，肾为先天之本，脾肾合一，正是生命线的意义所在。通过观察生命线的状态，可以了解人的先天、后天的根本基础状态。

手诊定位

起源于掌部外侧赤白肉际处，拇指根与食指根之间连线的中点，与食指根的指节纹平行，向右延伸到与第 1 指缝对应时，开始向腕横纹方向自然弯垂且延伸，末端自然趋细，终止于腕横纹上。

包绕整个大鱼际，呈圆弧形抛物线向下延伸至腕横纹。

脏腑属性

中医：脾、肾和正气强弱。

西医：消化系统、生殖系统、泌尿系统、免疫系统。

反映人的整体生命状态与人文状况。

正常形态

修长、清晰、深刻、红润、有光泽、连绵不断、粗细适中、充满活力，起始端较粗大、深刻，末端自然趋细，并呈弧线自然向下弯曲，以无杂纹，无斑点，无分支、分叉为最佳。

势：自然的弧线状态。尾：自然趋细并逐渐消失。正常生命线的弯曲弧度最高不超过中轴线，最低不得低于第 1 指缝线。粗细一般以中指的上指节纹为标准。

整体辨证

观形察态

生命线形态症状

观形	症状
过长	表明身体康复能力强，相对比较健康
过短，突然中断	表明中年以后多体质隐患，有慢性疾病存在，易发生突发性疾病
过度平直	表明易发生突发性疾病，但康复能力较强
弯弯曲曲	表明整个体质状态是大病不犯、小病不断，此起彼伏，易发生消化系统、生殖系统方面的疾病
过粗	易发生消化系统、生殖系统疾病，但康复能力尚可
过细	浅淡细弱。提示：①免疫功能下降；②易发生低血压综合征；③疲劳性综合征；④脾肾两虚现象

望色辨证

生命线各色症状

观色	症状
红色	体力充沛，大量饮酒之后、人生得意之时，慢性病容易突发，或即将发生高血压、糖尿病
青色	①免疫能力低下；②血液黏稠度较高；③体力透支，缺乏有效的有氧运动；④酸性体质
苍白色	①免疫功能低下；②脾肾阳虚；③严重贫血，多见于白血病
褐色	体内有宿便毒素、肝胆垃圾毒素
紫色	血液黏稠度增高
黑色	应高度注意心脑血管疾病的突发

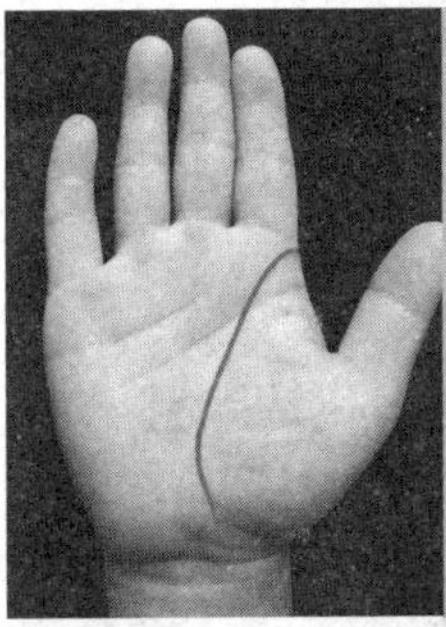

1. 起始点过高

经常易胆虚、胆怯，做事犹豫不决，易情致郁结、谋略不遂；易出现胆汁淤积、消化系统方面的疾病。中医为肝气郁结、肝气不调。

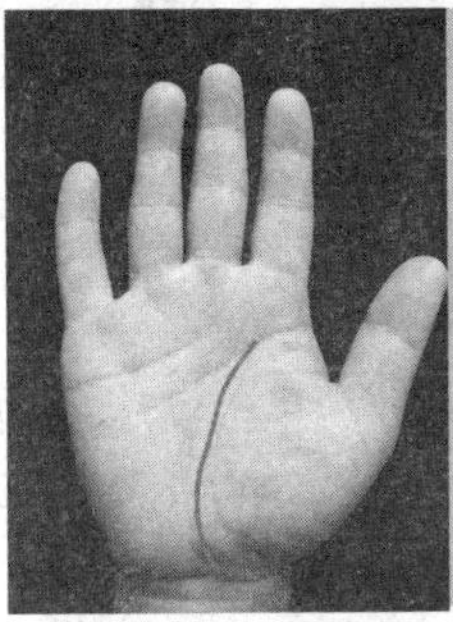

2. 起始点过低

提示肝气犯胃、胆气不和、肝火上升、血压不稳、脾气急躁。此类型的人做事有决断魄力和较强的执行力。

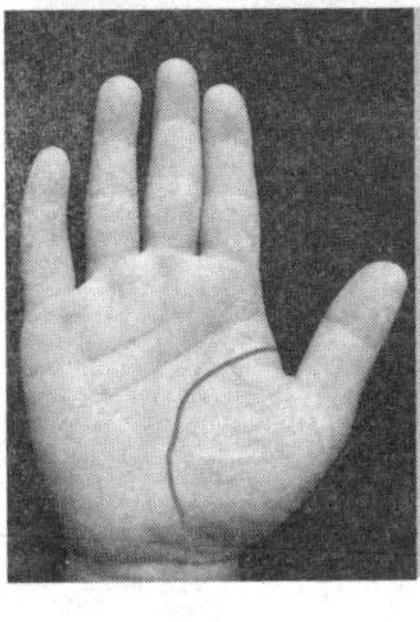

3. 弧度过大

多见于高血压、高脂血症、动脉硬化，身体极易体力透支，易发生突发性疾病，呈现酸性体质。

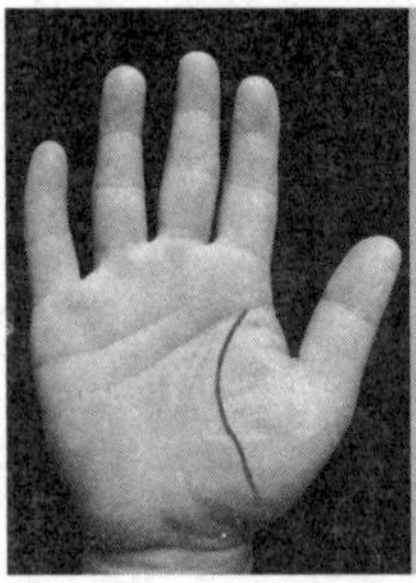

4. 弧度过小

先天和后天整体素质不足，从小身体不好，抵抗力和自我康复能力不佳，经常大病不犯、小病不断，易发生疲劳性综合征、低血压综合征。

注意

生命线长短的标准

如生命线短于拇指掌关节纹的赤白肉际处的点与感情线起始点之间的连线，则为过短。

斑点透视

均匀成针尖状的黑褐色小斑点提示消化系统和生殖系统有肿瘤倾向。针尖状密集地出现在哪段，表明哪段脏腑有此病变。

纹理分析

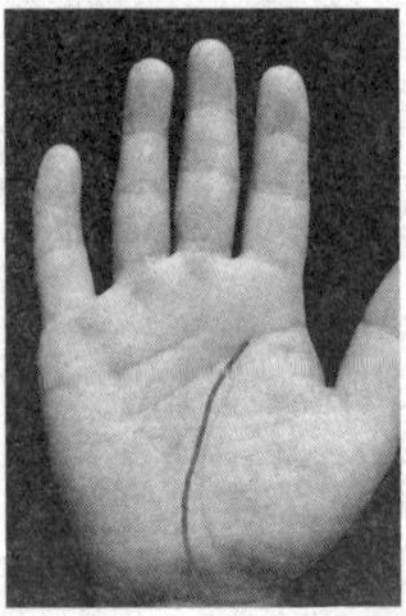

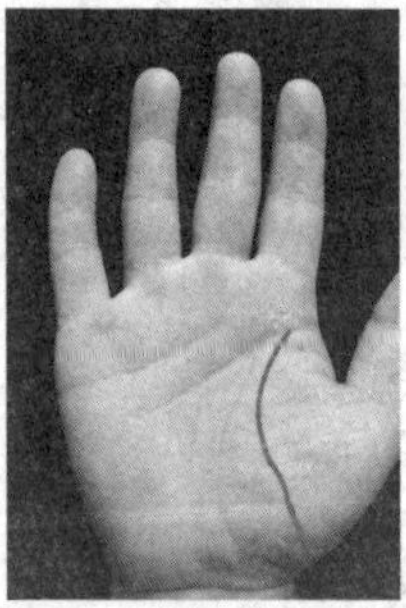

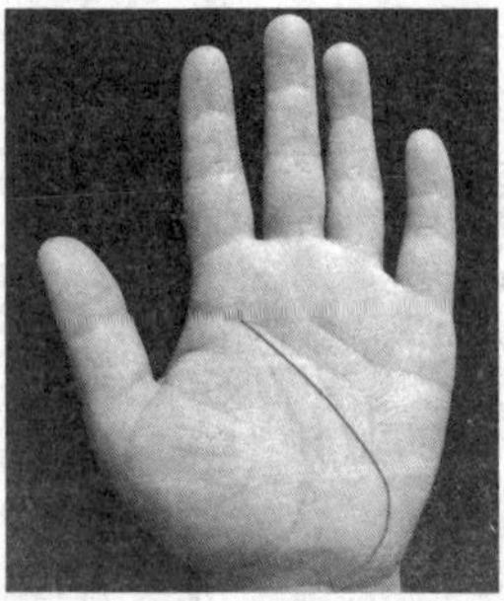

1. 包绕艮区的生命线

生命线包围着艮区，若艮区发达，则把此线衬托得非常明显；若生命线圆弧中央延伸到以中指中央为直线的中心线上者，多身体健康，为高寿之征，但应注意高血压的发生；若此线包绕面积很小，提示体质虚弱、神经衰弱，或有低血压综合征；如若生命线中途流向乾区，除提示体质虚弱、精力与活力不足外，妇女易患妇科病。

2. 穿乾达坎的生命线

生命线一直延伸到乾区，同时弯曲而达到坎区下部，提示易患肾病（包括生殖、泌尿系统疾患）以及呼吸系统疾病，尤其女性易出现性冷淡或不孕症。

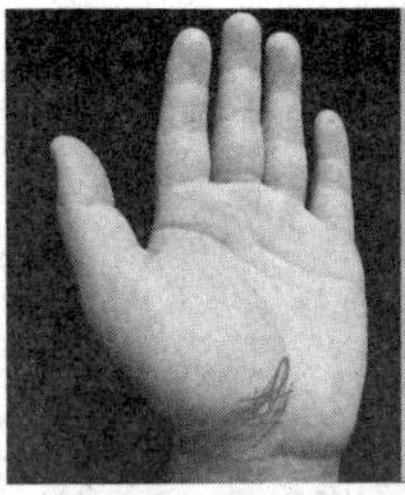

3. 末端岛网的生命线

生命线末端有岛形纹和网状线，且呈黑色，若上中部岛形纹呈深褐色，提示有胃癌之变；若上中部没有岛形纹，则考虑生殖系统有恶性病变倾向。

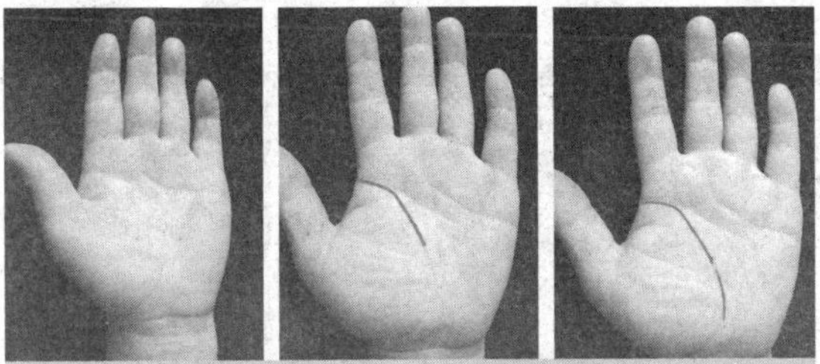

4. 粗深中断的生命线

同样粗大、深刻的生命线，若在末端突然断裂、消失不见，随着年龄的增长，其人易患中风症；双手掌线都中断，意义更大。如中断处出现星纹，是突发疾病的危险信号。中断处有另一条线接续，且与原线有部分重叠时，即使体内发生病理变化，也很轻微，只要治疗及时，恢复会很理想。

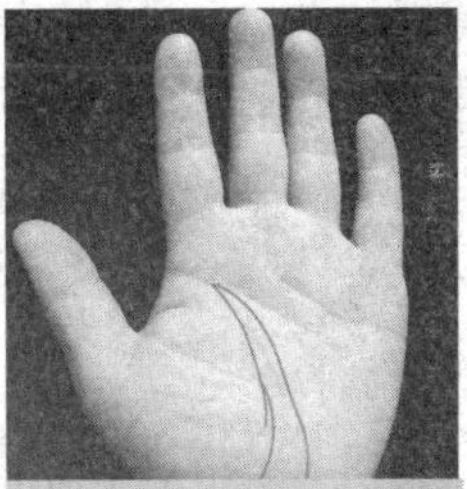

5. 双条多重的生命线

有两条或两条以上生命线，提示生命自我康复能力很强。

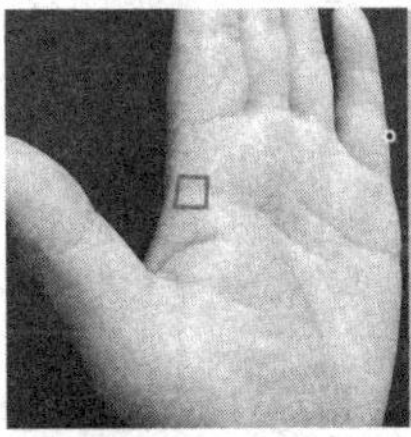

6. 方格部位生命线起始端

此是指生命线和智慧线合流的部分。出现方格形纹，提示幼年时期患哮喘、肺结核、大叶性肺炎等肺部疾病，或传染性疾病，如脑炎等。

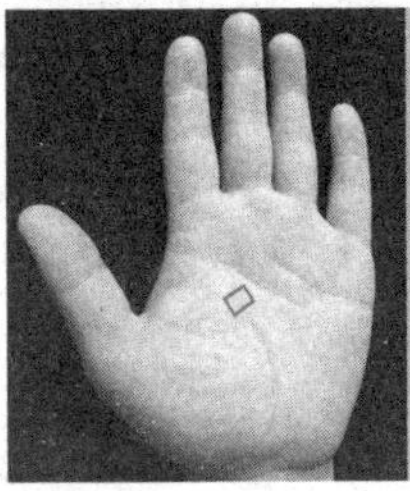

7. 方格部位生命线中段

此是指生命线与智慧线分离处到坎区的一段。出现方格纹，提示胸膜粘连、病毒性心肌炎后遗症、胸部外伤后遗症等胸部疾病。如果肝区段的生命线出现方格纹，当考虑肝炎的稳定。

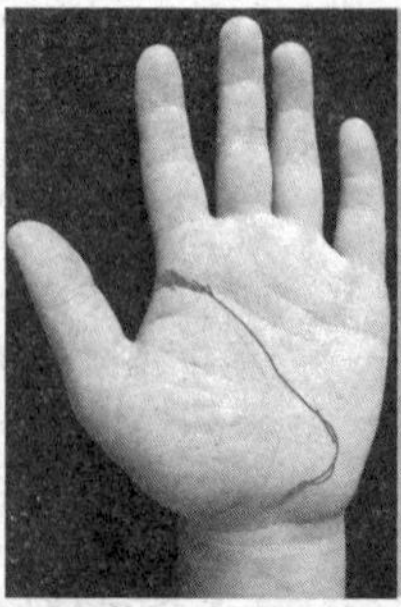

8. 蛇形状向乾的生命线

蛇形状向着乾区，提示整个脾肾功能不佳，整体免疫力下降，易产生气虚现象，尤其易发心脑血管疾病。生命线呈蛇状，感情线过长、有岛，智慧线有岛而线端伸向乾区方向，中指、食指呈鼓槌形，指甲苍白或青紫（拇指），说明患者气虚血瘀、心血管功能低下，容易出现心脑血管疾病，如心脑供血不足等，同时脾肾功能也很差。这种人更应该注意保健，否则一旦患病，很难康复。

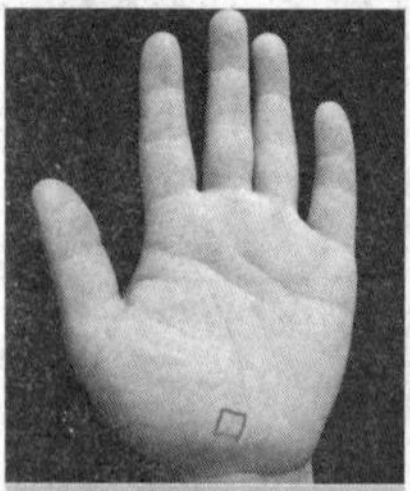

9. 方格部位生命线尾部

此是指生命线坎区以下的部分。出现方格纹，提示腹部有疾病，或外伤、手术引起的腹膜粘连，如阑尾炎手术、子宫手术、结扎手术等。

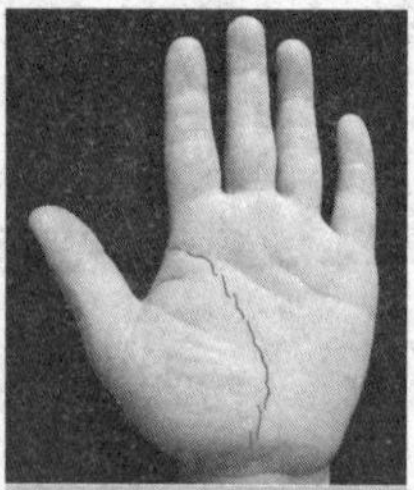

10. 波浪纹理的生命线

提示营养不平衡、健康不平衡、免疫力特强或下降，且易过敏、流感（比别人先出现症状），出现互相矛盾的疾病，如上腹部胀、下腹部饿。

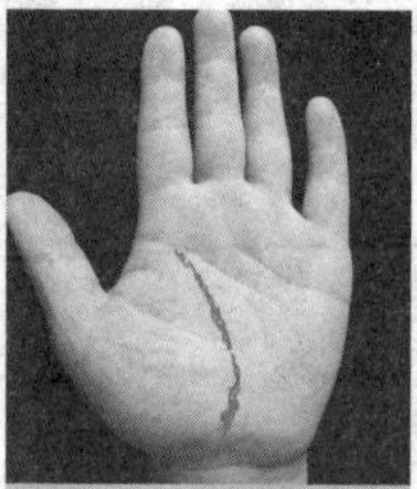

11. 链条状或断续的生命线

生命线呈链条状或断断续续的线条，或有岛形纹，在岛形纹出现的部位，提示流年和疾患原因。如果整条生命线都是链条状纹，说明脾肾功能先天不佳，易体弱多病，缺乏活力。

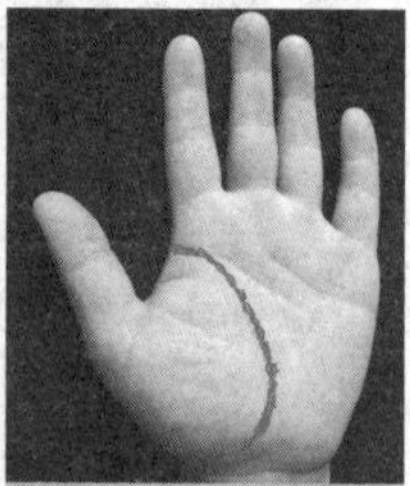

12. 链条状的生命线

像绳子一样长在手上，说明消化系统和生殖系统功能薄弱，多出现慢性胃炎、肠胀气，易发生感冒、肾虚现象。某段有连续岛形纹，表示某段脏腑功能薄弱；整个生命线如此，表明脾肾功能不佳。

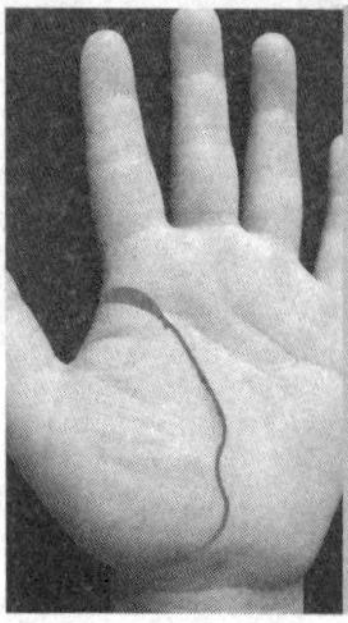

13. 蛇形状的生命线

凡是蛇形状在生命线上出现，提示消化和生殖系统功能不稳定（时好时坏）、缺乏营养，晚年身体状况更加恶化。

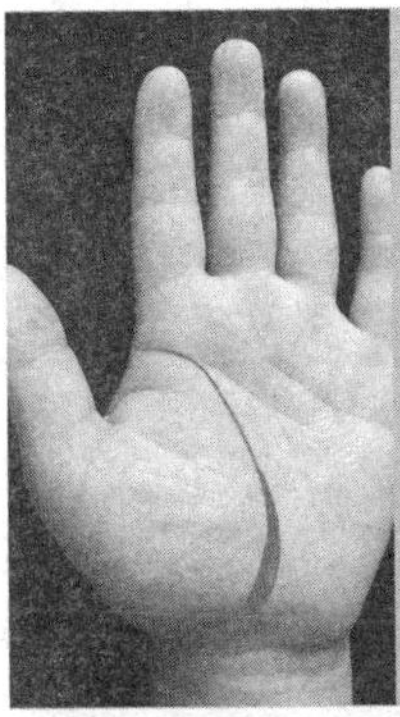

14. 千钧一发的生命线

末端特别粗大、深刻，提示老年性缺钙和肾虚，易发生骨质疏松、腰椎间盘肥大，同时容易发生突发性疾病，年轻人需注意，老年人更应该注意。

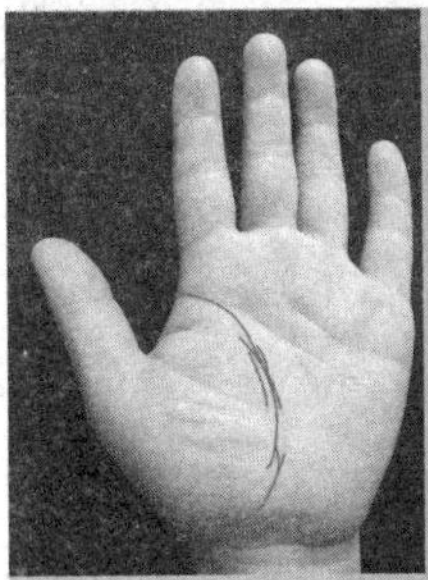

15. 断而又续的生命线

即假中断生命线。无论在哪个地方断了又续，都表示该段脏腑器质性病变，也表示相应年龄段所发生的疾病，也说明身体曾发生过重大的疾病，通过积极治疗，暂时性恢复，但还有可能复发，要注意预防。主生命线有间断而又连续上的，说明会在间断年龄段生病；若在其一侧或两侧又有辅生命线与主生命线平行，说明相关疾病通过及时保健、治疗，可以顺利康复。

16. 细皱浅淡的生命线

生命线纹理浅细、发皱、发淡、弧度小、艮区松弛、生命线起点偏向拇指根，多是脾肾功能不足、消化系统功能低下或性能力下降的表现。这种人容易发生低血压综合征和疲劳综合征，稍一劳作，即觉身体不堪忍受，所以必须注意锻炼身体，合理增加营养，劳逸结合，增强体质。

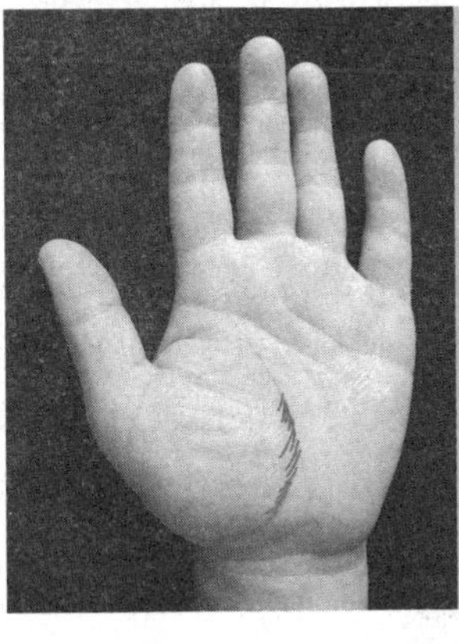

17. 艮侧下羽的生命线

生命线艮区一侧有下行侧羽纹，且艮区色晦暗，表示由于生活环境失调、饮食不规律，导致肠道功能紊乱，时而便秘，时而腹泻，时而腹痛，时而腹胀。尤其在生命线内侧有青筋显露时，更能确诊。

生命线内侧有向下侧羽纹，可能会引起便秘（吸收体内毒素）、腹泻（营养吸收不良）、腹痛（腹胀）、下行侧羽纹青筋浮现且局部发黄和凹陷时，会产生大便不成形、消化不良、营养不良等症状。

18. 艮外下羽的生命线

如果在包绕艮区的生命线外侧出现下行羽状纹，表示脾肾亏虚。如果支线笔直地向着手颈线伸展出去，表示精力越老越旺盛。如果生命线内侧有向上羽状纹，反映胃肠功能紊乱，具体表现为消化功能不好、便秘，容易产生宿便毒素。

19. 方格纹的生命线

生命线出现方格纹，显示是较重大疾病留下的痕迹。部位不同，则代表的脏器亦不同。

20. 粗深弧大的生命线

生命线粗大、深刻，说明身体强壮；双手都如此，表示精力非常充沛。若掌线不庞杂错乱，末端自然变细，进而消失者，说明是最理想的健康身体。但过于粗壮、深刻则易患突发性疾患，拇指粗壮尤其如此。

脏腑分段

“三三而分，上下相连；脏腑相应，区区互通。”——《手诊真经》

生命线脏腑段划分图

生命线上的脏腑段：食管、胃段、颈椎段、肝段、胆段、小肠段、大肠段、腰椎肾脏段、生殖段。

生命线、智慧线合流处交于 A（如果不合流，以生命线为主），第 1 指缝线与腕横纹交于 B；把 A、B 之间的距离划分为 3 等份。

在第 1 指缝线的上 1/3 处作一条与水平线平行的线，然后与生命线交于 C。

在第 1 指缝线的下 1/3 处作一条与水平线平行的线，然后与生命线相交于 D 点。

A、C 之间的生命线段，为肝胆段；把肝胆段划分为 3 等份，上 2/3 部分为肝段，下 1/3 部分为胆段。D、C 之间的生命线段，为消化段；把消化段平均分成 3 段，上段部分称之为食管、胃、十二指肠段，中段称之为小肠段，下段称之为大肠段，也叫宿便毒素段。D、B 之间的生命线段，称之为肾生殖段；把肾生殖段平均分成 3 段，上 1/3 段称之为肾脏、腰椎段，下 2/3 段称之为生殖段。

《手诊真经》告诫我们：地之段也，莫若坎之脏腑，其明鉴也，如古镜昭昭也！（地：地纹。生命线在手相中称为地纹，不如坎区脏腑明显清楚，结合坎区，才能真实判断。）

故而，善手诊者，常以不常而确真相，其明状若可，其意味深“藏”！

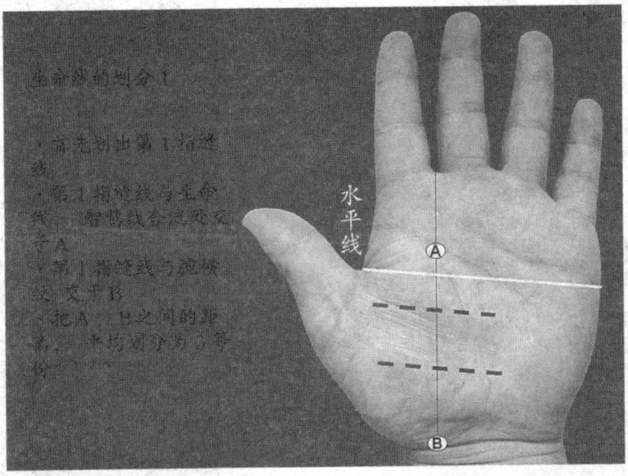

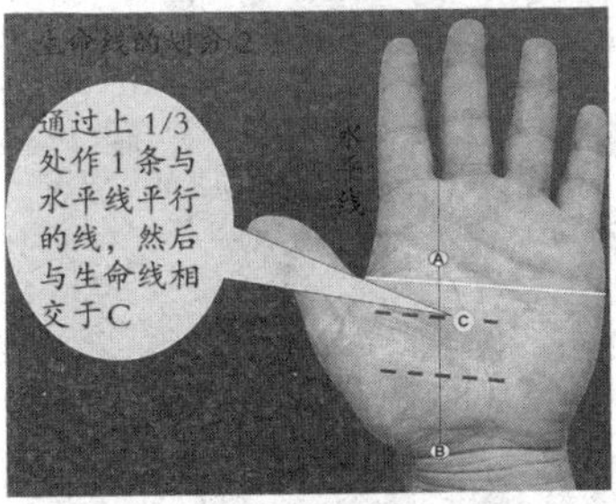

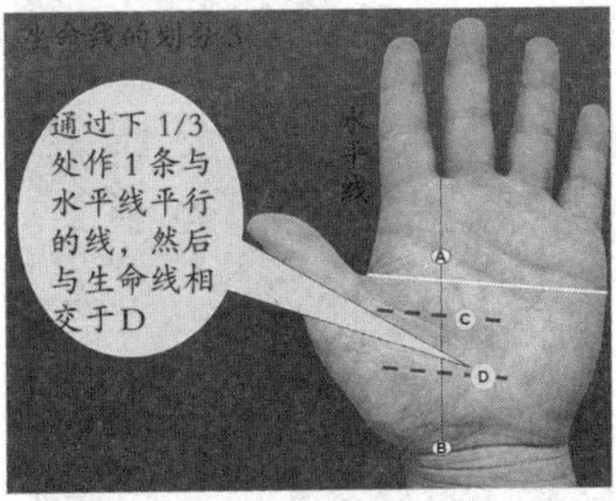

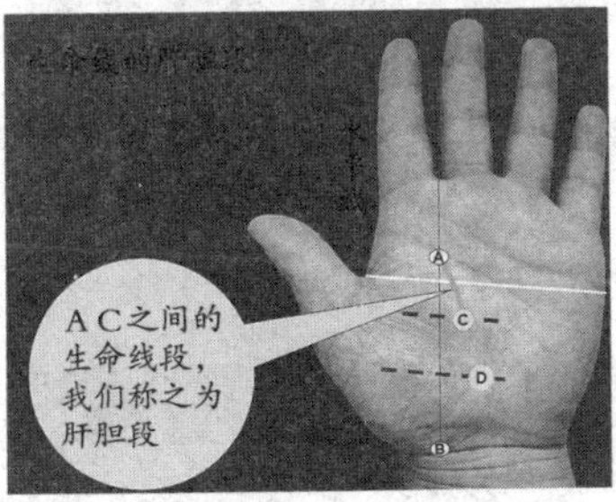

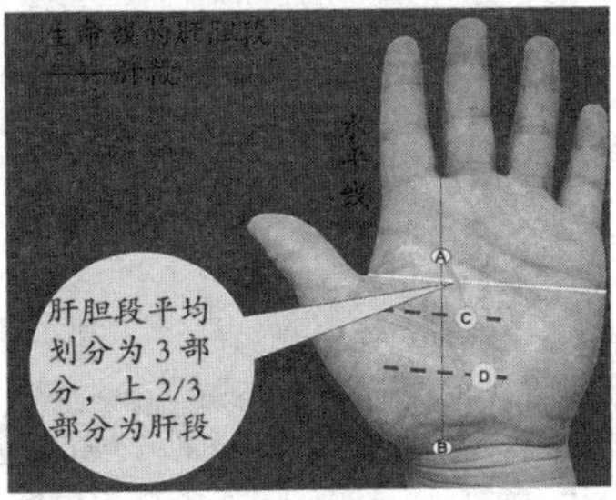

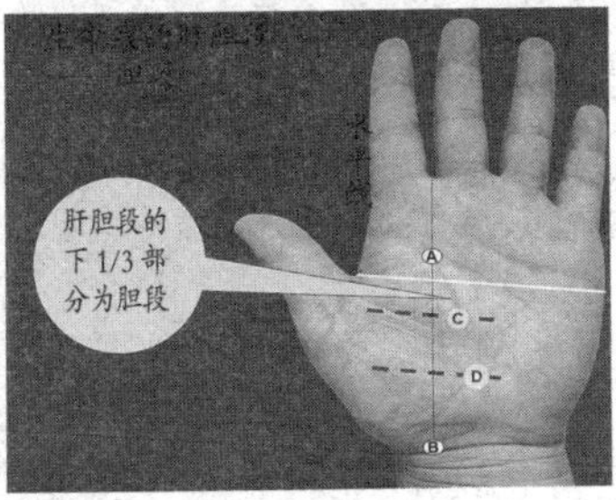

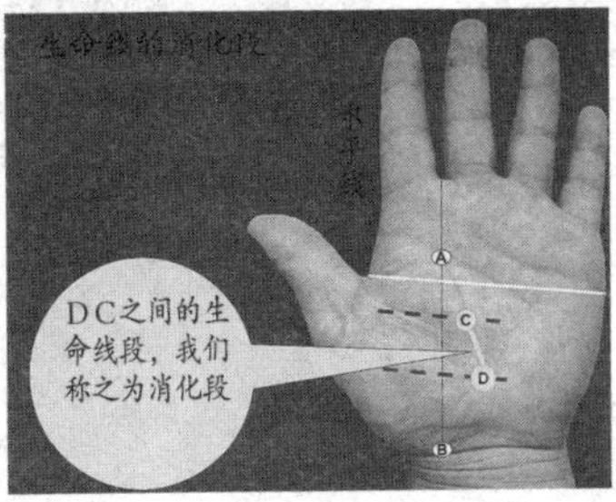

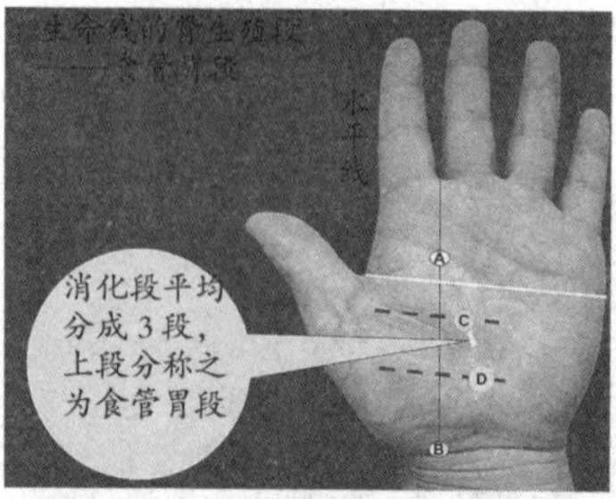

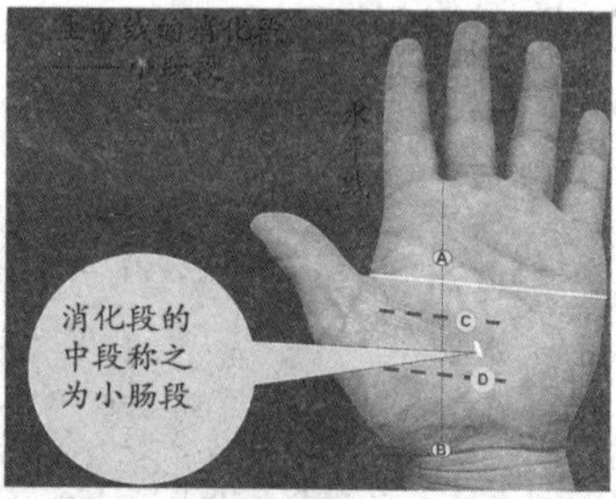

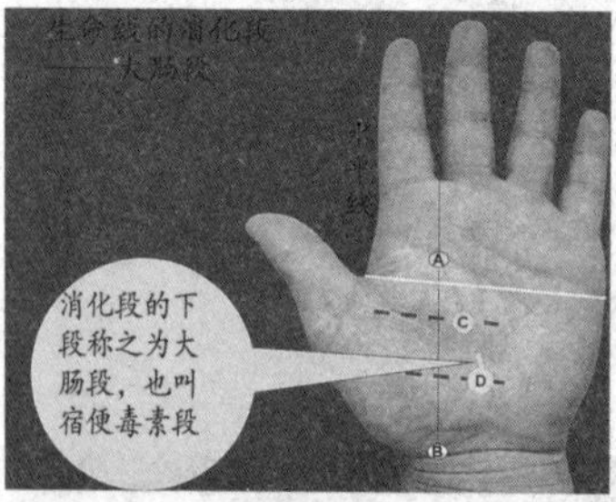

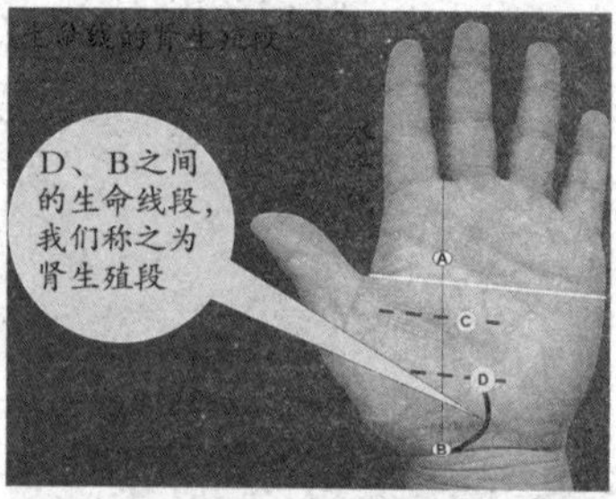

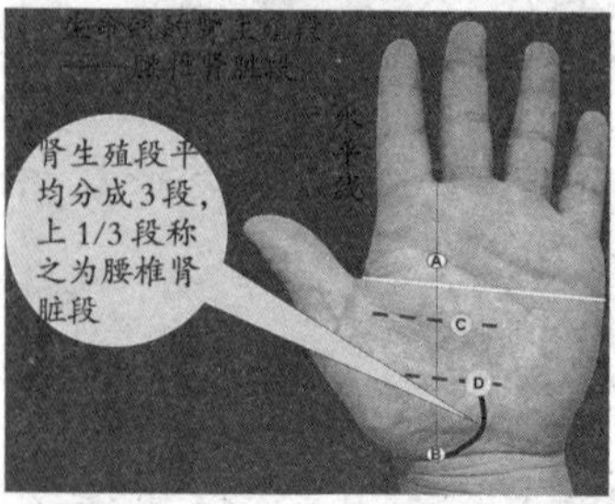

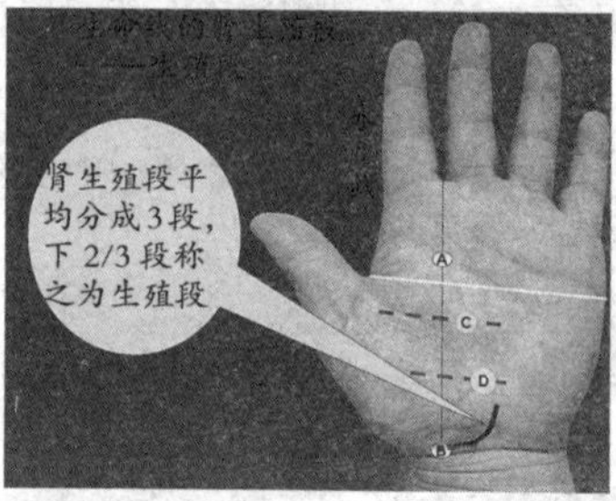

分段辨证之食管、胃段

望色辨证

食管、胃段各色症状

观色	症状
红色	胃、食管由于食物的刺激所产生的一种炎症现象
褐色	胃、食管有陈旧性的炎症
青色	有陈旧性的胃溃疡、食管癌；胃癌早期现象
针点状黑褐色	食管癌、胃癌的前期现象

观形察态

食管、胃段形态症状

观形	症状
凹陷	提示萎缩性胃炎或胃酸分泌不足，也提示长期胃功能受损
凸起	易胃火亢盛
硬结	粟粒状，推之可以移动，说明食管有息肉或胃部有肿瘤，但多为良性，只要及时有效地调整，完全可以消失。硬结如砂石状，推之不能移动，并且有麻痛的感觉，说明食管、胃部有肿瘤现象

斑点透视

食管、胃段斑点症状

观斑	症状
红色斑点	（中医）胃火亢盛；食管、胃黏膜曾经受过食物方面的刺激
青色斑点	食管、胃黏膜有溃疡与糜烂，易发生癌变
黑色斑点	经常定期检查，预防肿瘤、癌变现象
褐色斑点	经常定期检查，预防肿瘤、癌变现象

纹理分析

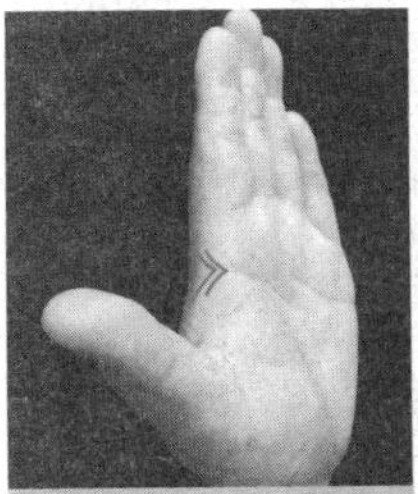

1. 分叉、分支
提示食管、胃黏膜曾受损，有胃炎。

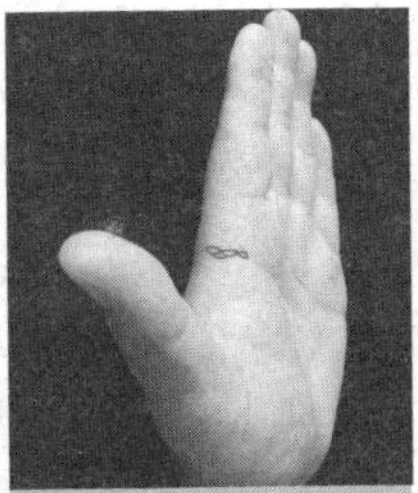

2. 小的连续岛形纹
食管和胃易发生肿瘤、癌变。

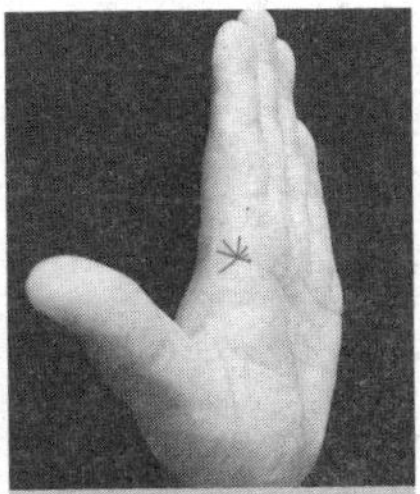

3. 米字纹
食管、胃黏膜有陈旧性溃疡、糜烂现象。

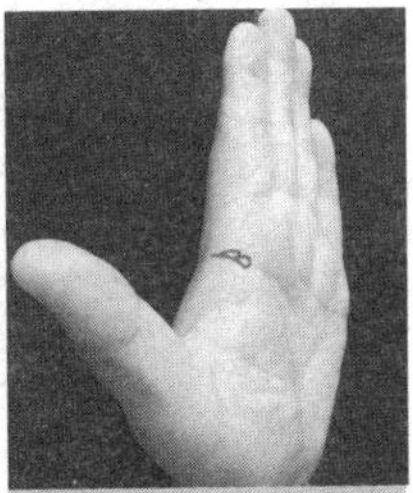

4. 岛形纹、菱形纹
陈旧性胃炎。

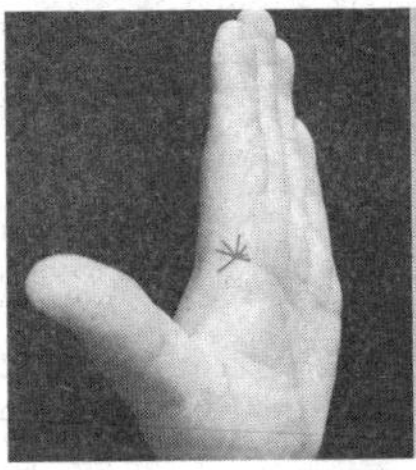

5. 方格形纹、菱形纹、三角形纹
食管、胃功能受到损伤，注意预防溃疡、肿瘤现象。

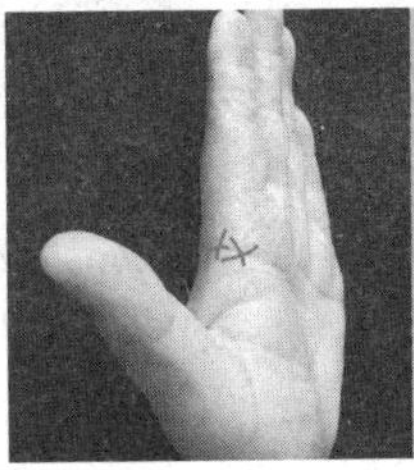

6. 十字纹、交叉纹
提示食管、胃黏膜轻度损伤，有浅表性胃炎。

年龄判断

亚健康状态。6 ~ 15 岁：厌食、偏食倾向，饮食不节对胃造成轻度刺激，中医上认为是脾胃失和轻证。16 ~ 25 岁：饮食不规律造成胃功能轻度紊乱，使胃黏膜轻度受刺激，中医上认为是脾胃失和轻证。26 ~ 35 岁：食管、胃黏膜轻度刺激，中医上认为是上焦火盛、脾胃火盛。36 ~ 45 岁：存在陈旧性胃炎、食管炎症，应注意饮食的寒热节律性，中医上认为是胃失和降。46 ~ 55 岁：食管和胃功能不协调。56 ~ 65 岁：食管、胃黏膜陈旧性损伤。66 岁以上：食管、胃黏膜陈旧性劳损，应注意调养与防护。

疾病状态。6 ~ 15 岁：有胃炎，胃动力下降（表现为消化不良）。16 ~ 25 岁：胃动力下降。26 ~ 35 岁：陈旧性胃炎。36 ~ 45 岁：陈旧性食管炎、胃炎，有急性发作或即将发作的倾向。46 ~ 55 岁：胃火较盛，慢性食管炎、胃炎，请注意防治。56 ~ 65 岁：胃、食管有肿瘤倾向，应谨慎预防。66 岁以上：胃、食管有肿瘤倾向，应谨慎预防。

分段辨证之肝段

年龄判断

亚健康状态。6 ~ 15 岁：偏食，营养不良。16 ~ 25 岁：肝功能轻度下降。26 ~ 35 岁：肝胆垃圾毒素正在蓄积。36 ~ 45 岁：肝细胞轻度受损、肝胆垃圾毒素增多，中医上认为是轻度肝气郁结。46 ~ 55 岁：肝胆垃圾增多。56 ~ 65 岁：肝的免疫功能与生化解毒功能下降。66 岁以上：肝的免疫功能与生化解毒功能下降。

疾病状态。6 ~ 15 岁：缺乏维生素 B、维生素 C、叶酸。16 ~ 25 岁：肝功能处于免疫代偿期。26 ~ 35 岁：肝胆垃圾毒素过多，肝功能正在下降。36 ~ 45 岁：轻度脂肪肝、酒精肝或肝炎的稳定期。46 ~ 55 岁：多见于中度脂肪肝、轻度肝硬化。56 ~ 65 岁：重度脂肪肝或肝硬化，肝胆垃圾毒素蓄积十分严重。66 岁以上：重度脂肪肝或肝硬化，肝胆垃圾毒素蓄积十分严重。

望色辨证

肝段各色症状

观色	症状
颜色加深	肝胆功能下降或肝胆垃圾毒素增多
红色	长期饮酒、突然药物性损伤肝脏所致
青色（灰暗无光）	①肝功能严重下降；②肝硬化；③肝癌早期

续表

观色	症状
淡青色	男性：长期饮酒或情致郁结；女性：痛经、月经不调、乳房涨痛、胆汁淤积
褐色	肝功能下降、肝胆垃圾毒素增多
淡白	（中医）肝气不足，导致肝的生化功能下降

观形察态

肝段形态症状

观斑	症状
凹陷	肝阴不足，肝功能下降
凸起	脂肪肝或肝硬化倾向

斑点透视

胆段斑点症状

观斑	症状
褐色斑点	①胆结石；②胆汁淤积，正在形成结石
青色斑点	①胆囊息肉；②胆结石
红色斑点	①（中医）胆火上炎；②胆汁上溢，口苦；③大量吃肉、饮酒之后

纹理分析

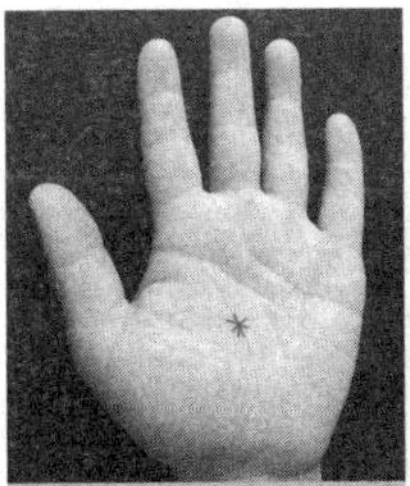

1. 米字纹
胆囊炎、胆管结石正在形成。

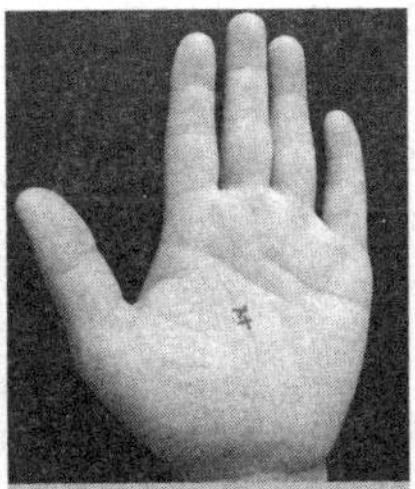

2. 十字纹、交叉状纹
胆管功能失调。

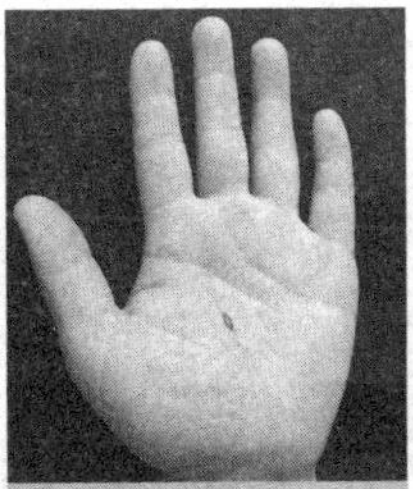

3. 三角形纹、岛形纹、菱形纹
胆管功能障碍、胆汁淤积、胆结石现象。

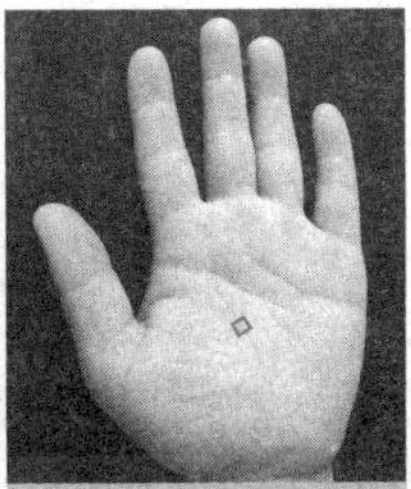

4. 方格形纹
曾经发生过胆结石或胆囊炎。

5. 闭合型纹理

提示慢性胆囊炎、胆汁淤积、肝胆垃圾毒素增多。

6. 开放型纹理

胆管功能失调。

注意

胆段纹断裂提示

①胆管系统感染；②慢性胆囊炎。

分段辨证之食管、胃、十二指肠段（消化段）

年龄判断

亚健康状态。6 ~ 15 岁：食物刺激。16 ~ 25 岁：饮食不规律或食物刺激。26 ~ 35 岁：食管、胃、十二指肠黏膜有轻度的炎症。36 ~ 45 岁：食管、胃、十二指肠黏膜轻度的劳损现象。46 ~ 55 岁：食管、胃十二指肠黏膜的修复能力下降。56 ~ 65 岁：食物、药物或酒等刺激食管、胃、十二指肠黏膜。66 岁以上：食物、药物或酒等刺激食管、胃十二指肠黏膜。

疾病状态。6 ~ 15 岁：食管、胃功能下降。16 ~ 25 岁：食管、胃、十二指肠黏膜有陈旧性损伤或病变。26 ~ 35 岁：食管、胃的炎症正在发作。36 ~ 45 岁：食管、胃、十二指肠正在劳损。46 岁 ~ 55 岁：食管炎或胃炎。56 ~ 65 岁：食管、胃、十二指肠黏膜有慢性炎症且正在发作。66 岁以上：食管、胃、十二指肠黏膜有慢性炎症且正在发作。

望色辨证

消化段各色症状

观色	症状
红色	食管、胃黏膜正在发生炎症。
青色	食管、胃黏膜：①有炎症；②有肿瘤。
褐色	慢性炎症。

观形察态

消化段形态症状

观形	症状
粗大深刻	食管、胃部有炎症
浅淡细弱	胃、食管功能紊乱

斑点透视

消化段斑点症状

观形	症状
青褐色斑点	①食管、胃有陈旧性溃疡；②旧病复发
针点状黑色斑	食管癌、胃癌前期预兆

纹理分析

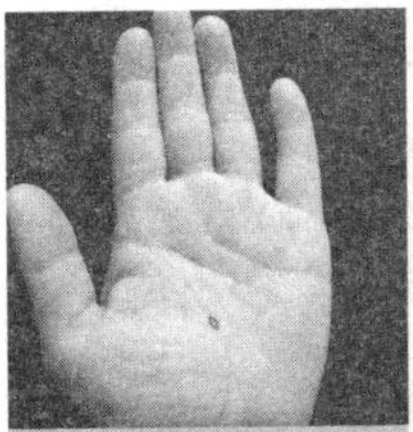

1. 岛形纹

预防食管肿瘤或食管息肉形成。

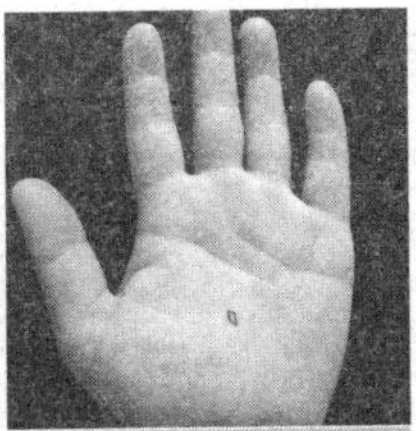

2. 三角形纹、菱形纹

胃黏膜曾经发生过功能性损伤。

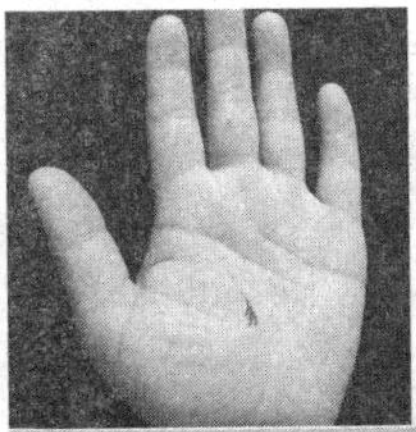

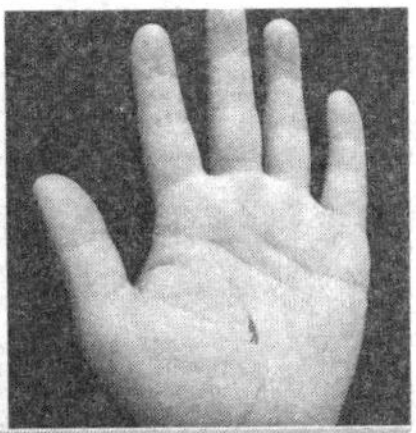

3. 羽状纹

食管、胃经常受到食物的刺激。

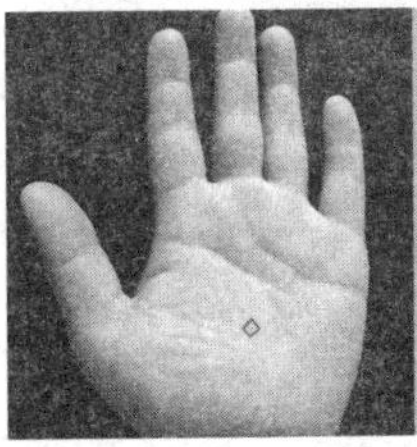

4. 方格形纹

提示胃部做过手术，但目前病情稳定。

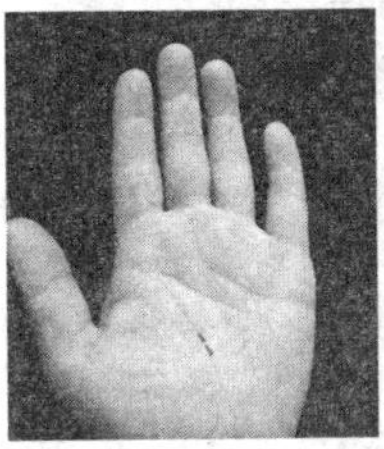

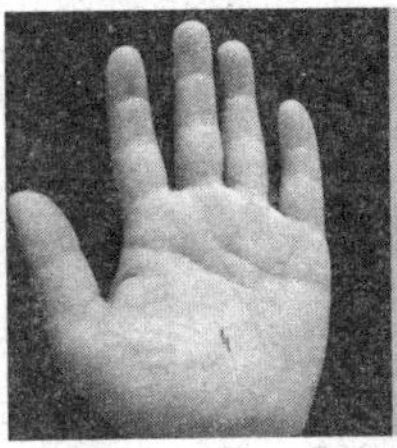

5. 断裂

胃溃疡、早期胃癌。

分段辨证之小肠段

年龄判断

亚健康状态。6 ~ 15 岁：肠道功能轻度紊乱，中医上认为是轻度脾气虚弱。16 ~ 25 岁：小肠吸收功能紊乱，中医上认为是轻度脾胃失和。26 ~ 35 岁：小肠吸收功能紊乱，中医上认为是轻度脾虚湿盛。36 ~ 45 岁：小肠吸收功能紊乱，中医上认为是轻度脾虚湿盛。46 ~ 55 岁：小肠吸收功能障碍，中医上认为是痰湿体质。56 ~ 65 岁：小肠吸收功能障碍，中医上认为是痰湿体质。66 岁以上：小肠吸收功能障碍，中医上认为是痰湿体质。

疾病状态。6 ~ 15 岁：肠道有寄生虫或小肠吸收功能紊乱。16 ~ 25 岁：小肠吸收功能紊乱或原发性小肠吸收紊乱症。26 ~ 35 岁：小肠吸收功能紊乱或原发性小肠吸收紊乱症。36 ~ 45 岁：小肠吸收功能紊乱或原发性小肠吸收紊乱症。46 ~ 55 岁：现阶段小肠吸收功能紊乱。56 ~ 65 岁：现阶段小肠吸收功能紊乱，中医上认为是脾胃虚弱，脾气虚。66 岁以上：现阶段小肠吸收功能紊乱，中医上认为是脾胃虚弱，脾气虚。

望色辨证

小肠段各色症状

观色	症状
红色	小肠燥热火盛
淡青色	易腹痛
青色	①十二指肠溃疡；②小肠有炎症
褐色	小肠对脂肪吸收能力特别好，导致肠道吸收功能受损

观形察态

小肠段形态症状

观形	症状
浅淡细弱	小肠吸收功能较差
粗大深刻	小肠吸收功能较强

斑点透视

小肠段斑点症状

观斑	症状
褐色斑点	小肠黏膜有陈旧性损伤，见于小肠吸收不良症
青色斑点	肠道息肉或肠道肿瘤

纹理分析

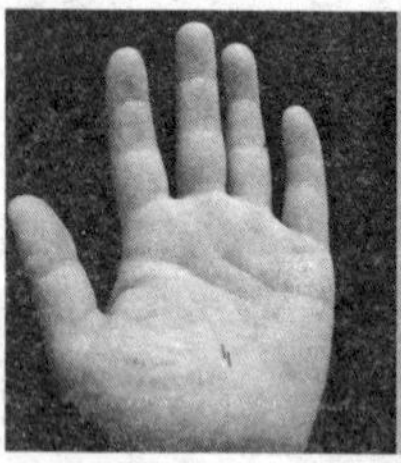

1. 断裂
容易发生急腹症。

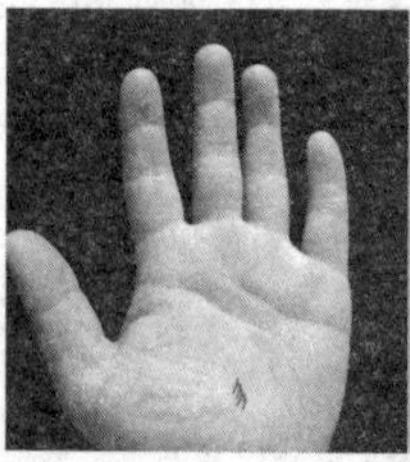

2. 下行羽状纹
小肠吸收功能较差。

3. 开放型纹理
小肠吸收功能紊乱。

4. 闭合型纹理
小肠的消化、吸收功能障碍，同时出现器质性病变。

分段辨证之大肠段（宿便毒素段）

年龄判断

亚健康状态。6 ~ 15 岁：大肠功能轻度紊乱。16 ~ 25 岁：便秘、腹泻。26 ~ 35 岁：（轻度）宿便毒素。36 ~ 45 岁：宿便毒素正在蓄积。46 ~ 55 岁：宿便毒素。56 ~ 65 岁：宿便毒素。66 岁以上：宿便毒素。

疾病状态。6 ~ 15 岁：便秘，中医上认为是腹泻。16 ~ 25 岁：肠道功能紊乱。26 ~ 35 岁：宿便毒素正在蓄积或吸收，可引发一些相关疾病。36 ~ 45 岁：宿便毒素正在蓄积或吸收，可引发一些相关疾病。46 ~ 55 岁：宿便毒素正在蓄积或吸收，可引发一些相关疾病。56 ~ 65 岁：宿便毒素正在蓄积或吸收，可引发一些相关疾病。66 岁以上：宿便毒素正在蓄积或吸收，可引发一些相关疾病。

附注：宿便毒素

形成原因。①饮食：过多食用油腻性食物、刺激性食物、黏腻性食物、垃圾食品。②生活习惯：饮食不规律，暴饮暴食，偏食或有特别嗜好。③自身因素：肠道蠕动较慢，从小肠道虚弱，肠道先天禀赋不足，或由于意外损伤导致的肠道功能失调。④不良的大便习惯：经常改变大便的时间或由于工作等原因造成大便次数减少，时间发生紊乱引起大便在大肠里的二次吸收。

发生的形式。①发酵：食物与消化液、细菌等产生发酵效应，从而产生有毒物质，这些物质既有有益物质，也有有害物质。②重吸收：由于排便时间的随意改变或饮食生活方式的改变，造成肠道中已经形成的大便没有及时排出体外，而进行二次吸收。③肠道憩室的蓄积：由于食物、寄生虫、药物、物理性刺激等造成肠道黏膜溃疡性破坏，而形成肠道憩室。肠道憩室是贮存残留大便、形成异常发酵的根源之一。

临床表现。①便秘、腹泻交替，小腹无缘无故胀大，肠黏膜失调，不吸收；②臀部与大腿逐渐增粗、增肥、增大，引起身体曲线严重变形；③大便气味具有强烈刺激性，排便具有黏腻不爽、排而不净的感觉；④女性患妇科炎症的可能性较大，男性性功能下降；⑤一旦便秘，心烦失眠，记忆力下降；⑥皮肤粗糙不光润，有口臭，汗发臭、发腥、发酸。

望色辨证

大肠段各色症状

观色	症状
加深	宿便毒素增多
红色	①急性肠炎；②肠燥便秘
青色	慢性、溃疡性结肠炎
褐色	既有宿便毒素，也有便秘习惯
青褐色	①宿便毒素严重，毒素正在蓄积吸收，已经影响了心脑血管；②癌症体质

观形察态

大肠段形态症状

观形	症状
粗大深刻	肠道憩室
浅淡细弱	慢性结肠炎，肠道过敏
凸起	宿便毒素体质
凹陷	大肠蠕动缓慢，容易形成便秘而造成宿便毒素蓄积

斑点透视

大肠段斑点症状

观斑	症状
红色斑点	①肠道便秘；②痔疮正在发作
青色斑点	①肠道有憩室，即宿便毒素； ②慢性溃疡性结肠炎
褐色斑点	长期宿便毒素蓄积

纹理分析

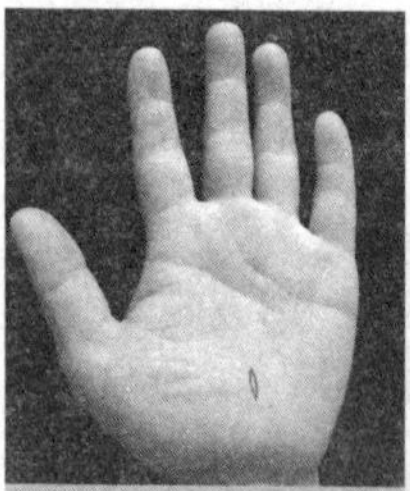

1. 大岛形纹
脾胃虚弱易产生宿便毒素。

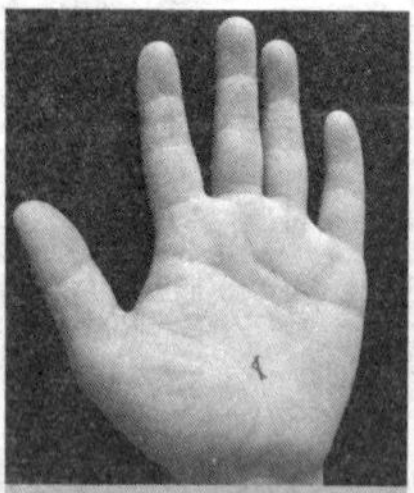

2. 三角形纹
肠道曾做过手术且有后遗症。

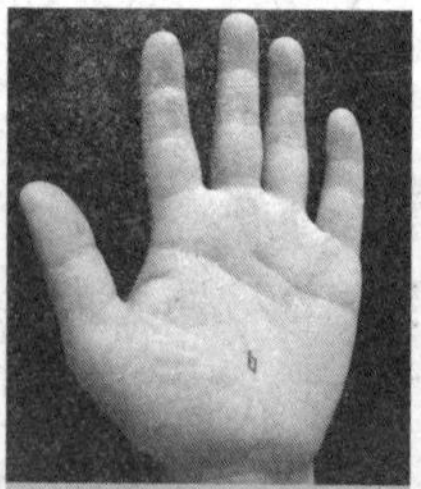

3. 菱形纹
肠道容易发生腹胀、腹泻、肠扭转、肠梗阻。

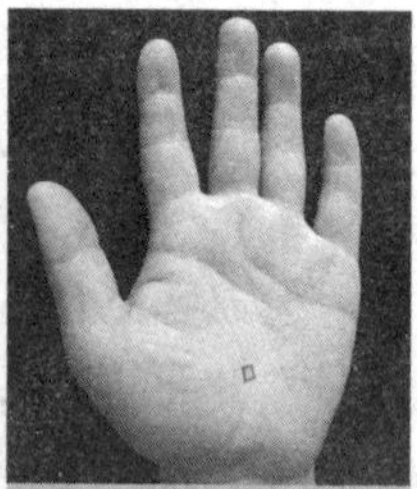

4. 方格形纹
做过阑尾炎、肠道、疝气手术，目前病情稳定。

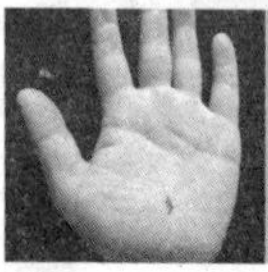

5. 下行羽状纹
肠道憩室现象；宿便毒素增多；痔疮。

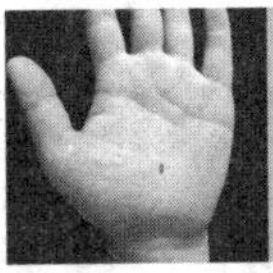

6. 小岛形纹

肠道肿瘤，痔疮现象；肠道憩室和肠道息肉。

注意

开放型纹理

表明肠道功能紊乱。

分段辨证之肾腰椎段

年龄判断

亚健康状态。6 ~ 15 岁：坐姿不正确或久坐、过度运动。16 ~ 25 岁：轻度腰肌劳损。26 ~ 35 岁：肾虚(整体)。36 ~ 45 岁：肾虚、骨质疏松。6 ~ 55 岁：陈旧性腰椎肥大或骨质疏松。56 ~ 65 岁：腰椎间盘肥大或增生已经形成。66 岁以上：腰椎间盘肥大或增生已经形成。

疾病状态。6 ~ 15 岁：轻度的腰肌劳损。16 ~ 25 岁：腰肌劳损，并提示有缺钙现象。26 ~ 35 岁：肾虚、缺钙。36 ~ 45 岁：腰椎肥大或轻度腰椎骨质增生。46 ~ 55 岁：腰椎肥大或增生。56 ~ 65 岁：腰椎肥大或增生。66 岁以上：腰椎肥大。

望色辨证

肾腰椎段各色症状

观色	症状
加深	腰肌劳损
青色	肾虚血瘀
褐色	腰肌劳损，肾虚，肾炎

观形察态

肾腰椎段形态症状

观形	症状
粗大深刻	腰椎肥大、腰椎增生
浅淡细弱	生理性缺钙、骨质疏松，多见于肾虚体质
凹陷	肾虚体质，缺钙
凸起	腰椎肥大，易发生椎间盘突出

斑点透视

肾腰段斑点症状

观斑	症状
褐色斑点	①陈旧性腰肌劳损；②肾结石
青色斑点	①腰肌劳损；②腰椎骨质增生；③肾病综合征；④慢性肾炎

纹理分析

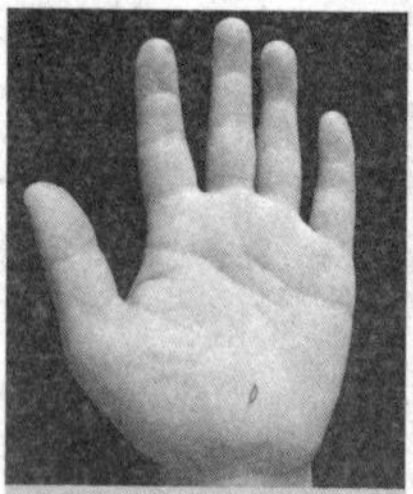

1. 岛形纹

提示肾结石、腰肌劳损。

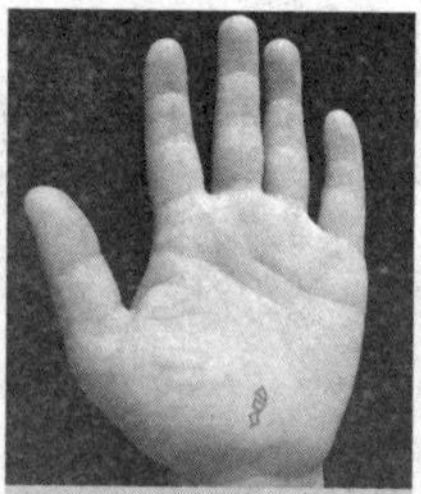

2. 三角形纹、方格形纹、菱形纹

提示肾虚、腰肌劳损。

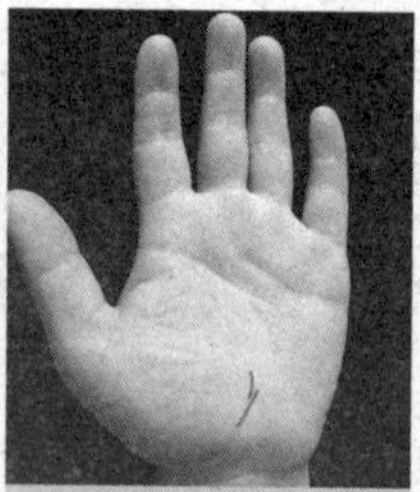

3. 断裂

腰椎间盘突出症。

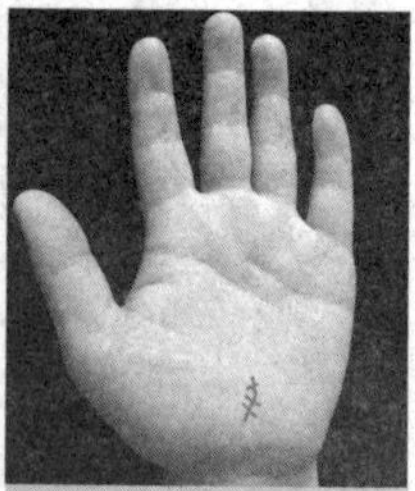

4. 十字纹、交叉状纹

提示肾虚、肾功能下降。

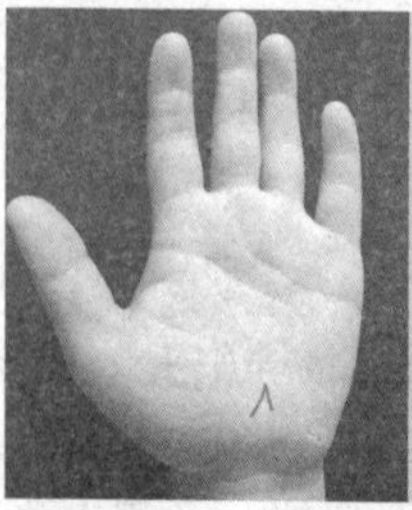

5. 出现大的分支或分叉

风湿体质或痛风。如果发深、清，说明风湿因素较多；腰肌劳损；坐骨神经痛。

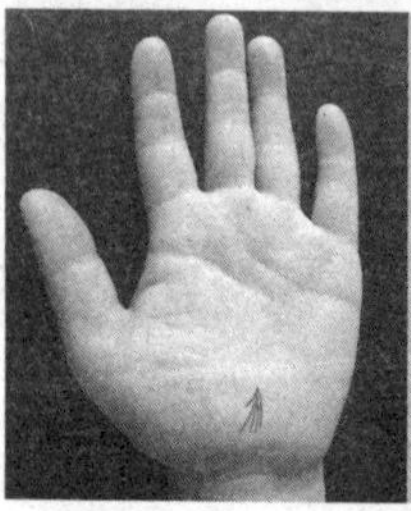

6. 向下羽状纹

有骨质疏松、生理性缺钙，属肾虚体质。

分段辨证之生殖段

年龄判断

亚健康状态。6 ~ 15 岁：肾虚的表现，生殖系统发育缓慢。16 ~ 25 岁：男—阴虚火旺；女—月经不调。26 ~ 35 岁：男—可能有轻度前列腺炎；女—生殖系统有炎症。36 ~ 45 岁：男—性功能下降、前列腺功能轻度减退；女—性功能下降、雌性激素水平下降、生殖系统有慢性炎症。46 ~ 55 岁：男—性功能下降或亢进（较少），进入男性更年期；女—雌性激素水平明显下降，进入更年期。56 ~ 65 岁：男—前列腺增生；女—生殖系统自身防御功能下降。66 岁以上：男：前列腺增生；女—生殖系统自身防御功能下降。

疾病状态。6 ~ 15 岁：无疾病现象，但生殖系统要引起注意。16 ~ 25 岁：男—多出现遗精或轻度前列腺炎；女—痛经、闭经、月经不调。26 ~ 35 岁：男—慢性前列腺炎；女—月经不调、慢性子宫内膜炎。36 ~ 45 岁：男—阳痿、早泄、慢性前列腺炎或前列腺有轻度增生；女—卵巢功能衰退、生殖系统防御功能减退，容易发生肿瘤或增生现象。46 ~ 55 岁：男—前列腺功能衰退、慢性前列腺增生；女—月经功能紊乱，甚至绝经，更年期综合征比较明显。56 ~ 65 岁：男—前列腺增生正在发作；女—生殖系统可能有肿瘤或增生正在发作，建议做妇科检查。66 岁以上：男—前列腺增生正在发展，女—生殖系统可能有肿瘤或增生正在发展，建议做妇科检查。

望色辨证

生殖段各色症状

观色	症状
加深	炎症正在发生
褐色	生殖系统炎症或增生

斑点透视

生殖段斑点症状

观斑	症状
褐色斑点	生殖系统有慢性炎症，有肿瘤或增生的倾向
青色斑点	提示生殖系统有损伤，也见于生殖系统肿瘤，属于肾虚血瘀体质

观形察态

生殖段形态症状

观形	症状
浅淡细弱	生理性缺钙、骨质疏松，多见于肾虚体质
青色斑点	提示生殖系统有损伤，也见于生殖系统肿瘤，属于肾虚血瘀体质
粗大深刻	①老人反映为老年性缺钙或生理性缺钙，常见的有骨质疏松、骨质增生；②腰椎间盘肥大，年轻人患有腰肌劳损，男性老人可能是前列腺增生
凹陷	提示肾虚体质，缺钙
凸起	腰椎肥大，易发生椎间盘突出

纹理分析

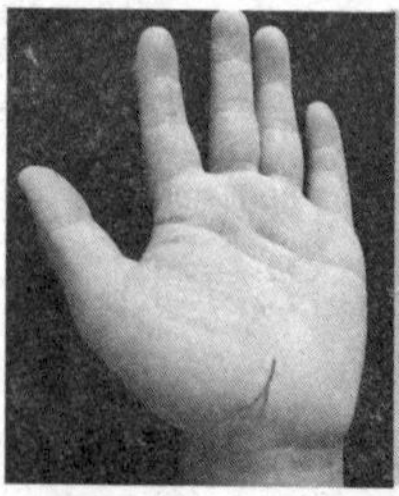

1. 主线分两叉

生命线末端只有2条非常清晰的分支，多是风湿性体质，也提示生殖系统易发生炎症。

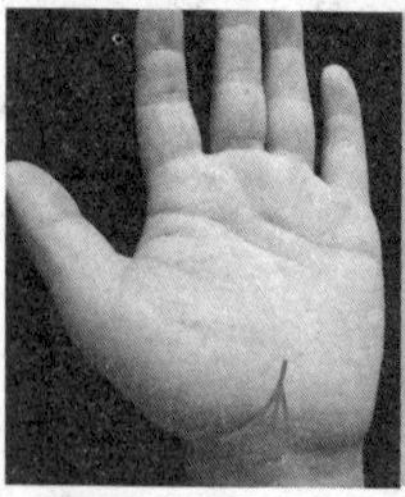

2. 主线分三叉

生命线末端产生3条以上分支，提示骨质疏松、骨质增生或腰肌劳损、坐骨神经痛。

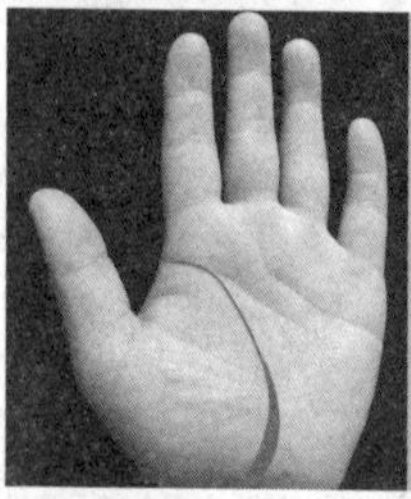

3. 千钧一发的生命线

整条生命线较浅细，末端特别粗大、深刻，尤其在生殖段更加粗大，表明晚年易患突发性疾病，生殖系统有肿瘤、增生，腰椎骨质增生，椎间盘肥大，生理性缺钙。男性患有前列腺增生；女性患有子宫肌瘤、卵巢囊肿。

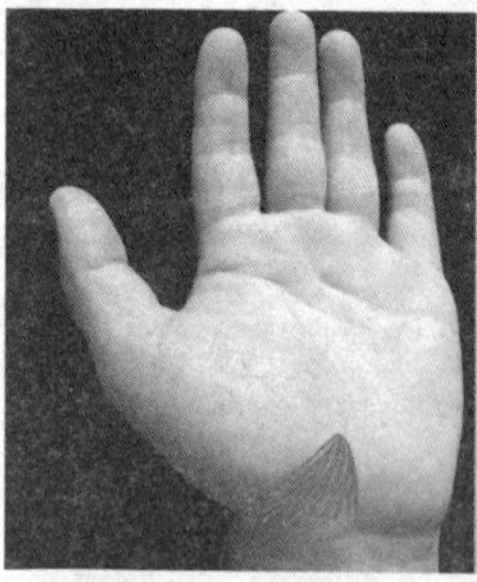

4. 马尾形状的生命线

一般3～4条或更多像马尾形状，提示生殖系统功能紊乱或下降，易发生生殖系统炎症。症状：大病不犯、小病不断，不吃药也能抵抗，即疾病平衡。

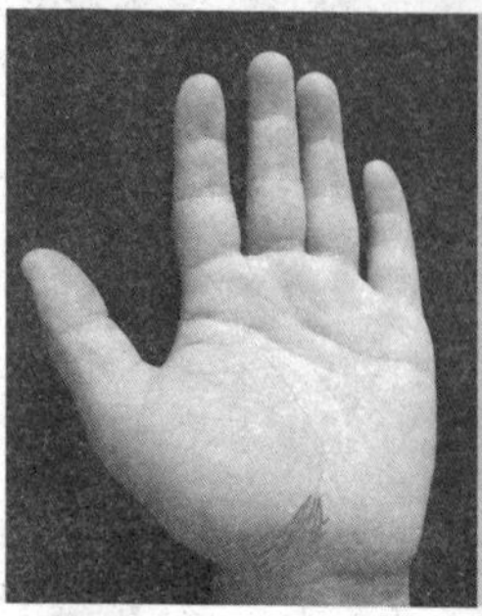

5. 末端网状的生命线

肿瘤体质；胃癌体质。

6. 开放型纹理

生殖系统有轻度炎症。

7. 闭合型纹理

晚年易发生殖系统肿瘤。

养生指南

生命活动的物质基础是气血，人体的根本是精、气、神，道家称之为“人身三宝”。一个人平时身体的强弱，病时疗效的好坏，都取决于精、气、神之充足与否。所以，保养精、气、神，是保健防病的重要手段。首先，男女都应该寡欲节育，以保精、气、神。其次，要养脾和胃，调饮食，适寒温。在预防方面，除预防外感风寒及中暑等症外，青年节欲保肾最为重要，如果能注意预防，就能强身少病。

肾脏如果有病，其功能就相应减弱，从而影响到人体废物的排泄，严重时可引起肾功能衰竭，诱发尿毒症而危及生命。因此，应引起人们的重视。在日常生活中要学会保护自己的肾脏：①养成饮水习惯。除一日三餐外，必须饮用一定量的水。多饮水可帮助人体将在新陈代谢过程中生成的废物及时排出，降低有毒物质在肾脏中的浓度，避免肾脏受到损伤。②养成淡食的习惯。因为盐中的钠离子可以很快进入血液内，过多的钠离子必须通过肾脏排出，这样就会增加肾脏的负担。还要避免酸性太强的食品，尽量选食碱性较强的食物。同时饮食要多样化、均衡化、定量化，使各种食物在营养成分上起互补作用。

中医历来主张“药疗”不如“食疗”。古时人们称能用食物治病的医生为“上工”。药补不如食补，它强调了饮食对人体调养的重要性。因为药物一般都有一定的偏性，没有较大的偏性就不能称其为药，多服、久服难免会产生一些副作用。从这一点来说，食物的作用比药物来得平和稳妥，方便易得。尤其对一些因营养缺乏而导致的病症，用食物调理更胜过服药。

再者，从补养的角度说，“补药”固然可以补益人体，毕竟还是药，“凡药皆可伤人。”（清·吴仪洛《本草从新》）虽然食物也有偏性，但它们都是可吃的，一般不存在毒性问题，自然比较安全。况且经过数千年的尝试、筛选而留传至今的谷肉果菜，不仅营养价值高，口味好，也容易为机体所消化和吸收。人们只要合理进食，便能满足生长发育和生命活动的营养需要，这就是食物相对于金石草药的优胜之处。当然，有些病症单纯依靠食物的力量，太显单薄，而只能以食疗作为辅助。若得痊愈，还得请医生按病症辨证论治，确定某种补药或开出补方来进行调理。所以食补不能完全取代药补，但仍可作为药疗的辅助手段来促进疾病的痊愈。

尽可能少用或不用对肾脏有害的药，如庆大毒素、卡那霉素、磺胺类药、止痛片等。即使一般性的药物，如果长期使用，它们在排泄过程中同样也会伤及肾脏。及早控制感染和治疗原发病。保持外阴卫生，避免尿路感染，对女性来说尤为重要。此外，不少疾病如糖尿病、系统性红斑狼疮、硬皮病、肺结核、痛风等均可导致肾脏不可逆性损害，对这些疾病必须及早诊治，并且反复检查是否损害肾功能。另外，蛋白质摄入不可过多。虽然它是重要的营养物质，但不是多多益善，因为其代谢产物必须通过肾脏排泄。

现代研究

通过大量的临床观察发现，90% 长期患有低血压综合征和慢性疲劳综合征的患者，生命线呈细弱浅淡。如果通过长期的调养或运动锻炼，使之变得清晰、深刻起来，低血压综合征和慢性疲劳综合征会随之减轻，甚至消失。通过大量的手诊病例发现，清晰深刻粗大的生命线突然中断，容易发生突发性疾病，常见的有胆绞痛、急性阑尾炎、肠扭转和突发性心脑血管病。在经过治疗后，突然中断的地方会逐渐有生命线延续起来。

现代研究证明，生命线不是相学书中说的那样终生固定不变，严格来讲，它每时每刻都在发生着变化。当人体发生比较大的疾病或出现健康隐患时，生命线会忠实地记录下生命发展的历程与痕迹。

第四节　智慧线——聚精会神的轨迹

手诊定位

起源于拇指根和食指根之间，与食指指节纹平行，向小鱼际方向延伸，呈自然的抛物线略向下弯垂的一条弧线，终止于第 3 指缝的下方。

脏腑属性

中医属心、脑。

西医相当于心脑血管系统、循环系统、神经系统。

重点反映在循环系统、神经系统的病变，也反映整条脊椎的病变。

正常形态

粗长、清晰、深刻、红润、有光泽、连绵不断、粗细适中、充满活力、精神饱满，起始端较粗大深刻，末端自然趋细，并呈弧线自然向下弯曲，无杂纹，无斑点，末端无分支分叉为最佳。生命线与智慧线合流处不超过食指为常态，不及或超过都是病态。

整体辨证

望色辨证

智慧线各色症状

观色	症状
淡白不荣	智慧线淡白无光泽，是气血亏虚、心脏虚弱的征象。也要考虑有再生障碍性贫血（白血病）的可能
紫暗发晦	智慧线颜色紫暗发晦，无光泽无神，是心气衰微、气血瘀阻的表现。多见于冠心病、心肌梗死、慢性心力衰竭，也见于高脂血症、高血压患者
褐色沉着	表示缺乏有效的锻炼，动脉逐渐发生硬化，也见于血液毒素蓄积及冠心病稳定期
青色无神	多见于心肌梗死前期，常见于气滞血瘀证型。慢性充血性心力衰竭患者，见此现象预后较差

观形察态

1. 直曲

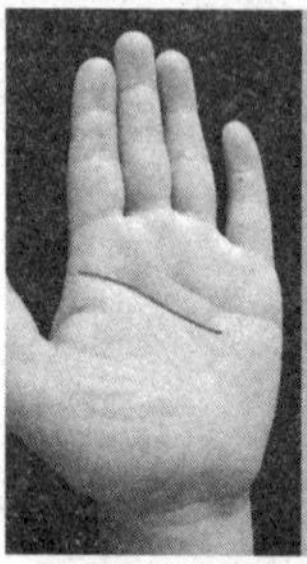

①过于平直的智慧线

智慧线过于平直，反映此人思维敏捷、心直口快，易发生血管舒缩功能障碍、高血压和低血压，一般来说，保养得当就没事；另外还易发生突发性心脏病，平常没任何临床症状，一旦有，则治疗比较困难。

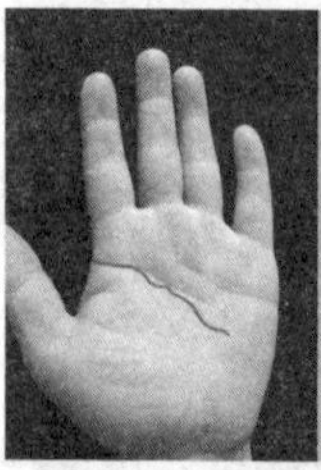

②弯弯曲曲的智慧线

心脏功能时好时坏、时强时弱，最易发生心血管意外。有气虚血瘀、气滞血淤、心脏功能低下现象，易发生低血压、产生神经衰弱。

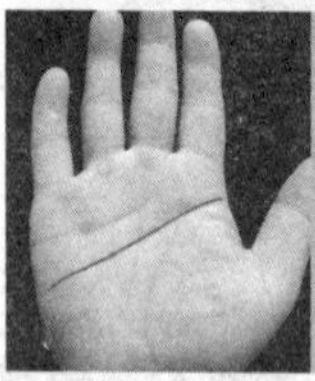

③长于常态的智慧线

智慧线超出无名指以外，反映出工作压力过大，用心、用脑过度，易发生疲劳综合征。

2. 深浅

①粗大深刻的智慧线

年轻时心脏功能极好，但易发生突发性心脏病，晚年易猝死。深刻且晦暗，心脏可能有陈旧性病变、气滞血瘀，随时病发。

②浅细皴淡的智慧线

心气不足、气血亏虚、心肌缺血、神经衰弱，易产生低血压综合征、疲劳综合征。

3. 长短

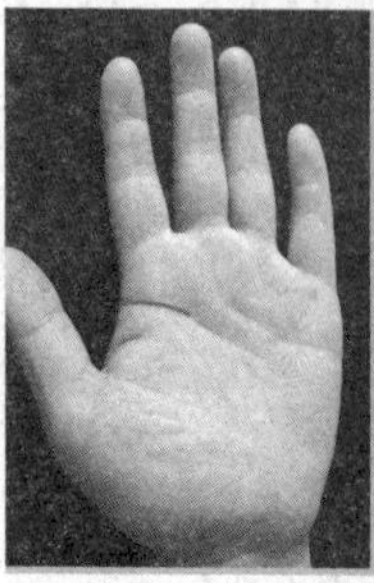

短于常态的智慧线

智慧线过短，没有达到中指中轴线，反映人体的血管舒缩功能障碍。遇事犹豫不决，喜欢冒险，爱耍小聪明。智商不高，所有视觉、听觉、味觉等五官的感觉都很迟钝，对于数目的计算，也是迷迷糊糊，对于生活所需的一切，更是根本不知道如何去想方法来满足。倘使生命线短，身体也虚弱，却又是一个根本不知道如何来改善健康的人。

斑点透视

智慧线斑点症状

观斑	症状
褐色斑点	提示动脉硬化、高脂血症、血液毒素蓄积
青色斑点	多提示气虚血瘀、心脏功能较差、微循环较差，也见于冠心病患者
紫色斑点	提示器质性的病变、近期血液毒素蓄积，也见于轻度心肌梗死前期症状

纹理分析

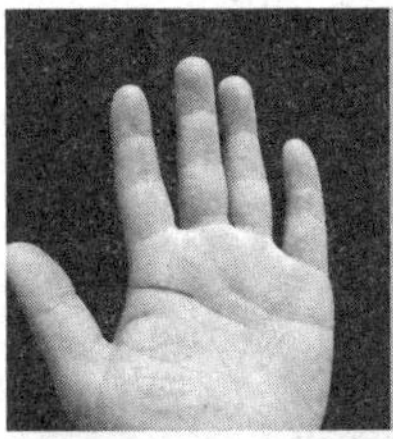

1. 粗深过短的智慧线

末端在食指与中指缝之间。性格胆怯多疑，但又刚愎自用。多心脑血管功能障碍，尤其是血液循环障碍。年轻时多无临床症状，一旦发生临床症状，恢复较慢。

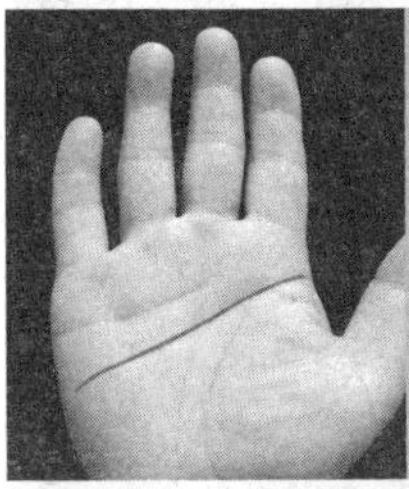

2. 粗深直长的智慧线

此类型的人聪明睿智，心脑功能健康，充满自信，能勇敢地按自己的计划采取行动，向着目标挺进。如果生命线、智慧线间隔太宽，则说明过度自信而缺乏慎密思考，往往行动在先，思考在后，成为一个横冲直撞的莽汉。

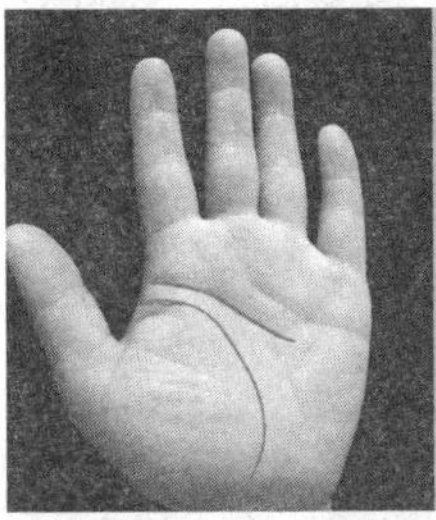

3. 生智始离的智慧线

生命线和智慧线在起始段分离，虽然心脏先天发育良好，但晚年容易患心脑血管疾病，尤其是在智慧线上有病纹时。生命线、智慧线合流处分开，诊断时巽区还是以生命线为主，中老年时易发心脑血管疾病，但预后良好。

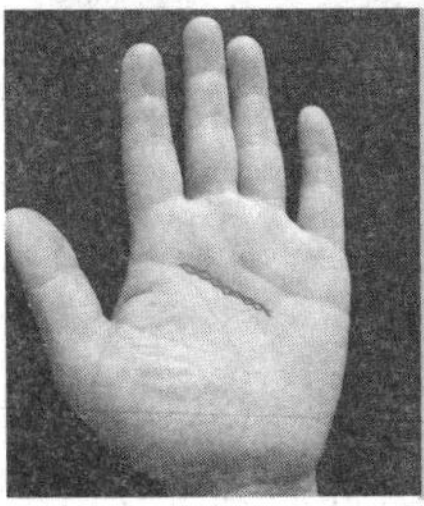

4. 连续岛纹的智慧线

多是心脑血管功能性病变和部分器质性病变的临床手诊特征，多见于心肌缺血，脑动脉硬化等。多因工作而用脑过度、心脏负担加重所致。如果是性格内向或不会自我宣泄的人，会因精神压力大，而患心肌缺血合并十二指肠炎或胃心综合征。

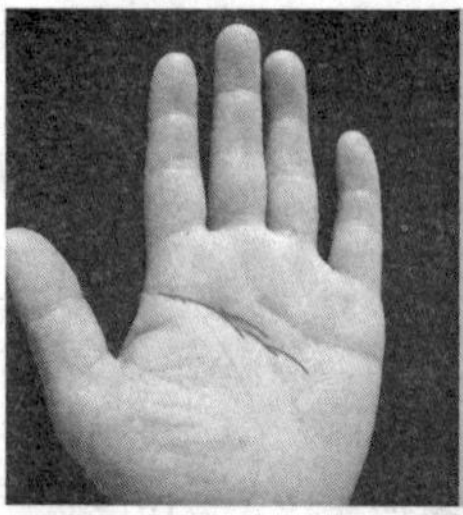

5. 断而线辅的智慧线

智慧线虽然断裂，但在断裂处有辅线形成，使其不断，提示心脏有遗传性病变，后天有所修复，但并没有彻底根治。这种人的心脏病有家族遗传性。一般表现为：平时爱钻牛角尖，精神抑郁，心事重重，以心脏神经官能征最为突出，但也可能是重大心脏疾患基本恢复后遗留的现象。

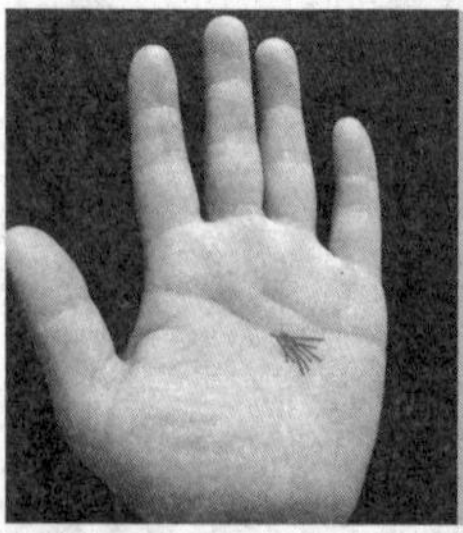

6. 末端分叉的智慧线

有很多细小分叉,表示神经衰弱和脑组织供血不足。下垂且分叉：聪明有余，可同时从事两种职业，但易患脑神经衰弱。三、四、五叉:严重神经衰弱。叉不过四,虽然事业比较多,但十有九不成,最终耗神费力。分叉越小，事业越小；分叉越大，事业越大；分叉如向上到坤区，则适合做实际性的工作。

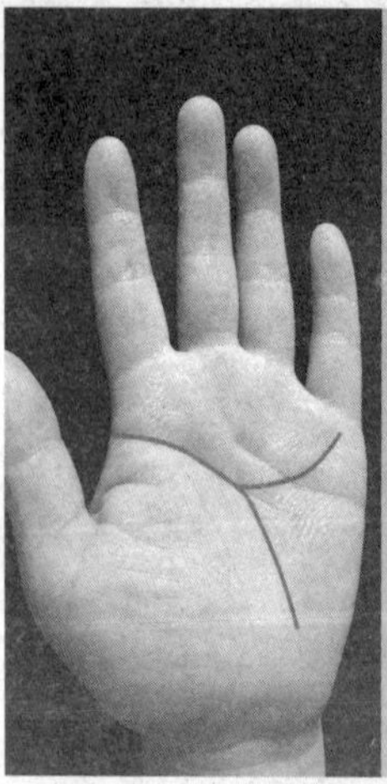

7. 两叉上下的智慧线

智慧线在中指下方左右分开成上下两叉。向上的一叉穿过感情线指向小指：多因过度劳心费神，暗耗心血，导致心脾两虚（心悸、失眠、多梦、不思饮食、神疲乏力等）。向下的一叉下垂到乾区：是因过度操劳，而致心肾不交（心悸、失眠、腰酸乏力等），常见于坐办公室的人和企业策划人员等。向下达乾区，向上达坤区：表示此人做事有计划，办事有能力，言出必行。常见心肾不交及心脑血管疾病。农村妇女也常见此线，说明勤俭持家，正是“平常人，平常事，平常心”。如果分叉都向上翘至坤区，另一条到兑区边缘，说明此人是非常感性的人，容易相信别人，做事跟着感觉走，错了也不回头。

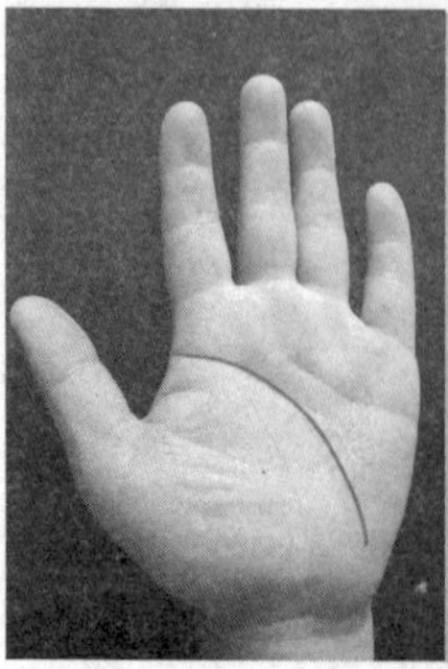

8. 长而弯垂的智慧线

长达乾区，提示此人多幻想，有灵感，做事凭直觉，能把自己的想法付诸理想的追求中，但容易出现神经衰弱和心肾不交。也见于性欲强烈而不加以节制易引起的肾虚。

过度弯曲，弯曲度大且长，甚至直达乾区，表示易产生梦幻同时具有艺术气质，有专长且执著，最易产生逆反心理，做出不可思议的事情，说出不可思议的话，经常思维过度。正是“机关算尽太聪明，反误了卿卿性命”。

9. 真中断的智慧线
反映先天器质性病变，可能有先天性心脏病，以二间瓣狭窄、血管动脉关闭不全、心气亏虚为主，症状：突然胸闷、心慌、无力，但几分钟后就恢复正常。

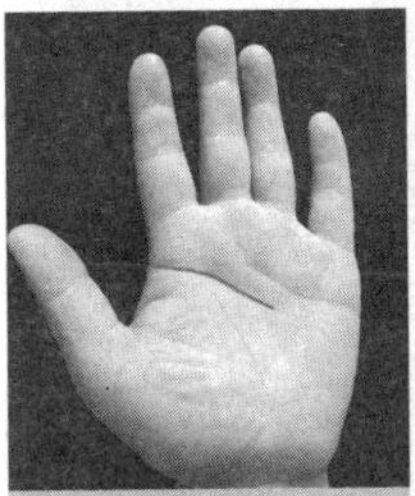

10. 粗深平短的智慧线
聪明睿智，心脏功能良好。

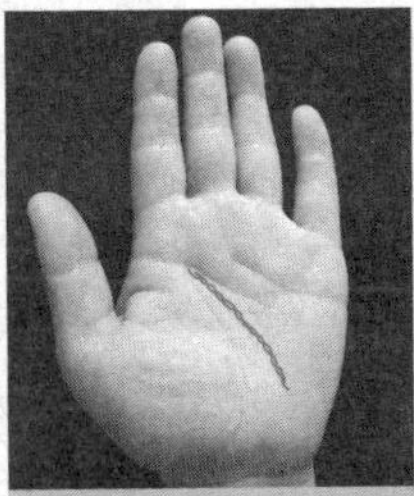

11. 链羽下垂的智慧线
智慧线呈链状或呈羽毛状而向下弯垂。这种人先天心脑神经功能薄弱，多有心气不足、神经衰弱、血管神经性头痛等症，表现为精神散漫、做事犹豫、缺乏耐心、好高骛远。

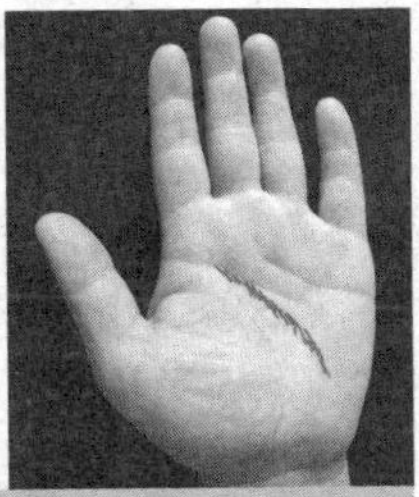

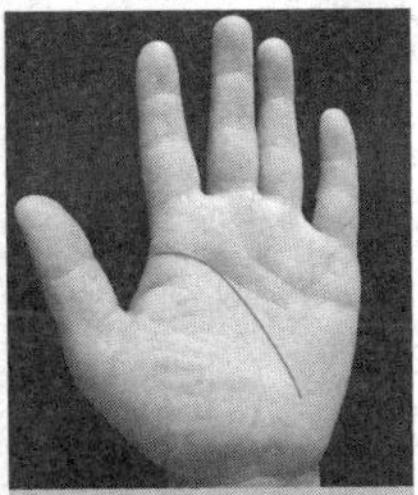

12. 无力垂下的智慧线
智慧线浅细而无力下垂，多是先天心脏功能不佳，中医多以气阴两虚证常见。

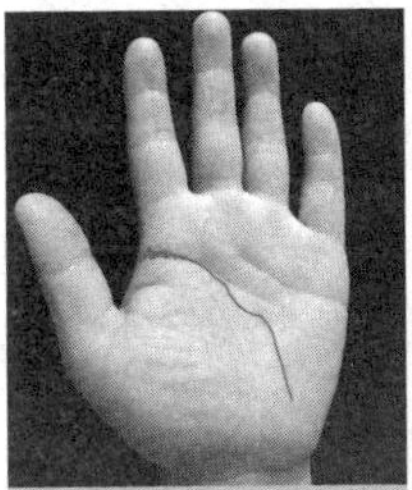

13. 蛇状弯曲的智慧线
智慧线呈蛇状弯曲，易心气不足而心悸，气虚血瘀而眩晕；易患低血压综合征、神经衰弱、脑动脉硬化。此类人做事无计划，犹豫不决，虎头蛇尾，不能善始善终。

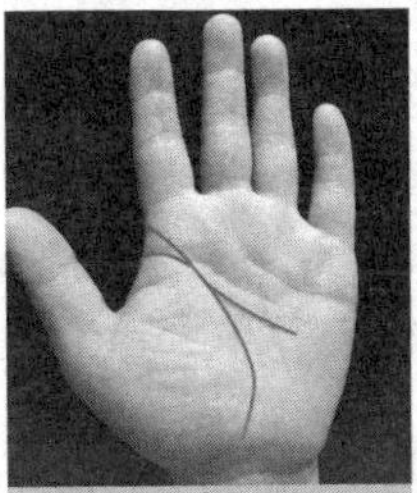

14. 中合两分的智慧线
智慧线只在生命线中上段和其合流，始段与末端分开。这种人多易患高血压、心脏病，性格多刚愎自用，妒忌心强。

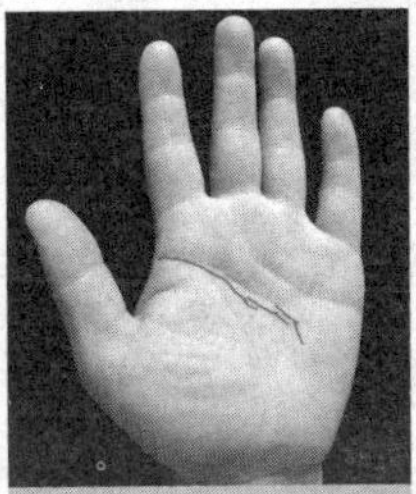

15. 直曲中断的智慧线
智慧线多处直曲中断，提示心脏先天器质性病变或心脏后天器质性损伤，如二尖瓣狭窄、房室传导阻滞、风湿性心脏病、病毒性心肌炎后遗症等。

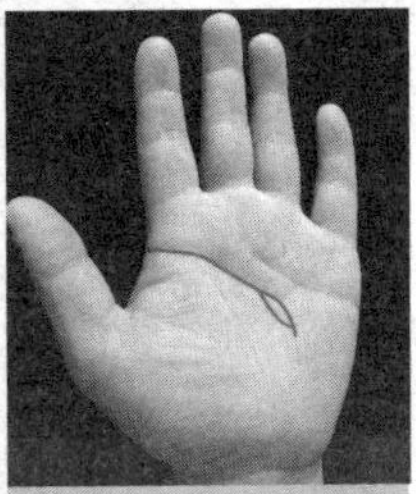

16. 末浅大岛的智慧线
智慧线末端多浅而大的岛形纹，多是因精神压力过大、用脑过度而损伤心脑血管的功能，引起器质性病变造成的。常见心脑供血不足、心肌缺血、冠心病、脑血栓或中风等。

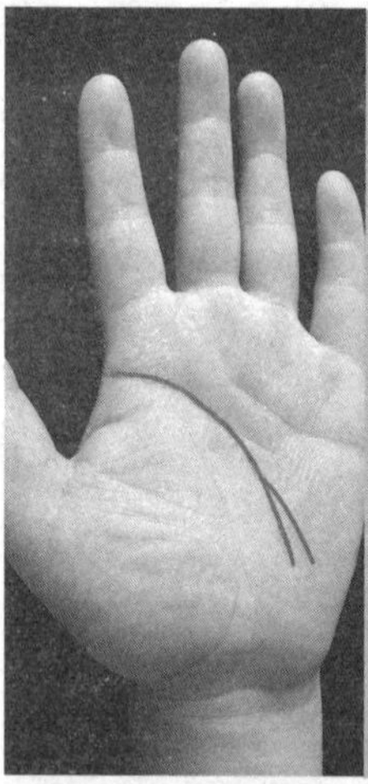

17. 两叉向下的智慧线

智慧线在中指下方左右分作二叉向下，提示见多识广，多才多艺，对任何工作都能胜任，语言表达能力强，但容易气阴两虚，而见于血压低或神经衰弱。

智慧线都下垂到乾区：喜幻想，适合文学家、歌唱家、教徒、造梦大师等职业。一旦将计划付诸实际行动，就容易胡思乱想，造成神经衰弱；实现不了就精神抑郁，最后用脑过度，造成心肌缺血。

智慧线向上翘到感情线起始端，呈弧状、弯曲状凸起：表示此人心高气傲，聪明博学，与社会不太融洽，愤世嫉俗。

智慧线末端有相邻 2 ~ 3 条平行短线，表示心脏先天发育存在薄弱环节，仪器检查不到。进入到青中年时期，表现为心律不齐、房室传导阻滞。

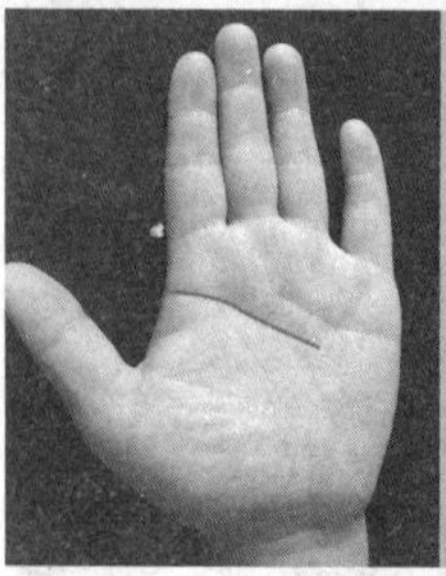

18. 适中平直的智慧线

心脏功能正常的人多见。智慧线与生命线合流，表示这种人头脑聪明绝顶，不过神经过于纤细，遇事顾虑太多，迟疑不决，往往因此而失去好机会。

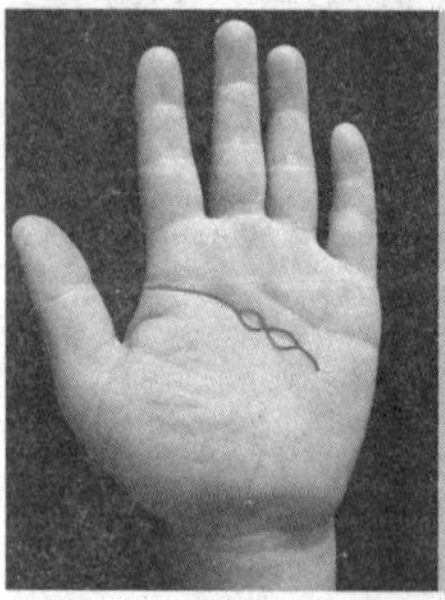

19. 中指、无名指岛的智慧线

在中指、无名指中下端出现岛形纹，提示心房、心室有病变，而且影响到或已经合并脑血管神经系统病变，岛形纹越大越严重。若有切线和健康线近乎平行地穿过感情线、智慧线、生命线，提示心脑血管系统正在发生严重病变，可见冠心病、心绞痛、心肌梗死、中风先兆或已经发生中风、眩晕、头痛、脑梗死、脑出血等严重病变。

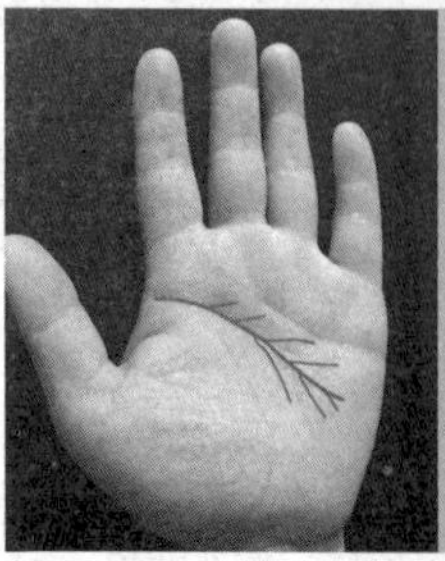

20. 直长叉多的智慧线

智慧线直长而且分叉多，提示对各方面都有极大兴趣，会在多方面有建树。但要注意用脑适宜，否则也易发生心脑血管方面的疾病，晚年时更应该注意。

21. 假中断的智慧线
先天发育虽有缺陷，但后天得到不同程度的修复；患者曾经发生房室传导阻滞而造成的心律不齐，后天有所修复，但没彻底治愈。

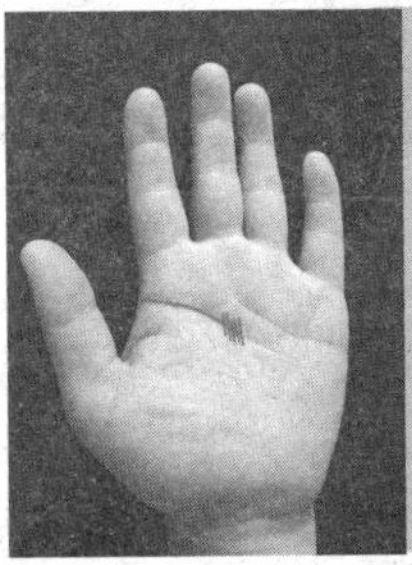

22. 短直末纵的智慧线
智慧线短直（末端止于中指下），末端有纵切纹形成，是脾气暴躁、最易心火旺盛的标志。此类人容易情绪激动而心律失常，或怒极动心而心烦不眠。如果纵切纹消失，则这些症状也会消失。

23. 锁链状的智慧线
反映心脏：气滞血瘀，常见冠心病。

脏腑分段

《手诊真经》曰：“缝缝相对，指指相关，脏腑相连，神机相感。”

智慧线脏腑段划分图

智慧线上的脏腑段：心理压力段、心脏段、精神紧张段、脑段、内分泌段（乳腺段）。

划出食指平分线，向下延长与生命线、智慧线的合流相交于A点。

A点之前的生命线、智慧线合流段是食管胃段，A点之后的生命线、智慧线合流段是颈椎段。

第1指缝对应的智慧线段是心理压力段；中指对应的智慧线段是心脏段；第2指缝对应的智慧线段是精神紧张段；无名指对应的智慧线段是脑神经段；第3指缝对应的智慧线段是乳腺段，也是肝气郁结段、胆汁淤积段、内分泌段。

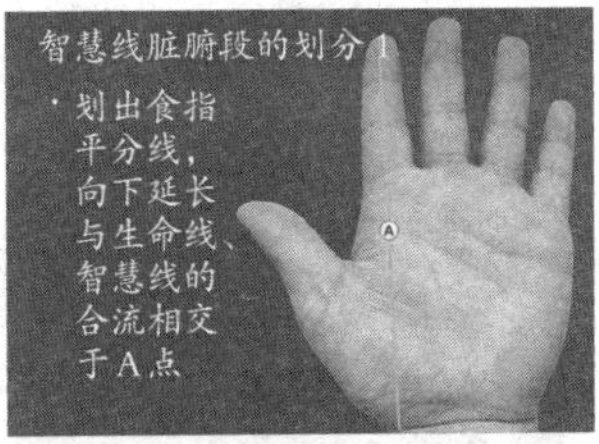

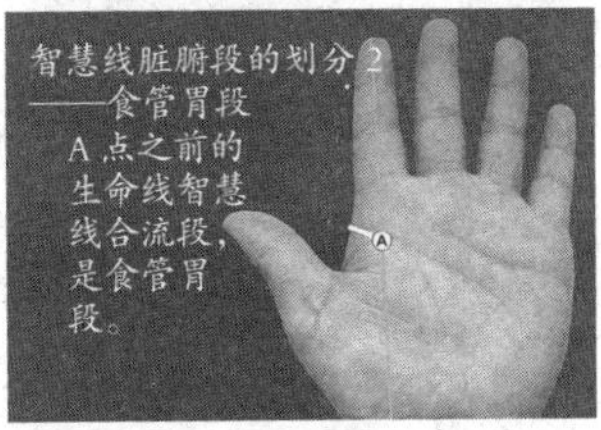

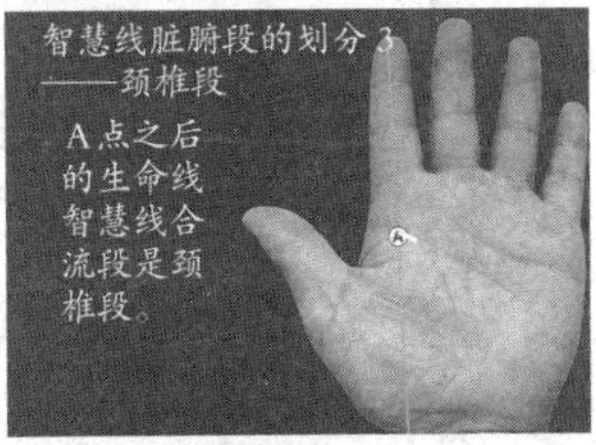

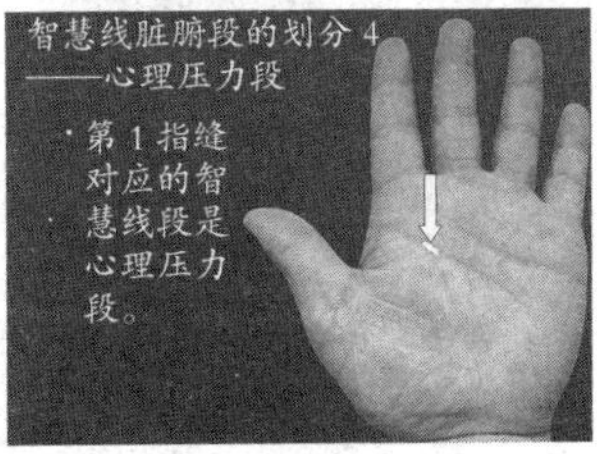

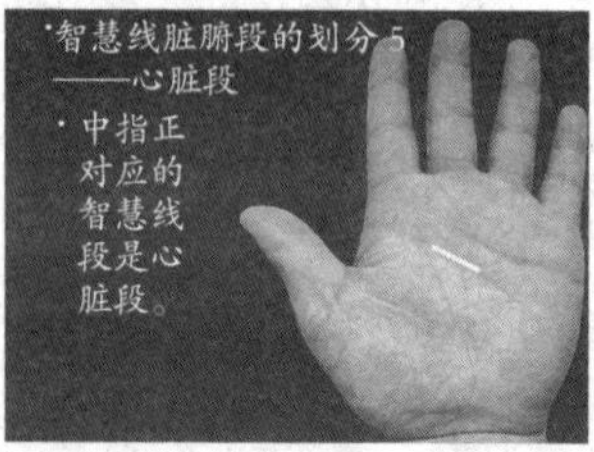

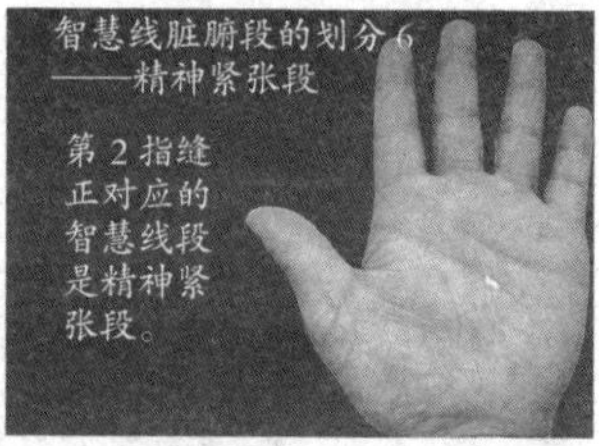

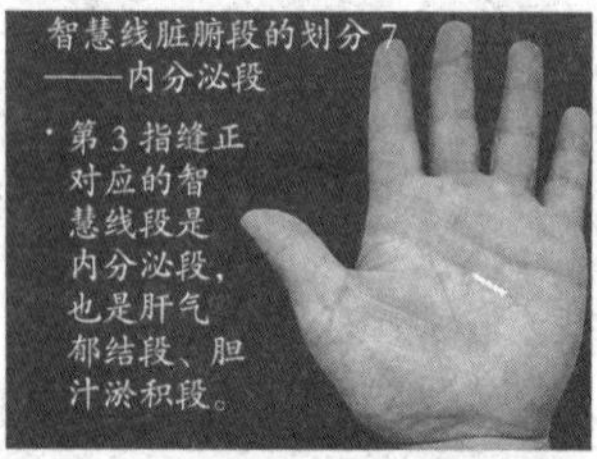

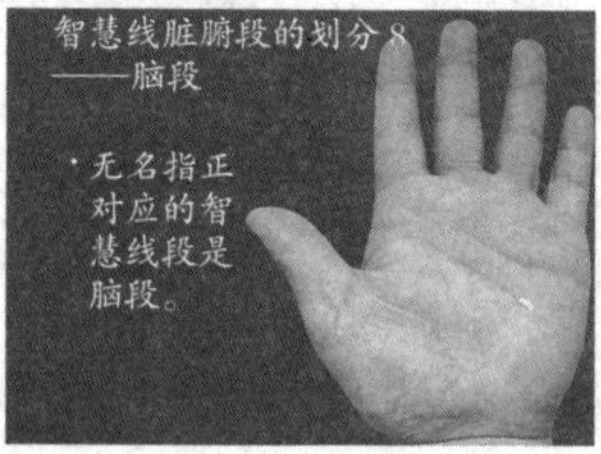

分段辨证之颈椎段

望色辨证

颈椎段各色症状

观色	症状
加深	近期坐卧姿势不正确、颈椎过度使用
红色	颈椎正在过度使用
褐色	①过度使用；②陈旧性颈椎劳损；③颈椎增生现象，见于长期伏案学习、工作者
青色	①颈椎劳损正在进行，并提示劳损造成了脑椎基底动脉供血不足，也可引起脑组织供血不足、头晕、记忆力下降；②颈椎增生
青筋出现	颈椎增生、脑组织供血不足
黑色	不常见，建议立即治疗

斑点透视

颈椎段斑点症状

观斑	症状
青色斑点	颈椎劳损、增生，正在发生变化
褐色斑点	颈椎劳损、增生
白色斑点	生理性缺钙

观形察态

颈椎段形态症状

观形	症状
凹陷	①颈椎过度使用或劳损现象；②生理性缺钙
凸起	颈椎歪斜或颈椎增生，易脑动脉供血不足
粗大深刻	容易发生颈椎增生
浅淡细弱	生理性缺钙

纹理分析

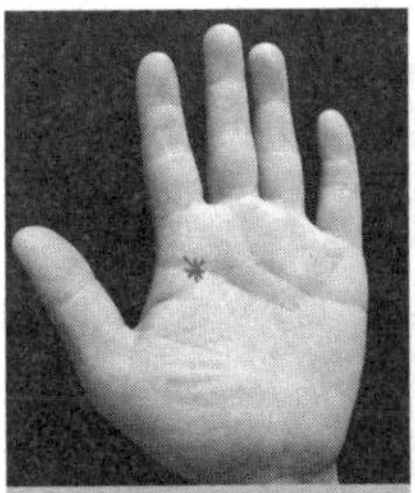

1. 米字纹
颈椎增生或劳损正在进行。

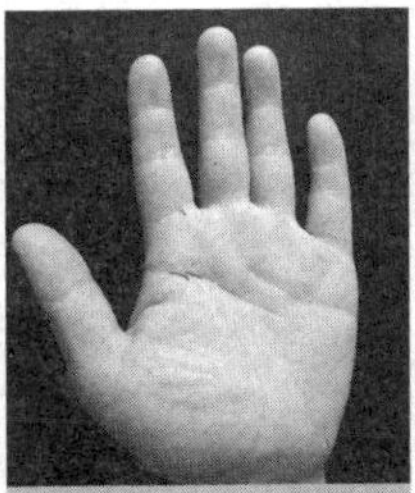

2. 断裂
容易发生颈椎增生。

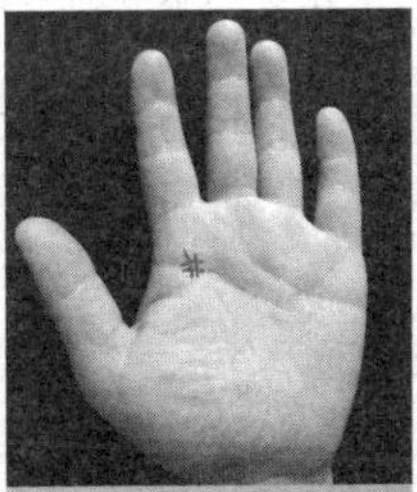

3. 井字纹
颈椎劳损或过度使用。

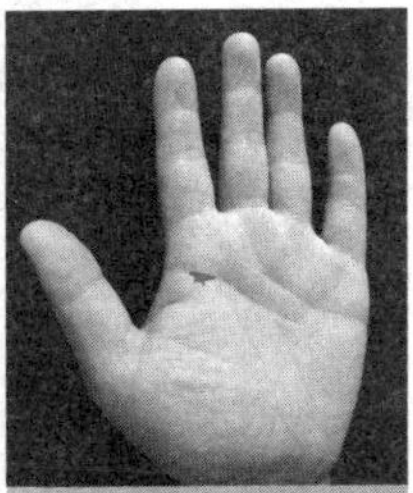

4. 三角形纹
颈椎劳损并且影响到颈椎动脉供血。

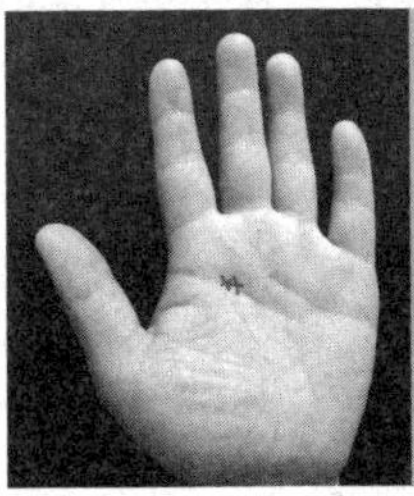

5. 十字纹、交叉状纹
轻度颈椎劳损或颈椎过度使用。

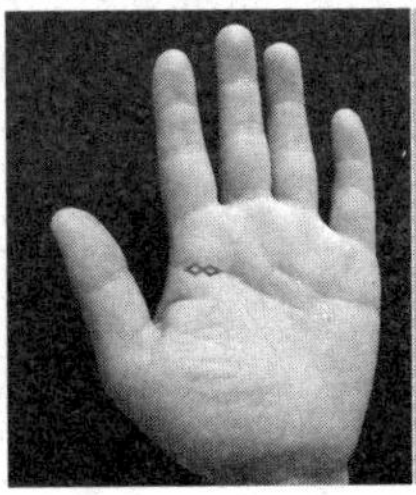

6. 菱形纹
颈椎劳损或增生，正在发生变化。

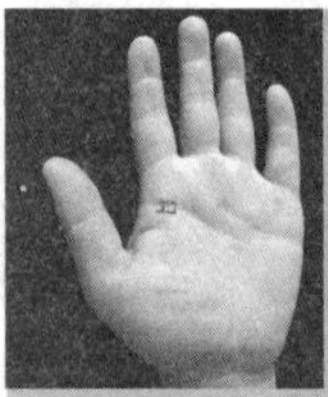

7. 方格形纹

颈椎曾经受过意外损伤。

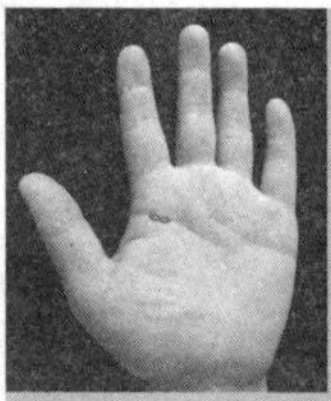

8. 岛形纹

表明颈椎劳损或增生，引起脑组织供血不足。

9. 开放型纹理

颈椎劳损或颈肩综合征现象。

10. 闭合型纹理

颈椎劳损或增生压迫了脑椎基底动脉，引起脑组织供血不足。

分段辨证之颈椎段

望色辨证

颈椎段各色症状

观色	症状
加深	近期坐卧姿势不正确、颈椎过度使用
红色	颈椎正在过度使用
褐色	①过度使用；②陈旧性颈椎劳损；③颈椎增生现象，见于长期伏案学习、工作者
青色	①颈椎劳损正在进行，并提示劳损造成了脑椎基底动脉供血不足，也可引起脑组织供血不足、头晕、记忆力下降；②颈椎增生
青筋出现	颈椎增生、脑组织供血不足
黑色	不常见，建议立即治疗

斑点透视

颈椎段斑点症状

观斑	症状
青色斑点	颈椎劳损、增生，正在发生变化
褐色斑点	颈椎劳损、增生
白色斑点	生理性缺钙

观形察态

颈椎段形态症状

观形	症状
凹陷	①颈椎过度使用或劳损现象；②生理性缺钙
凸起	颈椎歪斜或颈椎增生，易脑动脉供血不足
粗大深刻	容易发生颈椎增生
浅淡细弱	生理性缺钙

纹理分析

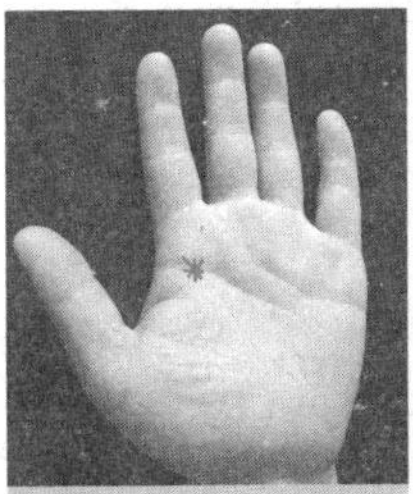

1. 米字纹
颈椎增生或劳损正在进行。

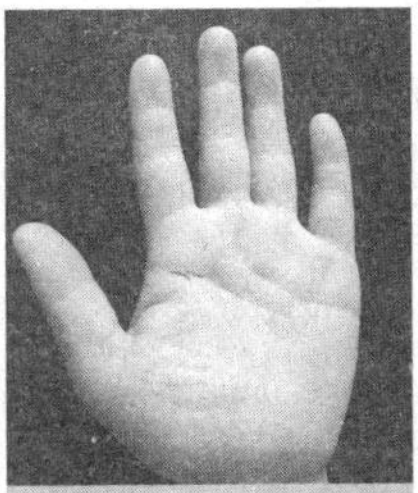

2. 断裂
容易发生颈椎增生。

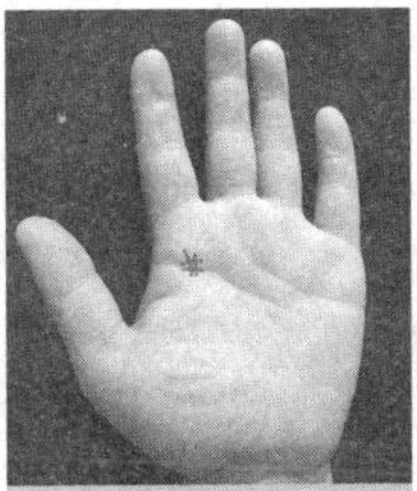

3. 井字纹
颈椎劳损或过度使用。

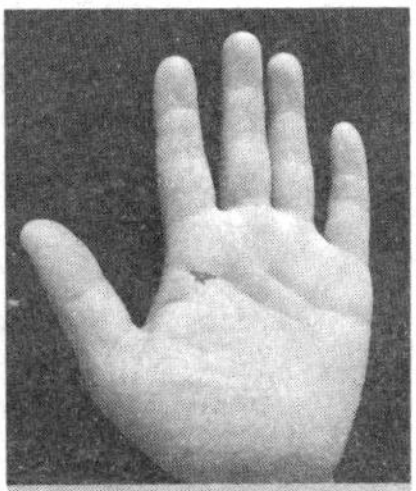

4. 三角形纹
颈椎劳损并且影响到颈椎动脉供血。

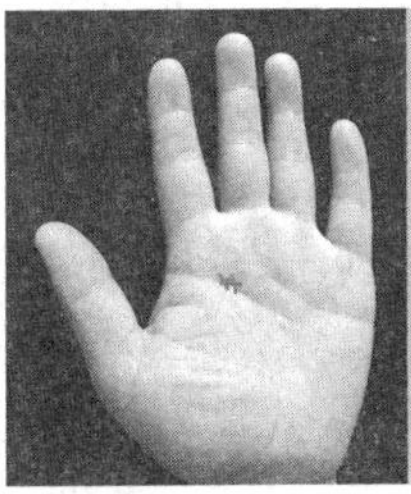

5. 十字纹、交叉状纹
轻度颈椎劳损或颈椎过度使用。

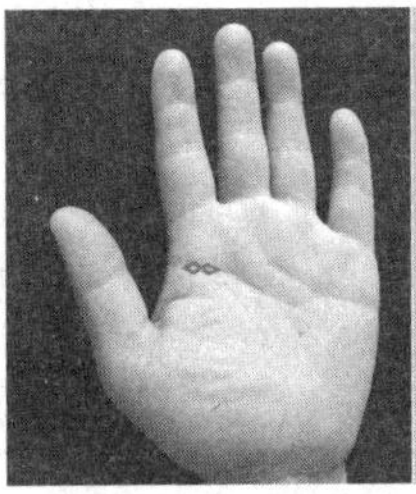

6. 菱形纹
颈椎劳损或增生，正在发生变化。

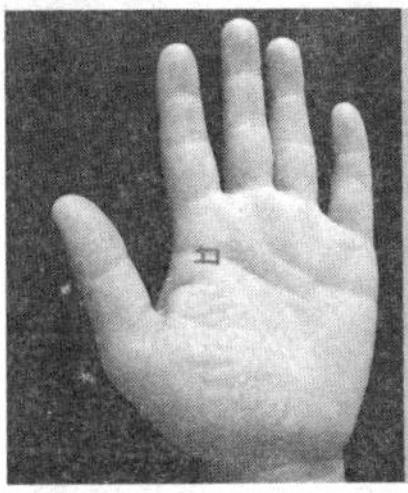

7. 方格形纹
颈椎曾经受过意外损伤。

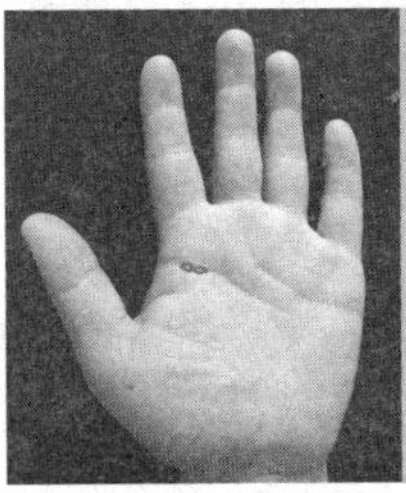

8. 岛形纹
表明颈椎劳损或增生，引起脑组织供血不足。

9. 开放型纹理
颈椎劳损或颈肩综合征现象。

10. 闭合型纹理
颈椎劳损或增生压迫了脑椎基底动脉，引起脑组织供血不足。

注意：如果生命线、智慧线不合流，那么食指下方的智慧线都是颈椎段。

年龄判断

亚健康状态。6 ~ 15 岁：坐姿不正确，影响整个脊椎的功能。16 ~ 25 岁：颈椎轻度劳损。26 ~ 35 岁：颈椎过度使用。36 ~ 45 岁：颈椎轻度增生与劳损正在进行。46 ~ 55 岁：颈椎肥大或劳损。56 ~ 65 岁：多提示颈椎增生。66 岁以上：多提示颈椎增生。

疾病状态。6 ~ 15 岁：缺钙或颈椎轻度劳损。16 ~ 25 岁：近期颈椎过度使用。26 ~ 35 岁：颈椎劳损或轻度的增生现象。36 ~ 45 岁：颈椎增生或颈肩综合征。46 ~ 55 岁：颈椎增生或椎基底动脉供血不足。56 ~ 65 岁：颈椎增生发作期或脑组织供血不足。66 岁以上：颈椎增生发作期或脑组织供血不足。

分段辨证之心理压力段

心理压力可导致脑血管病的发生，扰乱内分泌系统。

压力分为：①精神方面；②工作方面；③感情方面；④学习方面。

年龄判断

亚健康状态。6 ~ 15 岁：心理压抑。16 ~ 25 岁：心理压力较大。26 ~ 35 岁：处于轻度心理压力状态。36 ~ 45 岁：处于轻度心理压力状态（暂时性的）。46 ~ 55 岁：长期有心理压力，对心脑血管有影响。56 ~ 65 岁：心理压力过重加速心脑血管老化。66 岁以上：心理压力过重加速心脑血管老化。

疾病状态。6 ~ 15 岁：心理负担过重。16 ~ 25 岁：心理压力已经影响到的人的精神、思维、心脑血管。26 ~ 35 岁：心理压力过重。36 ~ 45 岁：心理压力严重影响到人的心脑血管。46 ~ 55 岁：心理压力是导致多种疾病的根源。56 ~ 65 岁：老年痴呆症前期或轻度精神异常现象。66 岁以上：老年痴呆症前期或轻度精神异常现象。

望色辨证

心理压力段各色症状

观色	症状
颜色加深	提示最近心理压力十分沉重

观形察态

心理压力段形态症状

观斑	症状
凹陷	表示心理压力长期过重，属于内在的情感、心理方面的压力，但又无法释放
凸起	表示长期工作、生活状态中的外来压力过重，虽然可以释放，但现实不太可能

斑点透视

心理压力段斑点症状

观形	症状
褐色斑点	有非常沉重的心理负担，长期心理压力过重引起心脑血管疾病
青色斑点	心理压力影响到人体的免疫功能

纹理分析

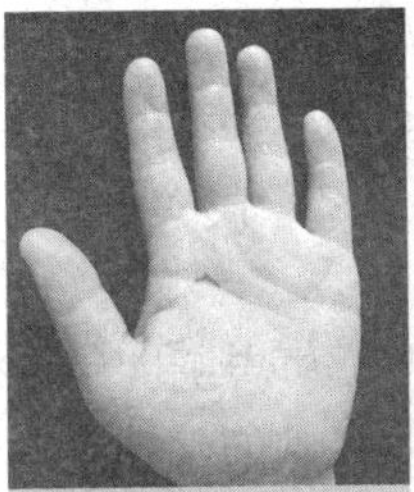

1. 三角形纹
表示正在处心积虑地计划某件事。此属矛盾性心理压抑现象。

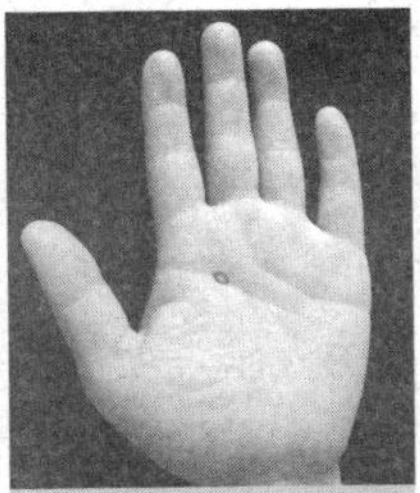

2. 岛形纹
心理长期压抑、有包袱，思想压力非常大，易心理困惑、感情困惑。

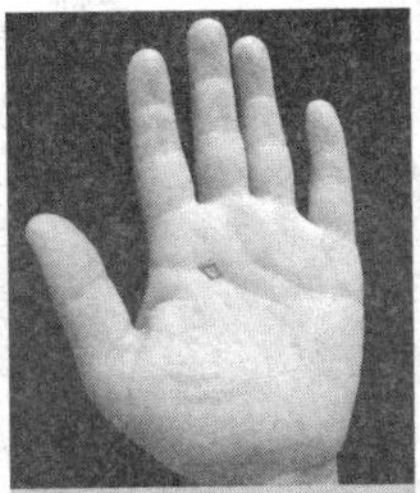

3. 菱形纹
外界环境造成的心理压力，时轻时重。

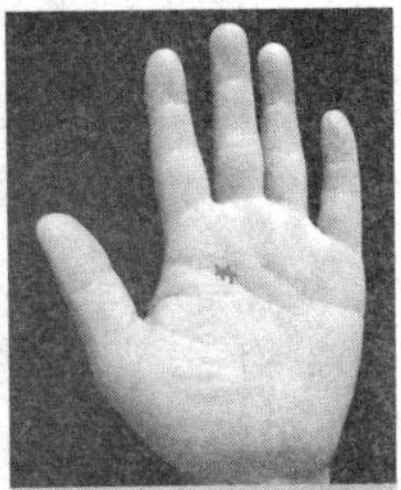

4. 十字纹、交叉状纹
有轻度心理压力。

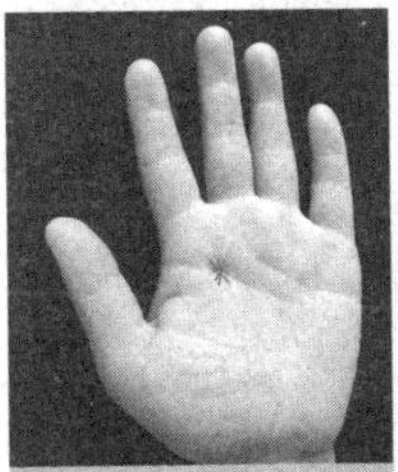

5. 米字纹
心乱如麻，百感交集，容易发生心脑血管疾病。

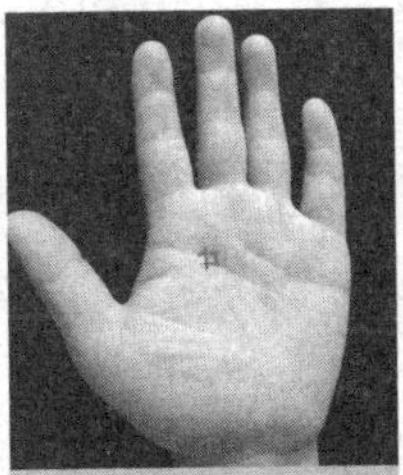

6. 方格形纹
自我加压的心理困惑，难以解脱。

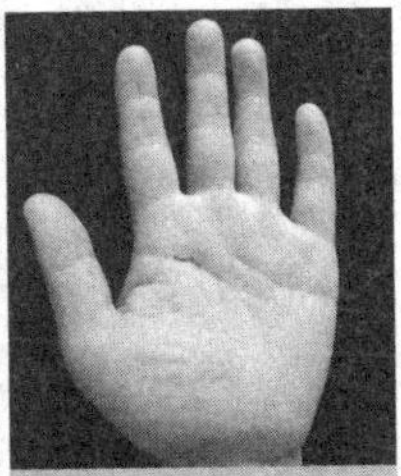

7. 突然中断
心理承受能力很差，易上当受骗。

注意
开放型纹理
心理压力时轻时重。

附注：心理压力的研究

1. 心理症状的发生机理。心理症状表现在两个方面：一是心理功能的紊乱与减退，二是生理功能的紊乱与减退。心理上的表现有忧郁、压抑、焦急、疑虑、猜忌、恐惧、惊吓、烦燥、忧心忡忡、心神不定、思维不能集中、容易遗忘、记忆力下降、失眠、难以入睡，少数严重者还可出现定向障碍和幻听。这些都是脑细胞过度紧张、功能减退和紊乱的表现；生理上的表现有头痛头晕、心悸胸闷、脸面发红、手脚麻木、肚腹饱胀、胃脘作痛、心跳加快、血压升高、月经失调、性功能障碍、四肢乏力、腰酸颈麻背痛等。

2. 心理功能与心理症。人类极其重要的一个特征就是有心理功能。人有了心理功能，才具有智慧和智力。智力包含有记忆力、想象力、判断力和创造力。有了智慧，人才能发明新事物，创造财富，才能改造世界。人的心理功能来自人的脑力活动，因此也可以简单地说，人的心理功能就是人的脑力。

人的脑力同人的体力一样，需要锻炼，才能发达、坚强、有力。脑力的锻炼就是用脑。脑越用越灵活，思路也越清晰、敏捷。同体力锻炼一样，脑力锻炼必须得法，乱用脑和盲目用脑都会损伤脑力；不用则脑力会衰退，思维迟钝，记忆力减退。

人脑同电脑的功能相仿。虽然电脑是仿人脑发明的，但理解电脑的结构与功能比理解极为高度复杂的人脑要容易得多。人的大脑好比电脑的硬件，人的心理功能就是电脑的软件。人的大脑神经细胞最基本的功能只有两点，即兴奋与抑制，这与组成电脑的最基本元件，即电子元件的唯一功能——电路的通与断几乎完全符合。电脑是依靠电子元件的通、断规律及其高速运转的特性，建立了二进制的规则，编制了各种不同类型的软件，从而具备了极其高深的功能。人的脑细胞有规律、有序地兴奋与抑制，既贮存了从外界获取的大量信息，又通过信息的排列组合变成知识和才能。兴奋与抑制的损害与紊乱就是人的心理功能的损害。

3. 心理症状发生机理。心理症就是心理功能损害的结果。

人患了生理性疾病，其症状发生的机理和原因，医学界早已经有过很多的研究，一般人也都已经熟悉。例如，发热是由于细菌或病毒的感染，血液中发生了毒血症的结果；局部组织的红肿痛热，是由于发炎；肺腑的发炎，会咳嗽、胸痛；腹泻、呕吐是由于肠胃有炎症，等等。人患了心因性的心理疾病，其发生的机理也可依此类推，不过其损害的不是实质脏器，而是心理功能。人的心理现象包括两个部分：一是知（认知）、情（情感）、意（意志）的心理过程，一是个性心理。知又包括感觉与知觉等。因此，心理功能的损害，必然就会累及这些心理活动功能。

首先受损害的是兴奋、抑制功能。忧郁症是过度抑制的表现，躁狂症则是过度兴奋的表现。由于人的脑细胞最基本的兴奋、抑制功能失常，所以导致思维力的减退、判断力的下降，对事物缺少正常的认知能力，而陷入怀疑、恐惧、焦虑不安的境地，同时，精力也不能集中，记忆力衰退，情绪产生剧烈波动。

心理功能的损害不仅表现在心理过程的失常，还造成个性心理的失常，如能力下降、兴趣爱好减少、性格变异。

脑细胞功能的失常不仅仅导致正常的心理功能发生异常，而且还影响到对整个机体的生理功能的指挥与调控能力，从而导致生理功能的异常，使人体产生一系列的生理症状。

4. 生理功能减退与紊乱。正常人的心理活动表现为宁静、稳重、和谐的心境和情绪，这种心境和情绪能保持强有力的生理功能。此时，机体处在最稳定状态：内分泌良好、免疫力强大、植物神经平衡、机体代谢旺盛。失常的心理活动表现为无序、紊乱、波动不和谐的心境和情绪，这种心境和情绪将严重影响机体的正常生理功能。

心理症患者由于心理功能出了问题，所以导致其他功能也不能正常运转，人体的所有生理功能都减退或紊乱。在循环系统上的表现为心律失常、心率加速、血压升高；在消化系统上表现为肠胃痉挛、腹胀嗳气；在神经系统上的表现为头痛、头晕、失眠；在呼吸系统上的表现为气促胸闷、透气不畅等。

情绪是心理活动的外在表现，情绪与机体生理功能密切相关。良好的情绪能促进食欲，改善睡眠，使心情舒畅、精神焕发、呼吸有力、血压平稳；恶劣的情绪会使人食不甘味、眠不安宁，或垂头丧气，或暴跳如雷，从而引起头昏胸闷、呼吸不畅、心跳加快、血压升高。因此，情绪是心理与生理间的桥梁。

心理功能中枢位于大脑，生理功能中枢（包括心跳、呼吸的生命中枢）位于延脑，调节全身生理功能的三条主线：免疫、内分泌和植物神经位于下丘脑，情绪中枢就在大脑与下丘脑、延脑之间的中脑边缘系统和网状结构中。因此，无论在功能上还是在结构上，情绪都起到桥梁作用。人们所有的情绪活动都会引起下丘脑三条主线的生理反应。暴怒会使交感神经高度紧张或兴奋，导致心跳加快、血管收缩、面色苍白、血压上升；悲伤、焦虑会影响消化功能，导致食欲减退、吸收不良、躯体消瘦；长期严重的抑郁还会导致免疫功能减退，癌细胞滋生。

威胁现代人健康和寿命的因素，已从细菌、病毒、理化、生物等外在因子转向紧张、焦虑、急躁等内在的情致失常和心理冲突，以及一切引起这些情绪变化的心理、社会因素。情绪的激烈变化将导致植物神经功能紊乱、内分泌活动失调以及免疫力下降，从而引发高血压、高脂血症、动脉硬化、心电生理紊乱、心律失常、冠心病、中风，甚至肿瘤的形成。

所以，心理症患者的生理症状并不完全是主观的感觉，也有生理功能的减退和不足表现。有些症状是心血管循环系统生理功能紊乱的表现，有些是消化系统的肠胃功能不全，有些是内分泌失调，有些则是运动系统关节韧带松驰、肌肉张力不足所致。这些症状是短期的，来得快，消失也快，因此都不是器质性的损害，器官均良好无损。但时好时坏、持续缠绵、终年累月，较之某些来得快、好得快的器质性疾病，痛苦有过之而无不及。

5. 生理功能减退的机理。心理症患者的生理功能失常的最主要机理是植物神经功能失调，其次是内分泌功能紊乱和免疫功能的减退。

（1）植物神经功能紊乱：植物神经又叫自主神经，是专门支配内脏器官活动的神经。它由一对交感神经和迷走神经组成，有独立的中枢，名为植物神经中枢。这一中枢位于延脑，是三级中枢，受中脑二级中枢的制约，最终都由大脑最高级中枢调控。这一对神经的功能既对立又协调统一。对立表现在：交感神经使心跳加快、血管收缩、血压升高、肠胃弛缓；迷走神经（以及节后纤维）使心跳变慢、血管舒张、血压下降、肠胃痉挛，平常它们是极其协调的。因为有上一级中枢的控制和指挥，所以正常的人心跳、血压既不快、不高，不慢也不低。而一旦需要时，如做强体力活动时或遇到意外时，心功能需要加强，血流量需要加大，交感神经的活动就会上升到主要地位，为事件的到来作好充分的准备；当事件结束后，交感神经的张力下降，迷走神经活动上升，从而恢复平衡。因此，心理活动正常的人，植物神经的功能是非常协调统一的；如果心理平衡失调，植物神经的功能也就会发生紊乱，一对神经不平衡，从而产生各种症状。

植物神经功能紊乱的症状是功能性的、一时性的，因为它没有器质性的损害；当心理恢复常态时，植物神经的功能也就随之自然恢复。

（2）内分泌功能减退：人体的内分泌激素由内分泌腺体分泌，它们主要有甲状腺、肾上腺、性腺以及代表内分泌中枢的垂体。植物神经对生理的调控是通过有形的神经，内分泌对生理的调控是通过无形的体液，两者具有同样重要的地位。甲状腺素使人亢奋、心跳加快、血压上升，促进代谢；肾上腺素增加人的应激能力；性腺激素维持人的性功能和月经周期以及正常的妊娠和分娩。内分泌功能的失调同样会产生各种生理功能失调的症状。

（3）免疫功能下降：心理症患者的生理功能失调的症状主要是功能性的，很少有器质性的损害。但如果免疫功能明显受损，机体免疫抗病能力下降时，就极易受到外界因子的感染，从而并发体因性的躯体疾病，甚至癌症。

分段辨证之心脏段

年龄判断

亚健康状态。6 ~ 15 岁：缺乏有氧运动，中医上认为是气阴两虚。16 ~ 25 岁：缺乏有氧运动，中医上认为是气阴两虚。26 ~ 35 岁：缺乏有氧运动，中医上认为是气阴两虚。36 ~ 45 岁：整体缺乏有效的有氧运动，并且心肌缺血正在形成。46 ~ 55 岁：心脏功能下降。56 ~ 65 岁：冠心病正在发展。66 岁以上：冠心病正在发展。

疾病状态。6 ~ 15 岁：血压不稳定，容易发生低血压综合征和慢性疲劳综合征。16 ~ 25 岁：轻度的心肌缺血或心脏功能下降。26 ~ 35 岁：心肌缺血正在形成并且伴有心律不齐。36 ~ 45 岁：体内氧自由基增多，心肌缺血或早期冠心病现象。46 ~ 55 岁：冠心病或心脏功能下降。56 ~ 65 岁：冠心病将要发作或正在发作，处于不稳定期，容易发生突发性心脏病。66 岁以上：冠心病将要发作或正在发作，处于不稳定期，容易发生突发性心脏病。

望色辨证

心脏段各色症状

观色	症状
青色	①缺乏有效的有氧运动；②心脏负荷过重；③中老年人见于冠心病即将发作
青暗色	①气滞血瘀；②心肌供血不足；③冠心病
褐色	①动脉硬化；②轻度冠心病；③气虚血瘀现象
紫色	缺乏有氧运动

观形察态

心脏段形态症状

观形	症状
粗大深刻	①容易心动过速；②冠心病
浅淡细弱	①气阴两虚；②心肌缺血；③心脏功能低下；④低血压综合征
凹陷	①心气阴两虚；②易发生低血压综合征
凸起	易发生心火亢盛、心律不齐现象，中年后易患高血压

斑点透视

心脏段斑点症状

观斑	症状
青色斑点	①心肌梗死；②心绞痛
褐色斑点	①动脉硬化；②冠心病；③也见于长期不锻炼的人

纹理分析

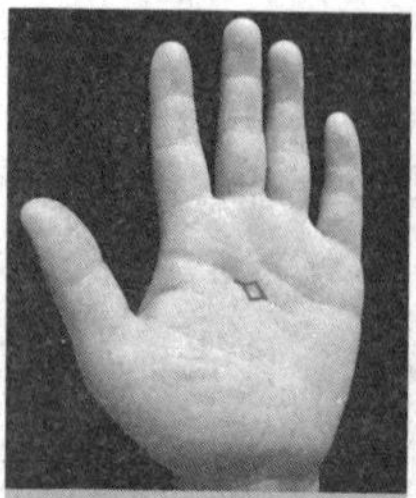

1. 菱形纹
心脏功能下降，时轻时重。

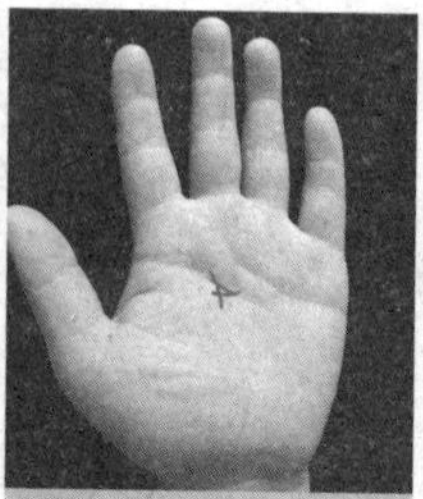

2. 三角形纹
心肌缺血。

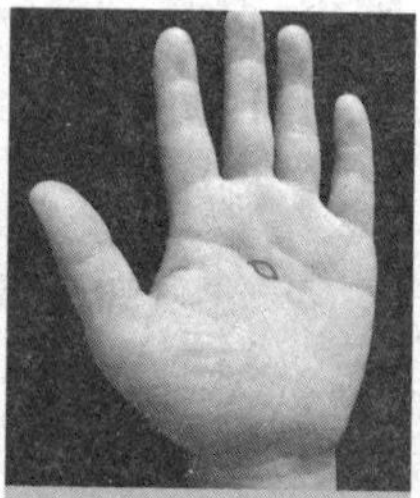

3. 大岛形纹
缺乏锻炼，见于心肌缺血早期现象。

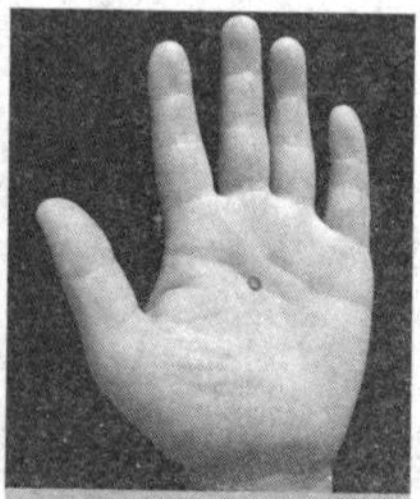

4. 小岛形纹
心肌缺血，中老年人易发生冠心病。

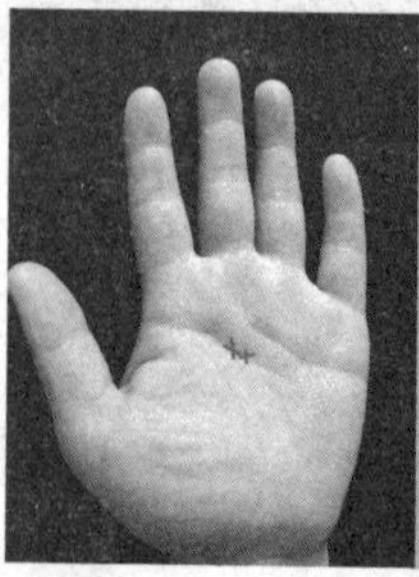

5. 十字纹、交叉状纹
提示心气不足、轻度心律不齐、心肌缺血、心脏神经官能症。

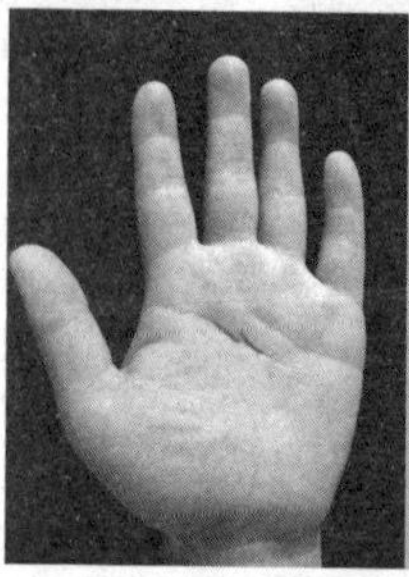

6. 断裂
提示先天心脏功能不全、心律不齐、风湿心脏病、房室传导阻滞。中老年人的掌纹突然出现断裂，要预防心脏病的突发作。

分段辨证之精神紧张段

年龄判断

亚健康状态。6 ~ 15 岁：轻度的精神紧张状态。16 ~ 25 岁：轻度的精神紧张。26 ~ 35 岁：轻度的精神紧张状态。36 ~ 45 岁：精神紧张且有波动。46 ~ 55 岁：精神紧张且有波动。56 ~ 65 岁：精神紧张且有波动。66 岁以上：精神紧张且有波动。

疾病状态。6 ~ 15 岁：精神紧张，影响到人的内分泌系统、神经系统、循环系统。16 ~ 25 岁：精神紧张影响到人的内分泌系统、神经系统、循环系统。26 ~ 35 岁:精神紧张,影响到人的内分泌系统、神经系统、循环系统。36 ~ 45 岁:精神、思维、意识方面的改变，同时提示人体的内分泌系统、神经系统、循环系统已经出现病变，这多与人的精神状态紧张有关。46 ~ 55 岁：精神、思维、意识方面的改变，同时提示人体的内分泌系统、神经系统、循环系统已经出现病变，这多与人的精神状态紧张有关。56 ~ 65 岁：同上一阶段。66 岁以上：同上一阶段落。

望色辨证

精神紧张段各色症状

观斑	症状
青色	精神、思维方面过度使用
褐色	①最近精神过度紧张；②长期因工作原因造成休息不好

斑点透视

精神紧张段斑点症状

观斑	症状
褐色斑点	长期精神紧张和过度使用脑，影响到心脑血管系统
青色斑点	表示精神过度紧张，易引发脑血管疾病

观形察态

精神紧张段形态症状

观斑	症状
粗大深刻	容易精神紧张、植物神经功能紊乱
浅淡细弱	易精神松弛、记忆力下降、注意力分散
凹陷	精神紧张度增高，是内在原因引起的
凸起	精神紧张度增高，是外在原因引起的

纹理分析

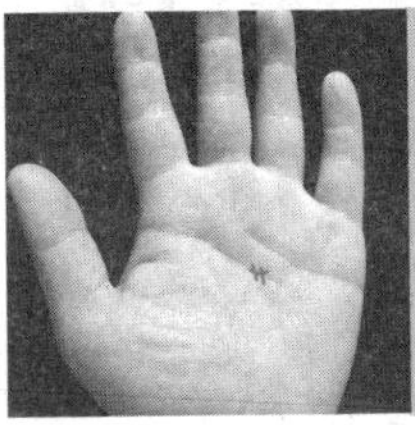

1. 十字纹、交叉状纹
精神紧张度轻度增高。

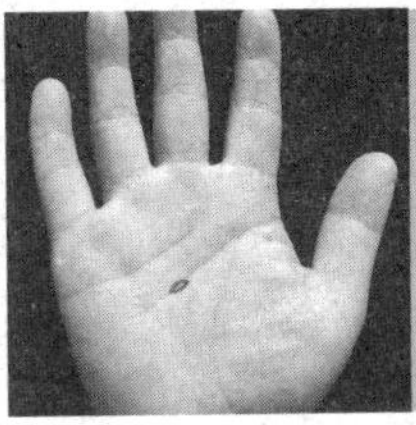

2. 岛形纹
精神紧张是长期性的，无法释放。

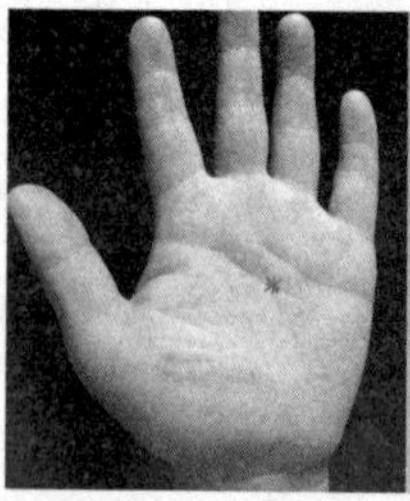

3. 米字纹

精神紧张度增高且影响心脑血管系统。工作生活上应适当释放压力，防止引起或加重心脑血管疾病。

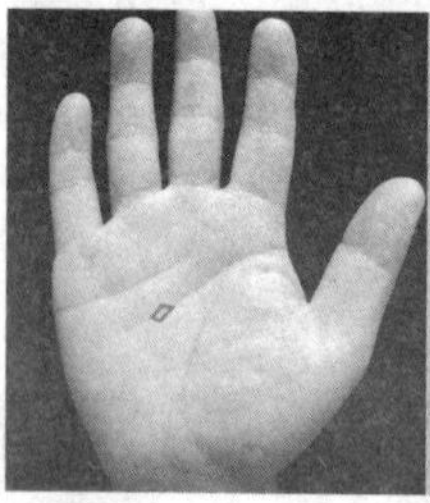

4. 三角形纹、方格形纹、菱形纹

各方面造成精神紧张度增高，加速心脑血管系统的老化，诱发心脑血管疾病的发生。

注意

闭合型纹理

精神长期处于紧张状态中，无法自拔从而加剧心脑血管疾病发展，加重内分泌功能紊乱。

分段辨证之脑段

年龄判断

亚健康状态。6 ~ 15 岁 :(轻度) 神经衰弱。16 ~ 25 岁 :(轻度) 神经衰弱。26 ~ 35 岁 : 轻度神经衰弱或血管神经性头疼。36 ~ 45 岁 : 神经衰弱或轻度脑组织供血不足。46 ~ 55 岁 : 脑动脉有硬化的倾向，用脑过度，导致睡眠质量差。56 ~ 65 岁 : 脑动脉轻度硬化。66 岁以上 : 脑动脉轻度硬化。

疾病状态。6 ~ 15 岁 : 神经衰弱 (表现为记忆力差、睡眠质量差)，中医认为是心脾两虚、心肾不交。16 ~ 25 岁 : 神经衰弱 (表现为记忆力差、睡眠质量差)，中医认为是心脾两虚、心肾不交。26 ~ 35 岁 : 血管神经性头疼、神经衰弱。36 ~ 45 岁 : 血管神经性头疼、脑组织供血不足、早期脑动脉硬化现象。46 ~ 55 岁 : 脑动脉硬化，注意预防中风的发生。56 ~ 65 岁 : 脑动脉硬化正在进行，注意预防脑血管疾病的发生。66 岁以上 : 脑动脉硬化正在进行，注意预防脑血管疾病的发生。

望色辨证

脑段各色症状

观色	症状
加深	最近用脑过度，休息、睡眠不好导致容易出现神经衰弱、疲劳性脑组织缺氧
红色	血压、血脂、血糖增高
青色	①气滞血瘀或气虚血瘀；②脑组织供血不足；③中风先兆
青紫色	①血瘀黏稠；②脑动脉硬化；③脑血栓形成；④预防中风现象

观形察态

脑段形态症状

观形	症状
凹陷	①用脑过度；②轻度脑萎缩，见于老年痴呆症
凸起	易发生脑动脉硬化、高血压
浅淡细弱	神经衰弱、记忆力减退
粗大深刻	预防脑出血

斑点透视

脑段斑点症状

观斑	症状
褐色斑点	①神经衰弱、记忆力减退、老年痴呆症；②脑组织供血不足；③脑动脉硬化；④脑血栓
青色斑点	①脑组织供血不足；②脑血管痉挛，预防脑出血的发生，是中风的高危人群；③脑梗死、脑血栓形成

纹理分析

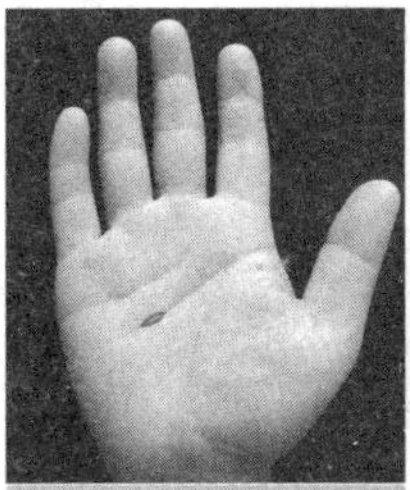

1. 岛形纹
脑动脉硬化，易形成脑血栓、脑梗死。

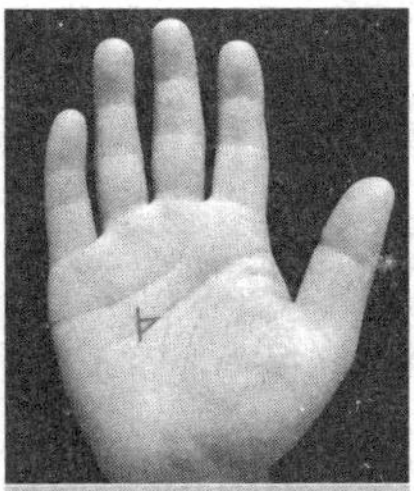

2. 三角形纹
脑组织供血不足；脑神经衰弱。

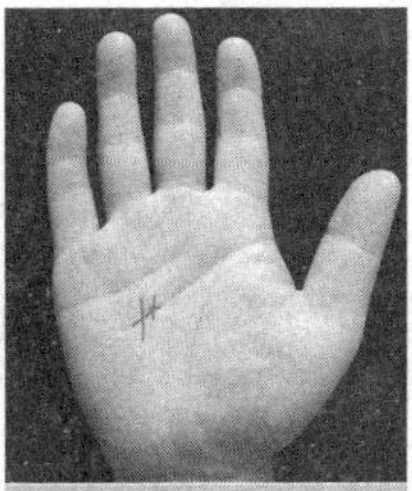

3. 十字纹、交叉状纹
脑神经衰弱。

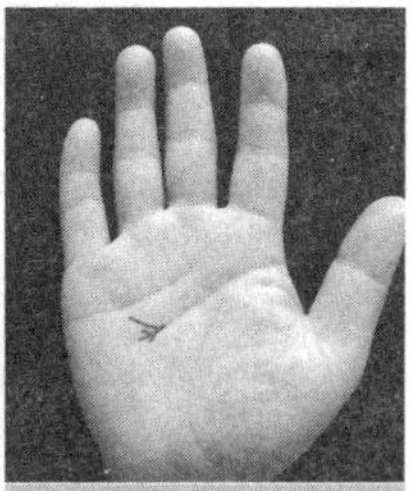

4. 分支分叉
脑神经衰弱。

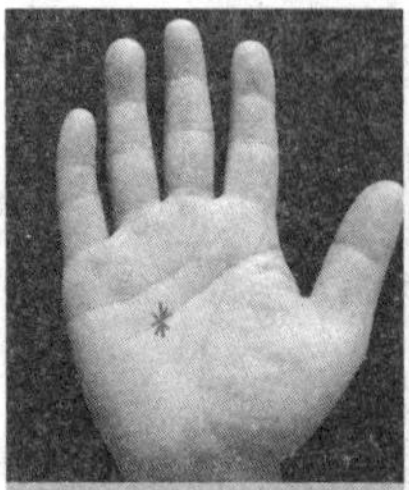

5. 米字纹
脑动脉硬化的标志，易发生突发性脑血管疾病，尤以脑出血为主，易中风。

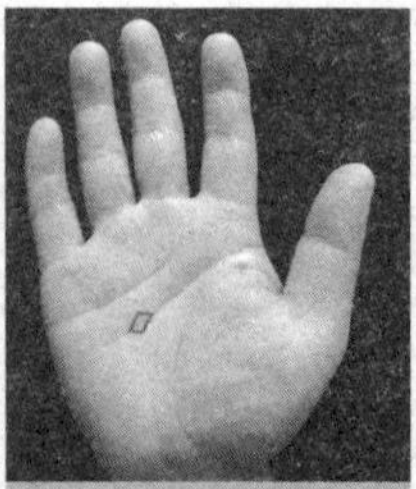

6. 菱形纹
脑神经功能时强时弱，常眩晕、头痛，记忆力时好时坏。

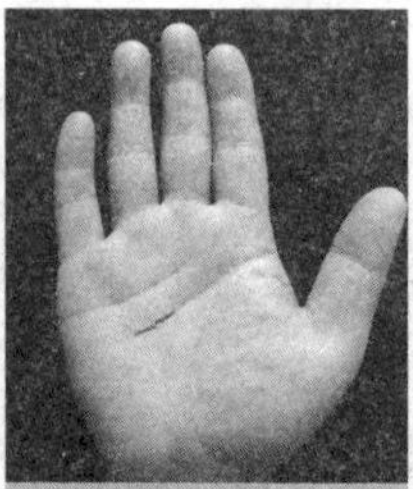

7. 突然中断
应预防突发性脑血管疾病的发生。

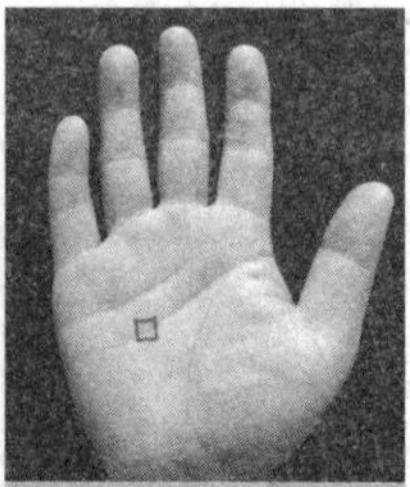

8. 方格形纹
长期用脑过度，易发生中风，预后较佳。这种人思维方面不开阔，脑子不灵活，喜欢钻牛角尖，但研究某一领域容易有成就。

注意

闭合型纹理

提示脑动脉硬化，脑组织供血不足，易中风、偏瘫。

分段辨证之内分泌段（乳腺段）

望色辨证

内分泌段各色症状

观色	症状
末端加深	情绪不畅。女：月经不调、痛经
明显加深	肝气郁滞、胆汁淤积

斑点透视

内分泌段斑点症状

观斑	症状
褐色斑点	男性：前列腺增生、前列腺炎；女性：子宫内膜炎、子宫肌瘤、卵巢囊肿倾向

观形察态

内分泌段形态症状

观形	症状
凹陷	内分泌功能下降
凸起	内分泌功能紊乱，易形成胆汁淤积或发生胆囊炎。女性易发生乳腺增生，男性易发生前列腺炎
粗大深刻	内分泌功能紊乱：女性易发生乳腺增生，男性易发生前列腺炎

纹理分析

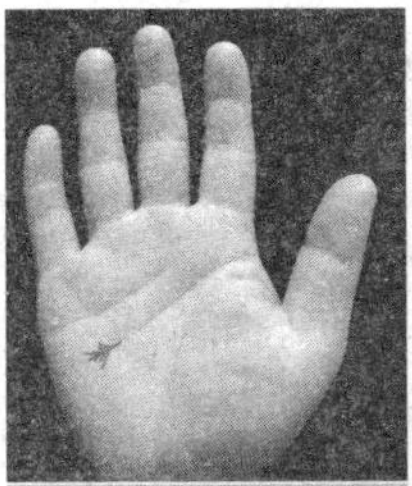

1. 很多细小分叉
内分泌功能紊乱。

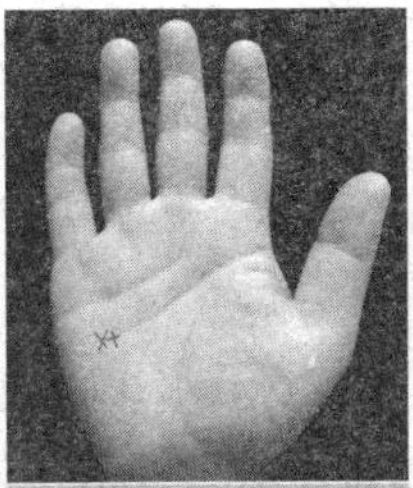

2. 十字纹、交叉状纹
肝气郁滞、胆汁淤积。女性：月经失调。

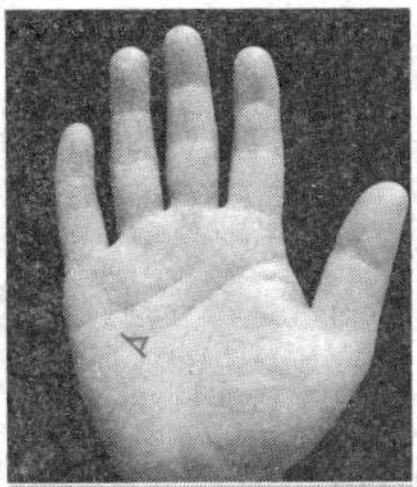

3. 三角形纹
内分泌功能下降。

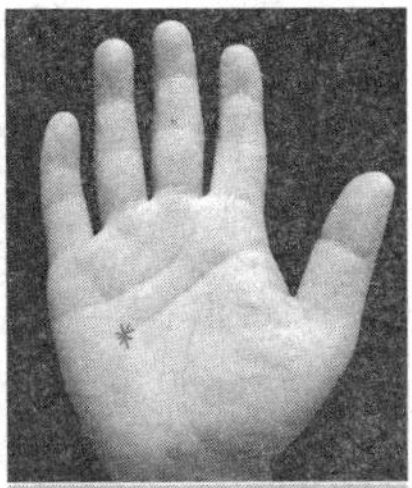

4. 米字纹
内分泌功能紊乱，性激素水平下降。男：前列腺炎、胆汁淤积；女：月经失调、痛经、闭经、乳房胀痛、乳腺增生、子宫内膜炎等。

注意

闭合型纹理

长期情绪不佳、肝气郁滞，导致内分泌功能严重下降。男性：雄性激素水平下降；女：雌性激素水平下降。

年龄判断

亚健康状态。6 ~ 15 岁：内分泌功能有轻度的异常现象。16 ~ 25 岁：内分泌功能有轻度的异常现象。26 ~ 35 岁：肝胆垃圾毒素轻度蓄积、精神压抑。男—肝气郁结；女—肝气郁结伴有月经失调。36 ~ 45 岁：肝胆垃圾毒素增多、内分泌功能失调。46 ~ 55 岁：肝胆垃圾毒素增多、内分泌功能失调。56 ~ 65 岁：肝胆垃圾毒素增多、内分泌功能失调。66 岁以上：肝胆垃圾毒素增多、内分泌功能失调。

疾病状态。6 ~ 15 岁：注意肝胆、生殖系统、甲状腺功能。16 ~ 25 岁：注意肝胆、生殖系统、甲状腺功能。26 ~ 35 岁：肝胆垃圾毒素增多。男—轻度的前列腺炎；女—月经紊乱、慢性胆囊炎、胆汁淤积。36 ~ 45 岁：男—肝气郁结、情绪不佳、性功能下降、慢性前列腺炎或前列腺增生；女—肝气郁结、情绪不稳、乳腺小叶增生、胆汁淤积或慢性胆囊炎，同时卵巢功能衰退、雌性激素水平下降、生殖系统有慢性炎症或肿瘤倾向。46 ~ 55 岁：男—肝气郁结、情绪不佳、性功能下降、慢性前列腺炎或前列腺增生；女—肝气郁结、情绪不稳、乳腺小叶增生，胆汁淤积或慢性胆囊炎，同时卵巢功能衰退、雌性激素水平下降、生殖系统有慢性炎症或肿瘤倾向。56 ~ 65 岁：男—肝气郁结、情绪不佳、性功能下降、慢性前列腺炎或前列腺增生；女—肝气郁结、情绪不稳、胆汁淤积或慢性胆囊炎，同时卵巢功能衰退、雌性激素水平下降、生殖系统有慢性炎症或肿瘤倾向。66 岁以上：男—肝气郁结、情绪不佳、性功能下降、慢性前列腺炎或前列腺增生；女—肝气郁结、情绪不稳、胆汁淤积或慢性胆囊炎，同时卵巢功能衰退、雌性激素水平下降、生殖系统有慢性炎症或肿瘤倾向。

养生指南

我们每天繁忙地工作和生活，绞尽脑汁地思考，却从来不知道自己脑子的承受力如何，更不知道自己的神经状态如何。突然安静的几分钟之内，伸开双手，看一看手掌中间的这条线，这条聪明、智慧的发祥之线，就是智慧线。仔细看一看，智慧线的颜色是否变褐，末端是不是有许多分叉，是不是变得浅淡细弱。当你觉得确实有这种现象的时候，一种从来没有的疲劳感会突然袭来，眩晕、记忆力下降、身疲乏力、心烦、失眠、多梦等各种感觉涌上心头。此时，你要做的是：

第一，合理地休息，尤其是不要长期熬夜。第二，思考任何事情都要量力而为，适可而止，不可以冥思苦想。第三，要补充脑神经需要的物质与能量，譬如，常食枸杞、核桃、葡萄等，常饮绿茶。第四，抛开一切烦恼，返璞归真，到原始森林中去，好好享受满眼生机的绿色。这时候，再来仔细审视双手，就会发现智慧线末端多余的分叉已经悄然消失，褐色的沉着早已变得红润光泽而有神；细弱浅淡的智慧线变得清晰、深刻、连绵起来。

现代研究

临床观察，出生时智慧线就是断裂的，表示一般多患有先天性心脏病，即使不是先天性的，心脏功能也较差。随着身体的生长发育，中断的地方如果有纹线连接，表示心脏的功能器质方面有自我修复现象；如果仍然没有连接，那么心脏病的发病几率就大大增加了。

智慧线发青、发褐，表明心脏和循环系统功能低下、血流速度变慢、血黏度增高，见于一些冠心病、心绞痛、心肌梗死发作前或发作时的症状。通过临床治疗或积极地调理保健后，这种青褐的色泽会逐渐淡化或消失，表示循环系统恢复正常。

智慧线弯垂度过低，并且特别长的人，发生精神抑郁症的概率比较高。

第五节 感情线——百感交集的写照

感情不是指单纯的男女之情，它的概念是广义的，人类的感情既复杂又难以捉摸。情之所发，有感而生。情乱则意迷，意迷则神昏，神昏则脏腑神乱。中医讲，得神者昌，失神者亡，乱神者病。观察感情线可以寻找到引起神乱的各种病因，就可以找到生殖系统、心脑血管系统等方面的种种病因。

手诊定位

起始于小指下方的掌指关节纹外侧的赤白肉际处，沿着掌指关节屈纹，在第1指缝下呈自然的弯弧状向上延伸，终止于第1指缝下。

正常形态

清晰、深刻、红润、有光泽、连绵不断，末端自然趋细，呈弯弧状向上延伸，无杂纹、无斑点、无分叉。正常长度是终点在中指与食指间的指缝下方，以深长、清晰、红润，末端分支少，略呈向上的弯弧状为最佳。

脏腑属性

中医属于肺、心、脑，相当于西医呼吸系统、精神系统、神经系统、循环系统。

为什么称感情线呢？因为这与人的感情、性格、心理有关，反映了人的心理平衡状态，即精神平衡；反映了人的性格、感情、工作、所处环境等对脏腑的影响；也反映了人的情致变化对健康的影响。

整体辨证

望色辨证

感情线各色症状

观色	症状
整体颜色加深	①最近休息不好；②用脑过度；③神经衰弱；④疲劳性缺氧
感情线的颜色比生命线、智慧线明显加深	①免疫力暂时性下降；②呼吸系统功能暂时性下降；③过度用脑，使感情、思维、交流、精神压抑
感情线的颜色在脑段加深	①近期疲劳性脑组织缺氧；②用脑过度；③年轻时神经衰弱
感情线的颜色在心区加深	①精神压抑；②最近由于生活、工作压力造成暂时的心肌缺血
感情线的颜色在生殖段加深	肾精亏虚，凡事应遵循养生之道
红色	剧烈运动、大量饮酒之后出现的症状
青色	①身体免疫力低下；②慢性病正在发展
深褐色	①长期没有得到合理的休息；②体内垃圾毒素过多；③心、肺、脑组织缺氧；④有氧运动过少，应加强
青紫色	①预防冠心病、心肌梗死、脑血栓、脑梗死；②中医上讲为气滞血瘀、痰淤阻络
相对于生命线、智慧线而言，整个感情线的颜色发淡	①暂时性营养失衡；②气血亏虚；③见于大出血、大手术后的病人

观形察态

1. 长短

超过第 1 指缝线为长，短于中指的中轴线为短。

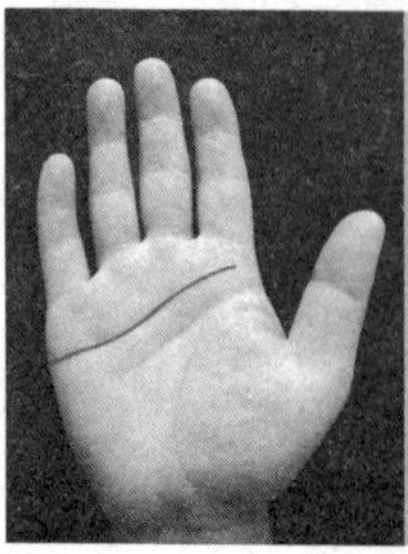

(1) 长入巽区的感情线

有以下三种情况：

A. 正好达到巽区，提示肝脾不调或胆胃失和，结合巽区症状，无论胆管系统还是胃肠功能方面的疾病，大部分都与性格有关；精神方面表现为性急、做事果断、有忘我的工作精神，所以容易导致胃肠植物神经功能紊乱综合征。

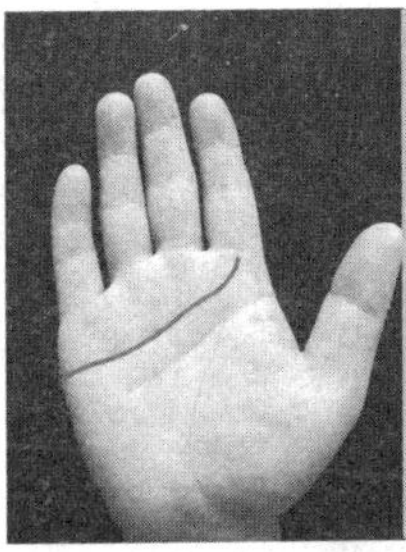

B. 感情线过长且达到巽区，末端向上翘起，在精神和心理方面表现为对上级或各方面比自己优秀的人充满了尊敬，这从另一角度来说，就是趋炎附势、阿谀奉承。这种人容易胆胃失和（西医上是胆汁返流性胃炎，与精神压力有关）。

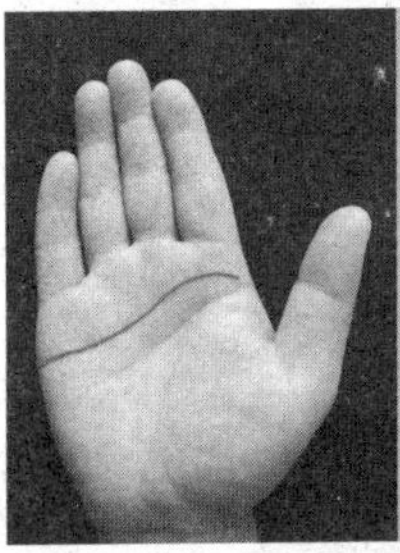

C. 感情线达到巽区，末端向下弯曲：在精神和心理方面，表现为充实、易产生茫然无措的情绪、慈悲心肠、喜欢帮助别人，但会因为过于帮助别人而产生很多困惑，从而造成压力，导致肝郁脾虚、胃肠功能的低下。有道是“己立而后立人”。向上翘起是积极的心理表现。

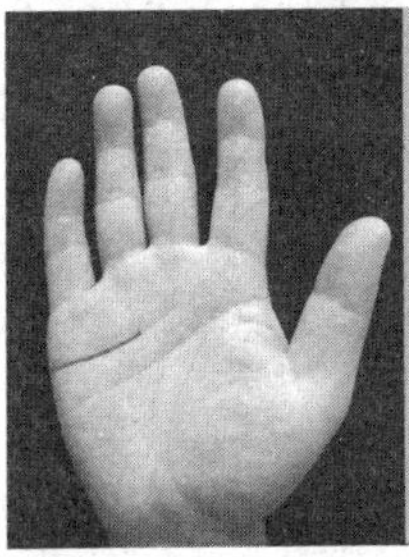

（2）长短不同的感情线

感情线止于中指中心线交叉点上，表示脑神经功能基本正常；向上弯曲，接近中指、食指的指缝，反映此人脑神经功能正常，整体消化系统功能薄弱，只要保养得当应无大碍，但性格多疑容易造成精神困惑。感情线止于无名指下方，为感情线过短，多有先天性心脏虚弱或脑血管神经系统疾病。

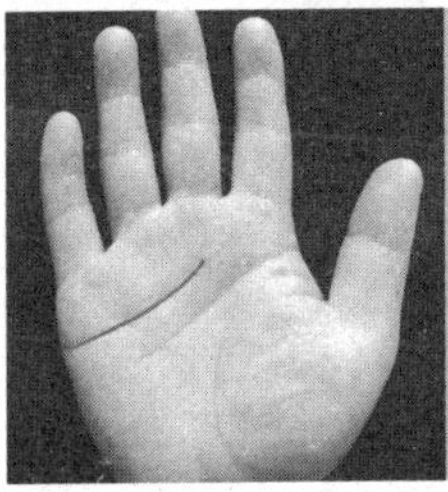

（3）短于常态的感情线

人文方面，表现为感情淡漠，老年易发生脑血管疾病。

2. 曲直

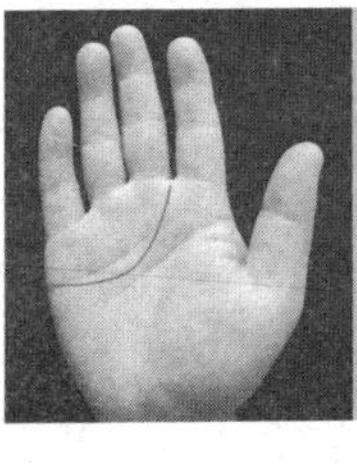

(1) 过度弯曲的感情线

有此感情线的人，感情细腻，做事多犹豫不决、虎头蛇尾，经常精神抑郁、心理不平衡，导致免疫功能下降，身体经常大病不犯、小病不断，容易发生慢性疲劳综合征。

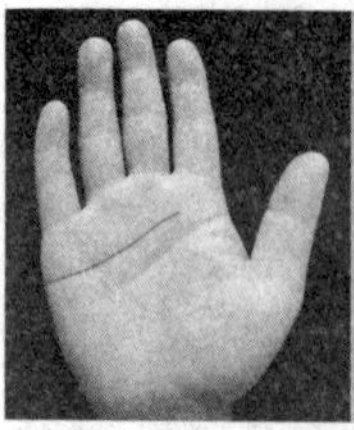

（2）过于平直的感情线

有此感情线的人性格直爽、感情激烈、做事追求效率，反映在身体方面，易发生高血压和突发性的心脑血管疾病。

3. 弧度

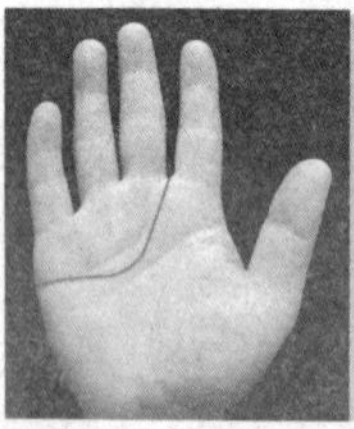

（3）弧度较大的感情线

此线几乎贴近智慧线，向上翘的弧度大，明堂区就小。此种情况易发生感情障碍、心脾两虚、神经衰弱、失眠、多梦。

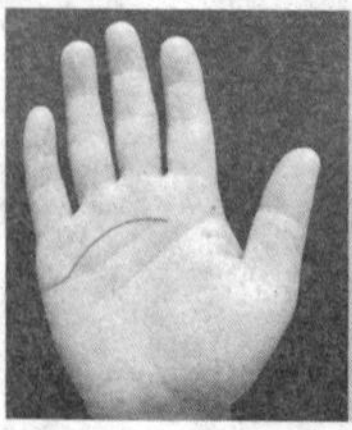

（4）弧度较小的感情线

此线呈向下低垂的弧度，明堂区较大，表示易发生高血压和脑血管疾病。

4. 凹凸

（1）某段感情线凸起

表示该脏腑组织增生、毒素蓄积、功能代偿性增强。

（2）某段感情线凹陷

表示该段脏腑功能虚弱。如脑区凹陷，表示不耐思虑、脑功能有问题。

斑点透视

感情线斑点症状

观斑	症状
褐色斑点	表示长期的感情刺激与压力，使人体处于亚健康状态；也说明心脑血管有动脉硬化现象，提示体内氧自由基增多（是人体细胞代谢衰老的表现）
青色斑点	表示缺乏有效的运动、体内毒素蓄积过多、工作压力与感情负荷过重，导致代谢失常，尤其是血液毒素过多，更容易诱发中风、心脏病、生殖系统肿瘤，引起血糖、血压的不稳定等

纹理分析

1. 断落细线的感情线

因精神压力过重而患病，多见于神经衰弱和疲劳性脑组织缺氧。

2. 断落掌小的感情线

易患血压方面的疾病：如果手诊九区丰隆且颜色发红，则有高血压倾向；如果手诊九区苍白晦暗，则有低血压倾向。

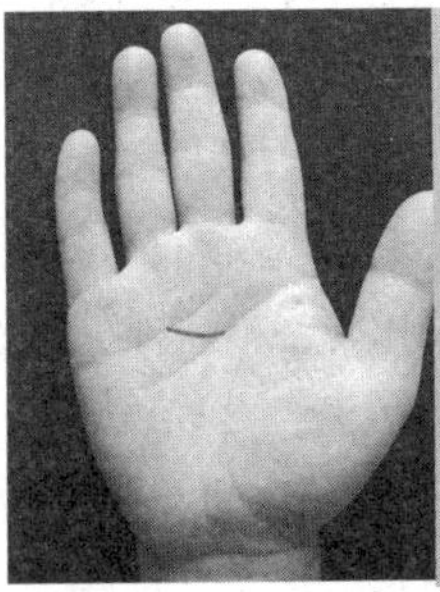

3. 桥线贯智的感情线

智慧线与感情线之间有一条清晰的与主线一致的相连线，就叫桥线，为桥通贯，属假中断，一般在脑和心的部位。无论在心段还是脑段搭桥，都表示心脑血管的病变与个人的感情、思维活动、社会活动有关。如果长期下去，感情线上会产生很多的纹理。如果在脑段出现纹理，提示血管性痴呆和老年性痴呆；在心段出现，提示大部分是冠心病、脑动脉硬化。

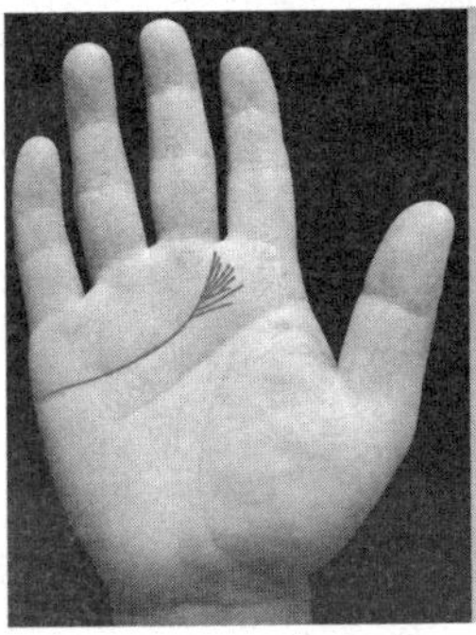

4. 末端分叉的感情线

正常分两叉：说明此类人阳奉阴违、口是心非。分叉一个细长、一个细短，上端分支较粗：表明此人虽然言出必行，但事后常常后悔。病理上常见呼吸系统功能低下。下端分支较清晰，表明当面肯定，背后疑虑重重。分三叉，其中一叉向上且有菱形纹：表示有慢性咽炎，对周围环境容易过敏；如果末端有很多的分支、分叉，从心理学方面来说，此人感情复杂、心虚多变、疑心很重。病理上常见呼吸系统功能低下。

5. 中指下纹的感情线

在中指下方的感情线上或和感情线相交的人生线上，出现色泽浑浊、晦暗的岛形纹、十字纹、交叉状纹、米字纹、圆形纹、方格形纹、井字纹、星形纹、凸起、凹陷、斑点等现象时，提示易患脑血管疾病和心血管疾病，如中风、脑梗死、脑出血、脑动脉硬化、心肌梗死等。

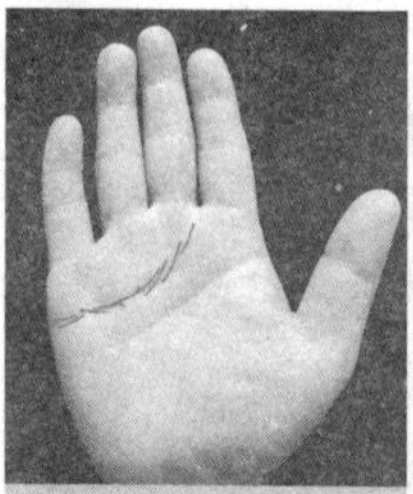

6. 断落分散的感情线

多有精神抑郁症和精神病倾向。

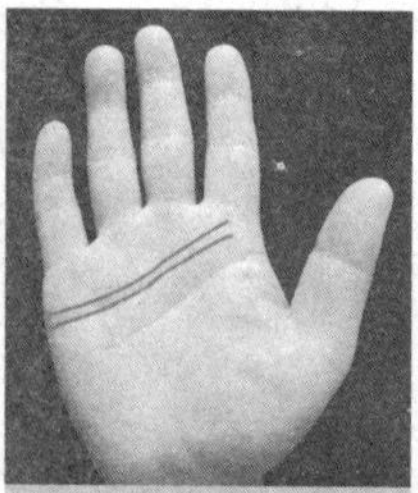

7. 两条向巽的感情线

提示工作过于投入，易出现脑部疾患。

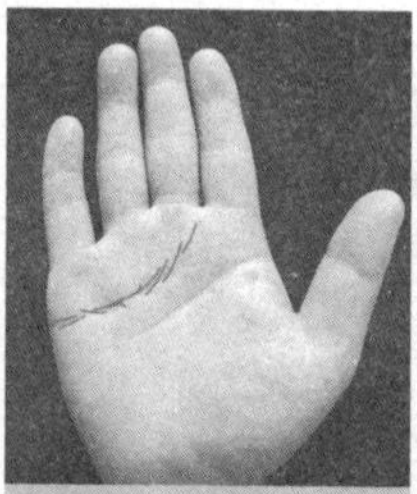

8. 断而分散的感情线

此线叫假中断感情线。因为对社会和周围环境产生困惑而导致精神抑郁，使整体免疫力下降。

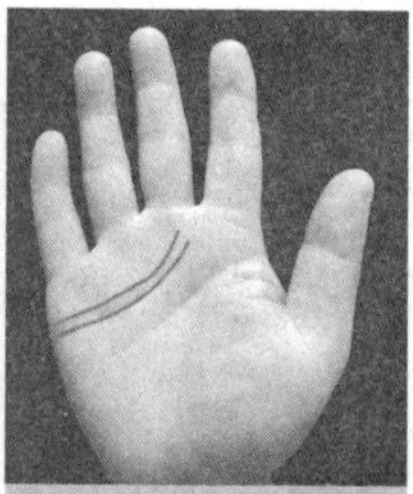

9. 两条适度的感情线

表示此人有特殊才能，既很理性，又很情绪化，为人宽宏大量、活泼乐观、体力充沛，是心脑神经比较正常的表现。

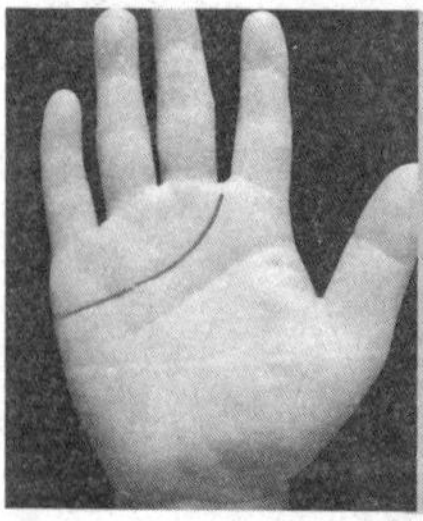

10. 中间线段的感情线

感情线中间断成很多线段，呈似连非连的状态，表示做事欠缺考虑、性情急躁、情绪不稳、喜怒失常、神经过敏，易出现中医的肝火旺盛或肝阳上亢，即西医的血压不稳定。多高血压病、脑动脉硬化，也可见于部分精神失常者。

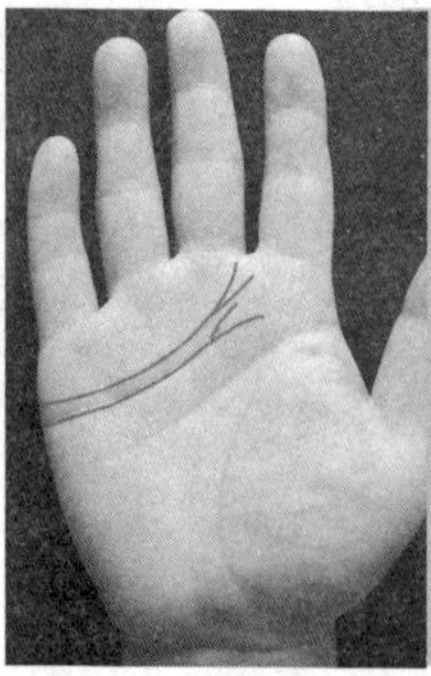

11. 两条分叉的感情线

末端分两叉，如果两条线平平地达到巽区和中指、食指的指缝之间，表示此人有特殊才能，非常会用感情感染人，比较理性化、平易近人、宽容大方，有非凡的语言感染力和人格魅力，体质虚，但也会养生。如果一股向着巽区、一股向着离区的中指下方，说明此人思虑周密，不会感情用事，头脑清醒，内心包藏着一片真情实意，总是随时随地带着微笑与人相处。

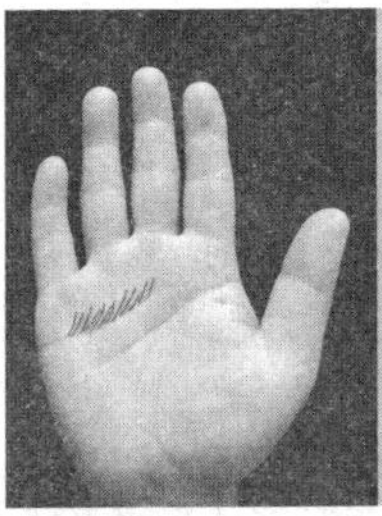

12. 上侧有羽纹的感情线

心理方面：心高气傲、心胸狭窄，但上进心强，斗志强，有才能，很理智，为事业不择手段，对人无慈悲心怀。生理方面：易心肝火旺，长期如此，会导致肝阳上亢，即脾气刚烈；失眠、多梦、易发怒，长期发展下去，会导致严重的脑出血（即西医的高血压，晚年易患脑血管疾病）。

13. 链状细弱的感情线

呼吸系统功能薄弱，易出现中医的心脾两虚证。这种人多愁善感，时刻为情绪左右，易动感情，缺乏耐心。

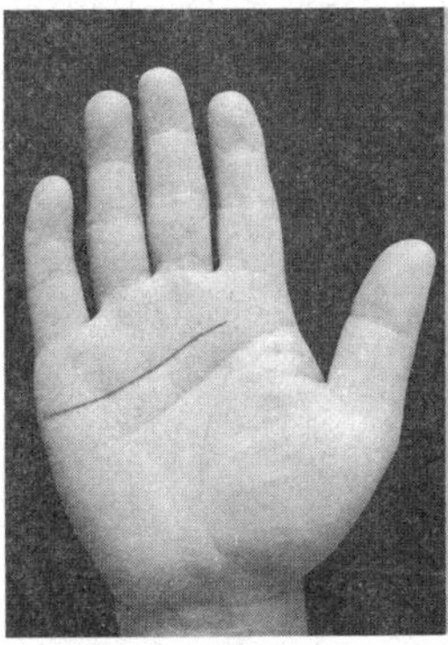

14. 伸向巽区的感情线

感情线直达巽区，不仅是胃肠植物神经功能紊乱综合征的表现，也是高血压的表现。

15. 两条晦暗的感情线

易患肾脏疾病和耳神经疾病，相当于中医的肾虚、耳鸣现象。

16. 伸向巽区的感情线

感情线适中，生命线和智慧线分开，表示此人追求完美的爱情，性格好胜、热情，属于基本正常的表现。

17. 适中合流的感情线

感情线适中，生命线和智慧线合流也适中者，开朗乐观、性情温和、按部就班，属于精神和身体均健康的人群。

18. 无名指有岛形纹的感情线

在无名指下方的感情线上出现岛形纹，提示眼和视神经方面的疾病，如近视、远视、青光眼、白内障等。如果智慧线和人生线相交部位有“8”字状纹理，诊断意义更为突出。

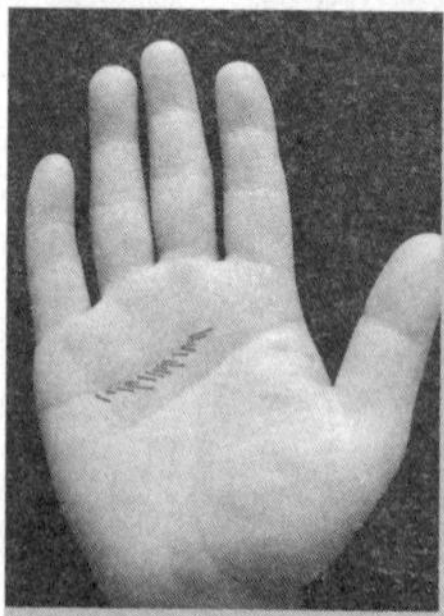

19. 下侧有羽纹的感情线

如果中指、无名指下的感情线下侧有羽状纹，既要考虑由于呼吸系统功能薄弱而导致感冒、慢性支气管炎等，又要注意患者可能有脑血管功能降低的现象，如头晕、头痛、记忆力下降等。

如果整个感情线的下侧有羽状纹，多提示患者容易患支气管扩张、肺气肿等。不论在哪段出现，都是肺气不足的表现。如果呼吸系统功能薄弱，感冒后会并发咳嗽。与任何线形成纹理，都提示疾病隐患。密集在心区，表示心脏功能下降；在脑区、生殖段是功能下降的标志；也是呼吸系统功能和免疫力极度下降的表现。所以，关键是要提高人体免疫力。

精神心理方面：同情心强（尤其同情弱小）、谦卑有理、体贴温柔、助人为乐，但过分为别人着想，反遭误会而使自己失去信心。

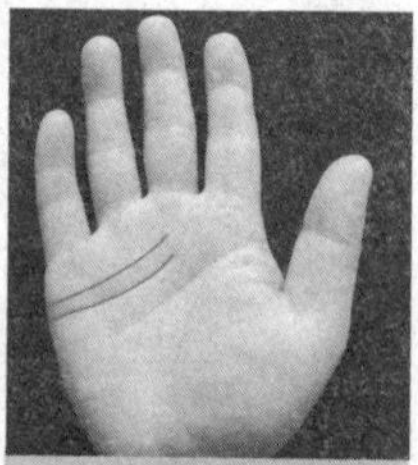

20. 两条向离区的感情线

刚愎自用、心胸狭窄的性格，导致精神系统崩溃和心脑神经功能失常。两条线都达到离区，表示易患脑部疾病，另因易感情用事，所以造成失眠、多梦、神经衰弱。

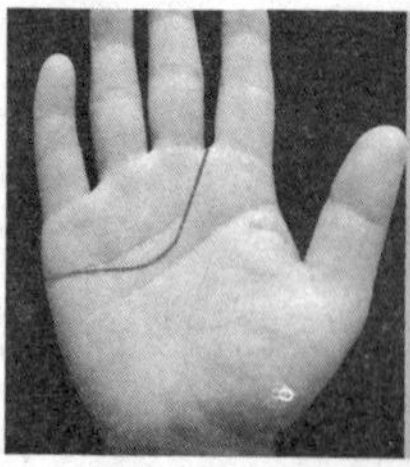

21. 中间下弧的感情线

在感情线中间呈下垂的大弧度，与智慧线之间的距离明显缩小，从而使脑区的面积也缩小，提示容易发生脑神经系统的病变，如头痛、不耐思虑；也容易出现中医的心脾两虚症，如眩晕、多梦、神疲乏力。

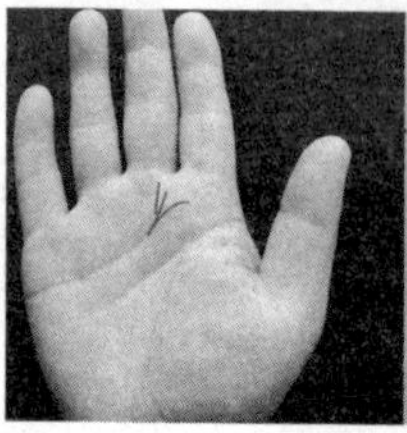

22. 末端三叉的感情线

感情线末端分为三叉，上端一叉与感情线分离者，属于过敏体质。如果此叉形成菱形，那么临床用药和生活都要注意。如果此叉纹上有岛形纹或清晰的菱形纹，提示晚年容易出现脑血管疾病。

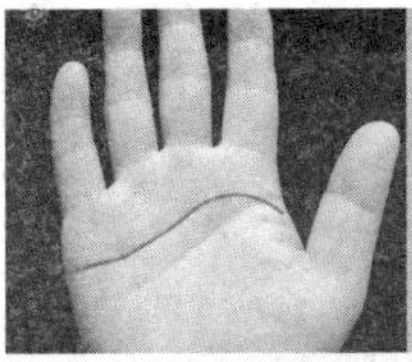

23. 末端弯垂的感情线

末端低垂，与智慧线不相交：提示呼吸系统功能低下，易发生疲劳性脑组织缺氧，要么感冒、咳嗽，要么早晨醒来头晕脑胀、无精打采。

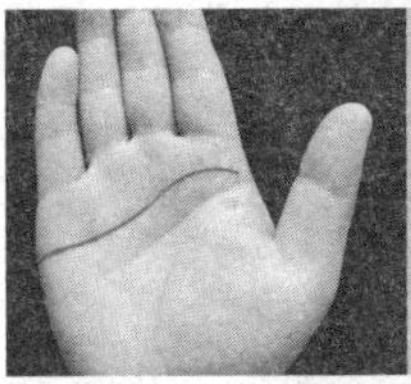

24. 末端下垂的感情线

与智慧线相交，就会出现两种截然相反的性格：一是既感性又理性，丁是丁，卯是卯；二是当感情和情绪受到打击时，就会毫无理智、近乎疯狂（最易产生精神分裂）。

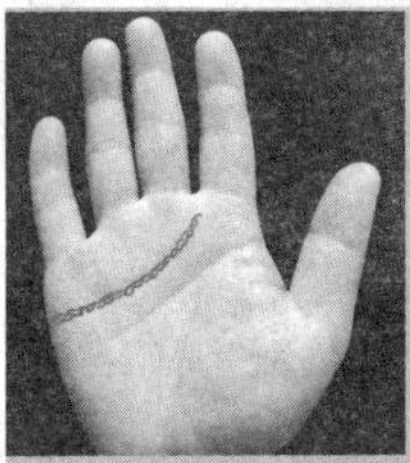

25. 链状断续的感情线

多患有先天性脑血管神经疾病和神经系统疾病。尤其是中指、无名指呈鼓槌状时更有意义。如果在中指、无名指下方的感情线上出现斑点或岛形纹、米字纹、十字纹、交叉型纹、星形纹等纹理时，有突发心脑血管病的危险，应注意积极预防、治疗。

整条成链状纹时，表示整体心、肺、脑功能下降，这与先天体质有关；在感情线的某段出现链状纹，表示某段脏腑功能衰弱；在生殖段出现链状纹，表示生殖系统功能低下，并且多与感情有关（即性功能与感情有关）；在无名指下方的感情线出现链状纹，表示有感情障碍、情感危机、婚外恋；在脑区出现链状，表示脑功能下降，多由情感交流障碍引起；如果链状岛形纹上面又有病理纹理出现，表示这段脏腑的疾病和心理疾病加重了。比如：链状纹在心段出现三角纹，提示心脏方面随时可能发生疾病。如果有此线，且无名指、中指呈鼓槌状时，更易发生突发性脑血管疾病（心梗、脑梗等）和精神方面的疾病（如精神分裂）。

段位划分

感情线上的脏腑段：生殖段、肾脏腰椎段、心脏段、血脂段、脑段、血糖段。

小指下方对应的感情线段，是生殖段。

第 3 指缝正对应的感情线段为肾脏腰椎段；无名指下方对应的感情线段为心脏段；第 2 指缝正对应的感情线段是血液毒素段，即血脂段；中指正对应的感情线段，为脑段（脑神经功能段）；第 1 指缝对应的感情线段为血糖段。

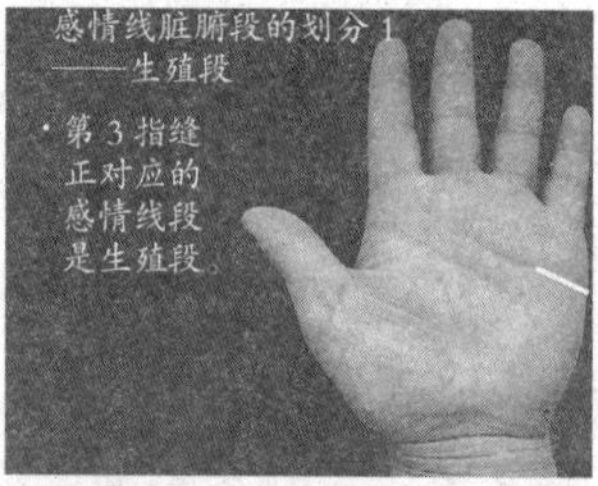

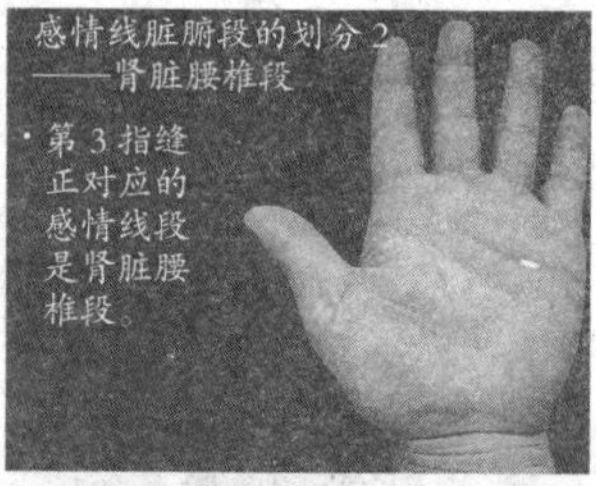

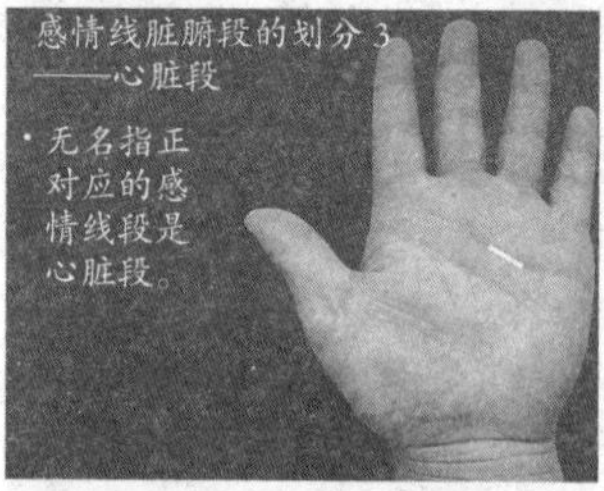

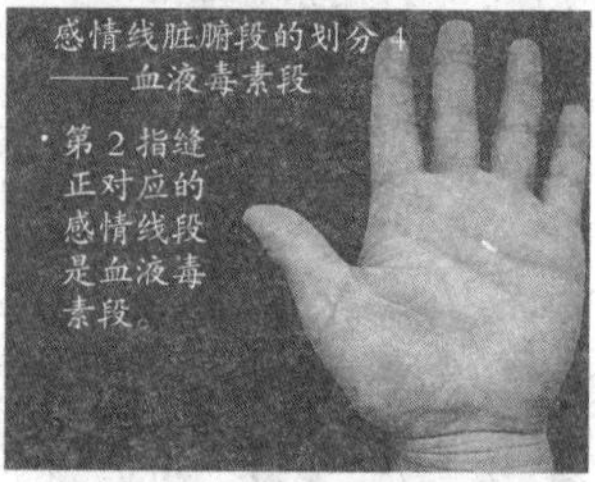

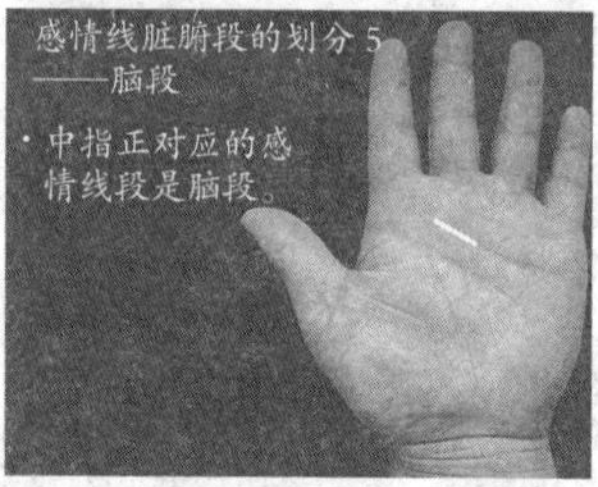

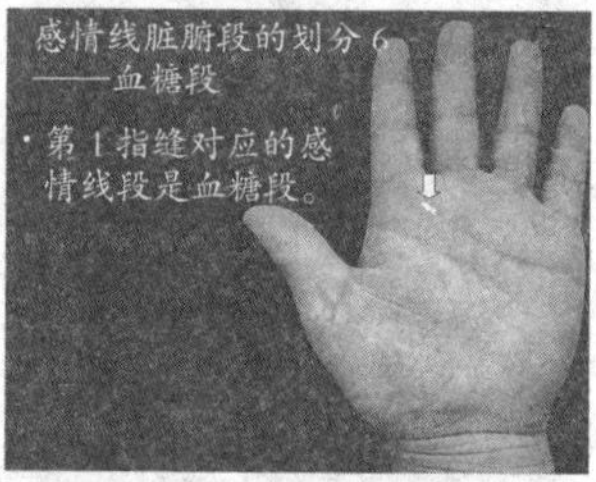

分段辨证之生殖段

年龄判断

亚健康状态。6 ~ 15 岁：生殖系统发育轻度异常；中医上讲有轻度肾虚。16 ~ 25 岁：生殖系统有轻度炎症；中医上讲有轻度阴虚火旺。26 ~ 35 岁：生殖系统有轻度炎症或功能轻异常；中医上讲有轻度下焦湿热。36 ~ 45 岁：男—前列腺有轻度炎症或功能下降、性功能轻度下降，中医上讲有肾虚正在持续；女—子宫内膜有轻度炎症或有轻度的盆腔炎倾向。46 ~ 55 岁：生殖系统功能衰退并且防御能力下降。56 ~ 65 岁：生殖系统功能和防御能力已经下降。66 岁以上：生殖系统功能和防御能力已经下降。

疾病状态。6 ~ 15 岁：生殖系统有早熟现象。16 ~ 25 岁：生殖系统功能紊乱。26 ~ 35 岁：生殖系统有炎症或劳损现象。36 ~ 45 岁：男—慢性前列腺炎、性功能下降；女—雌性激素水平下降、卵巢功能衰退、慢性子宫内膜炎、子宫内膜有增生或肿瘤倾向。46 ~ 55 岁：预防生殖系统肿瘤或增生。56 ~ 65 岁：生殖系统有患肿瘤的可能性。66 岁以上：生殖系统有患肿瘤的可能性。

斑点透视

清晰、深刻，起始段有 2 ~ 3 条羽状分支或分叉，代表生殖器官发育正常。

望色辨证

生殖段各色症状

观色	症状
加深	生殖系统有慢性炎症
青色	①肾虚血瘀；②生殖系统有肿瘤倾向；③严重增生
褐色	①生殖系统功能下降；②生殖系统有慢性炎症

观形察态

生殖段形态症状

观斑	症状
凹陷	①肾虚；②生殖功能下降
凸凹不平	男性：前列腺增生、肥大；女性：慢性子宫内膜炎或子宫肌瘤
浅淡细弱	①肾精亏虚、肾虚体质；②生殖功能薄弱、性功能较差

斑点透视

生殖段斑点症状

观斑	症状
褐色斑点	女性：①陈旧性子宫内膜损伤；②结扎手术的后遗症；③子宫肌瘤的手术切除后；④生殖系统有糜烂或增生；⑤子宫内膜炎、子宫肌瘤倾向。男性：前列腺炎
青色斑点	生殖系统有肿瘤或组织增生

纹理分析

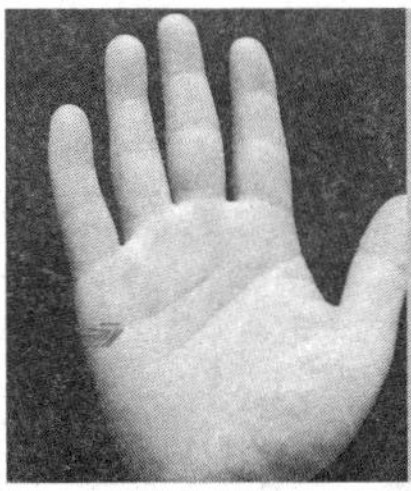

1. 羽状分支过多提示生殖系统有炎症或功能下降。

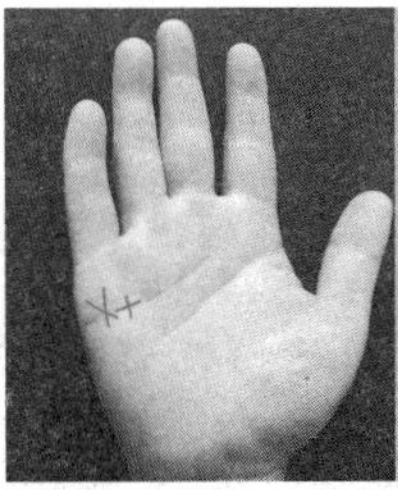

2. 十字纹、交叉状纹生殖功能下降。

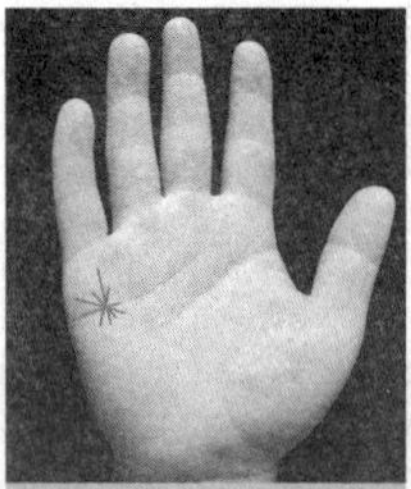

3. 米字纹
生殖系统有慢性炎症或功能下降。

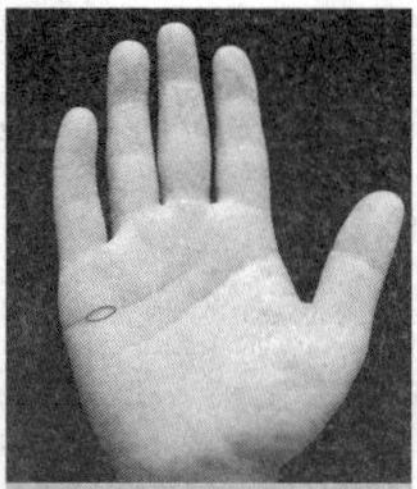

4. 岛形纹
男性：前列腺肥大、增生；女性：子宫肌瘤、卵巢囊肿。

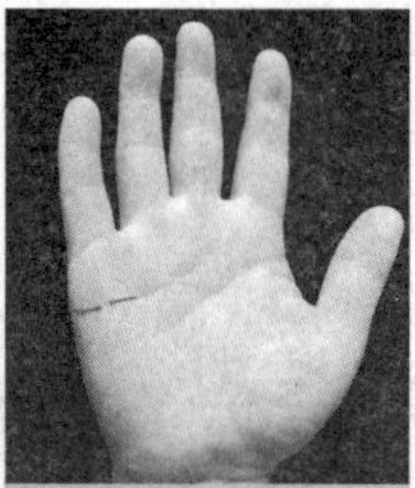

5. 断裂
尤其女性应预防，没生育过的女性注意预防流产；生育过的女性注意子宫肌瘤、卵巢囊肿的妇科手术。

6. 起始端无分支
表示生理功能先天薄弱。男性：容易发生性功能下降，导致不育；女性：性冷淡、不孕。

7. 闭合型纹理
生殖系统曾经发生过一些疾病，随时可能复发。

分段辨证之肾腰椎段

年龄判断

亚健康状态。6 ~ 15 岁：坐姿不正确、缺钙。16 ~ 25 岁：肾脏功能出现轻度异常。26 ~ 35 岁：肾虚、腰肌劳损。36 ~ 45 岁：腰肌劳损、轻度骨质疏松。46 ~ 55 岁：肾功能下降、腰肌劳损。56 ~ 65 岁：肾功能下降、腰肌劳损。66 岁以上：肾功能下降、腰肌劳损。

望色辨证

肾腰椎段各色症状

观色	症状
加深	腰肌劳损、肾功能下降
青色	腰肌劳损或骨质增生
褐色	腰肌劳损、肾结石现象

观形察态

肾腰椎段形态症状

观形	症状
凹陷	①肾精亏虚；②腰肌劳损；③缺钙

斑点透视

肾腰椎段斑点症状

观斑	症状
褐色斑点	①肾结石；②腰肌劳损
白色斑点	表示泥沙状结石容易形成，也容易消散。这与体液毒素蓄积过多有关，也可能是由于滥用了含钙制品造成的

纹理分析

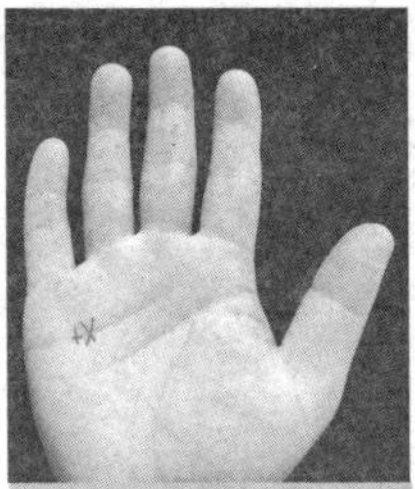

1. 十字纹、交叉状纹
轻度腰肌劳损

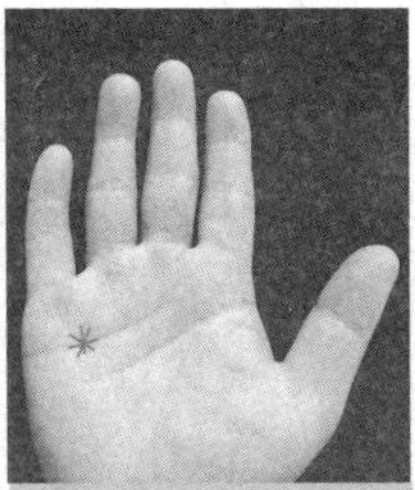

2. 米字纹
有肾盂、肾炎，肾功能不全：严重的腰肌劳损、腰肌筋膜炎

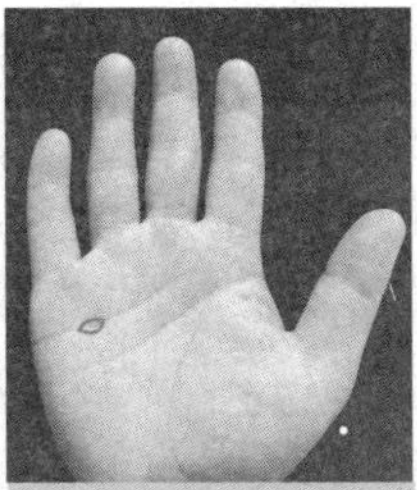

3. 岛形纹
腰肌劳损、肾结石

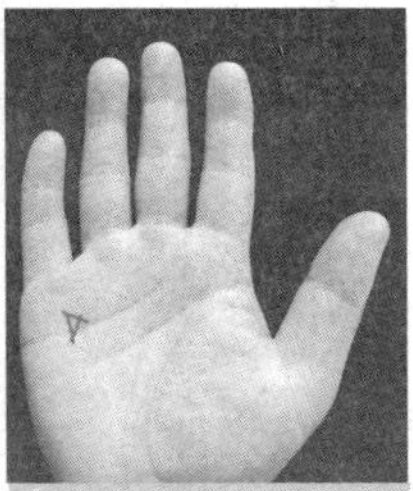

4. 三角形纹
腰肌劳损

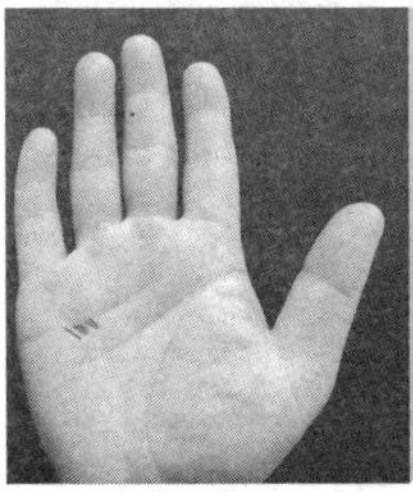

5. 下行羽状纹
腰肌劳损

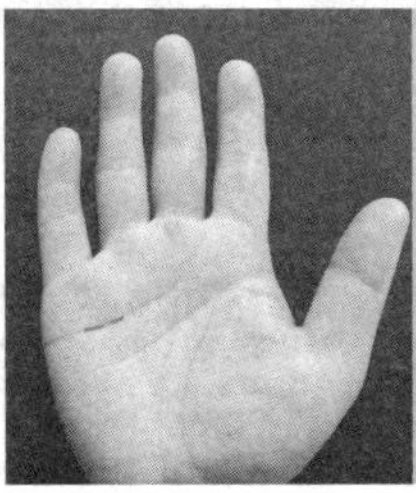

6. 断裂
腰椎骨质增生、腰椎肩盘突出

疾病状态。6 ~ 15 岁：生理性缺钙、轻度腰肌劳损现象。16 ~ 25 岁：肾脏功能下降、慢性肾炎、肾结石现象。26 ~ 35 岁：肾虚，腰肌劳损正在进行。36 ~ 45 岁：腰椎肥大、腰椎骨质增生、肾结石、慢性肾炎。46 ~ 55 岁：体液毒素蓄积、腰椎骨质增生或骨质疏松。56 ~ 65 岁：体液毒素蓄积、腰椎骨质增生或骨质疏松。66 岁以上：体液毒素蓄积、腰椎骨质增生或骨质疏松。

分段辨证之心脏段

重点反映了由于人的性格、情感、心理、工作、生活、自然环境等内外因素造成的心脏负荷过重，或引起其他一些心脏病变的因素。

年龄判断

亚健康状态。6 ~ 15 岁：锻炼较少。16 ~ 25 岁：锻炼较少。26 ~ 35 岁：轻度的心肌缺血，多由外界因素造成。36 ~ 45 岁：心肌缺血正在形成，建议保护心脏。46 ~ 55 岁：心肌缺血。56 ~ 65 岁：冠心病稳定阶段。66 岁以上：冠心病稳定阶段。

疾病状态。6 ~ 15 岁：心肌轻度缺血。中医上讲气阴两虚。16 ~ 25 岁：心肌轻度缺血;中医上讲气阴两虚。26 ~ 35 岁:心肌缺血正在形成。36 ~ 45 岁:冠心病早期现象。46 ~ 55 岁：冠心病正在形成。56 ~ 65 岁：冠心病即将发作，容易出现心血管方面的意外疾病。66 岁以上：冠心病即将发作，容易出现心血管方面的意外疾病。

望色辨证

感情线心脏段各色症状

观色	症状
加深	心脏负荷加重
褐色	缺乏有效的有氧运动，同时提示血液中的毒素蓄积过多
青色	提示冠心病、心肌缺血
紫色	气滞血瘀

观形察态

感情线心脏段形态症状

观形	症状
粗大深刻	虽然心脏负荷过重，但心脏代偿能力强，晚年易发生冠心病。见于运动员、长期体力劳动者的手上
浅淡细弱	心脏承受能力差
弯曲	心理变态、扭曲

斑点透视

感情线心脏段斑点症状

观斑	症状
黑褐色斑点	由于长期的工作压力等外部原因造成心脏病变，易突发冠心病、心绞痛、动脉硬化
青色斑点	冠心病、心肌梗死

纹理分析

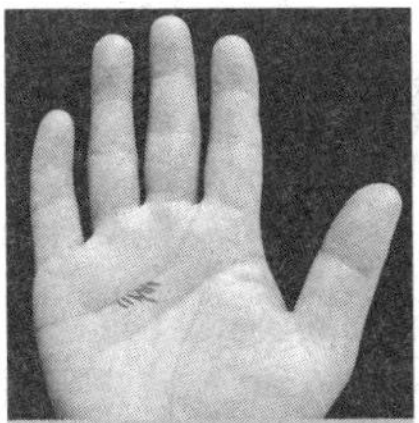

1. 下行羽状纹
心气不足，易发生心肌缺血现象。

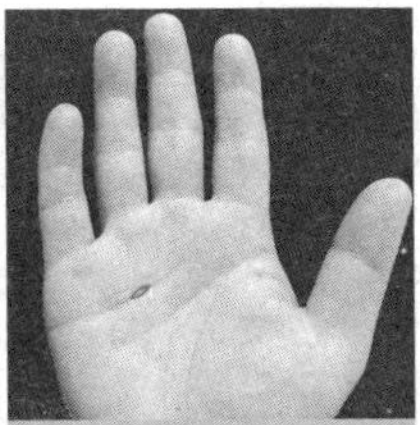

2. 小岛形纹
提示心肌缺血、冠心病正在形成。

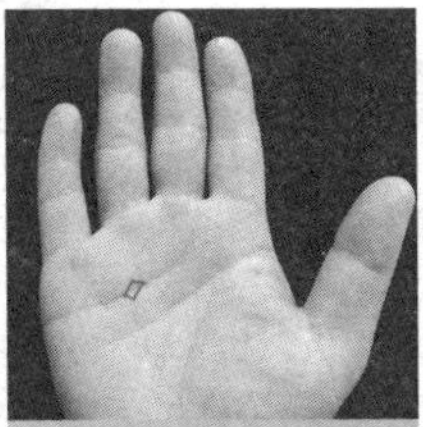

3. 菱形纹
多是由于性格、心理因素对心脏造成的影响。

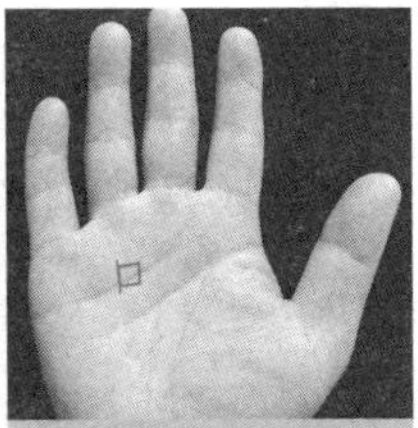

4. 方格形纹
长期情感困惑、压抑造成心脏功能下降。

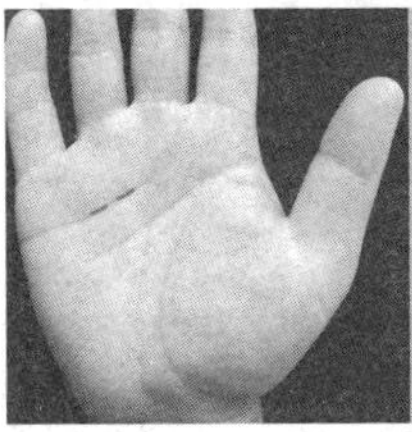

5. 中断、断裂
易发生突发性心脏病（外在原因）。

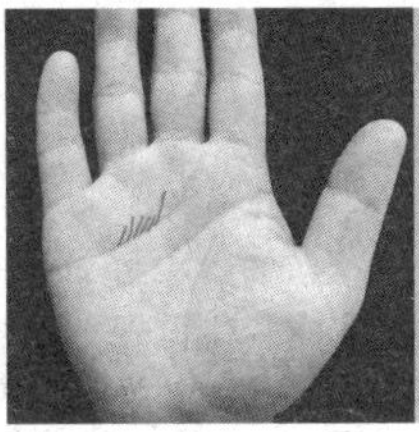

6. 上行羽状纹
心火上炎、血压忽高忽低现象。如果发青色，则提示血压增高。

注意

开放型纹理

心脏负荷加重，造成心脏功能下降，引起心律不齐。

闭合型纹理

心肌缺血。感情闭锁、情感障碍对心脏造成损伤，使心理失衡。

分段辨证之血液毒素段

斑点透视

感情线血液毒素段斑点症状

观斑	症状
青色斑点	提示高脂血症伴有血液黏稠（酸性体质）、血液毒素较多
褐色斑点	提示血液毒素有所增加、体内氧自由基增多、人易老化

观形察态

感情线血液毒素段形态症状

观形	症状
凹陷	表示血液的营养成分下降，常见于贫血，也见于长期服用降血脂药品或保健品的人
凸起	表示近期血脂较高或长期的血液毒素蓄积得特别高，是高脂血症、高血压的主要体征

观形察态

感情线血液毒素段形态症状

观形	症状
凹陷	表示血液的营养成分下降，常见于贫血，也见于长期服用降血脂药品或保健品的人
凸起	表示近期血脂较高或长期的血液毒素蓄积得特别高，是高脂血症、高血压的主要体征

望色辨证

感情线血液毒素段各色症状

观色	症状
加深	①最近脂肪摄入量过高；②血液垃圾毒素过多；③血脂增高、血液黏稠度升高
褐色	①体内血脂增高；②血液毒素增多

纹理分析

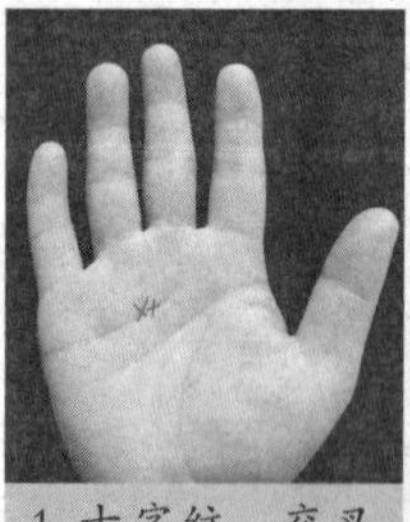

1. 十字纹、交叉状纹

提示血液毒素轻度增加、脂肪代谢失常。

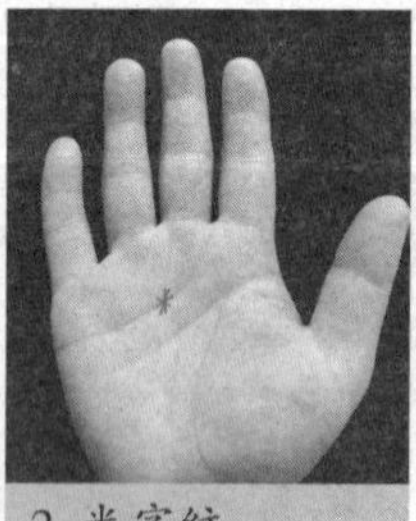

2. 米字纹

高脂血症、高血压、血黏度增高。

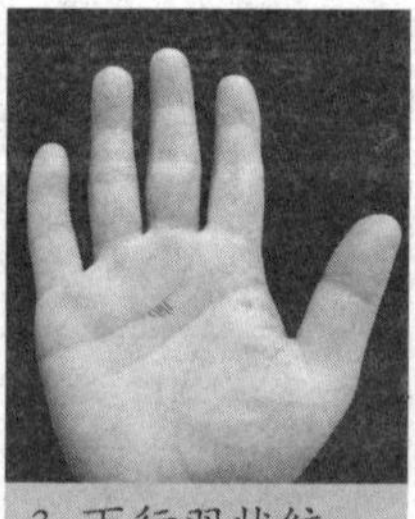

3. 下行羽状纹

血液毒素有所增加。

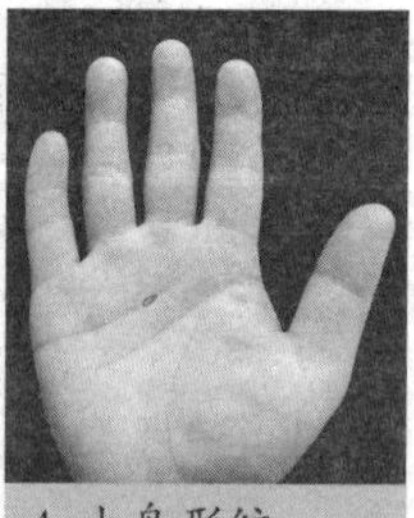

4. 小岛形纹

血液毒素严重，是发生肿瘤的重要原因，也是造成心脑血管病的直接原因之一。

注意

闭合型纹理

血液毒素长期蓄积。

年龄判断

亚健康状态。6 ~ 15 岁：由于饮食、药物、环境等因素的影响，使血液偏酸性；血液毒素轻度蓄积。16 ~ 25 岁：由于饮食、药物、环境等因素的影响，使血液偏酸性；血液毒素轻度蓄积。26 ~ 35 岁：血液毒素偏高。36 ~ 45 岁：血液毒素已经蓄积。46 ~ 55 岁：血液毒素已经蓄积。56 ~ 65 岁：血液毒素已经蓄积。66 岁以上：血液毒素已经蓄积。

疾病状态。6 ~ 15 岁:属酸性体质，血液毒素较高。16 ~ 25 岁:酸性体质，血液毒素较高。26 ~ 35 岁：血液毒素偏高，并且已经影响到心脑血管；导致动脉硬化。36 ~ 45 岁：属酸性体质，血液毒素已经成为身体各部位发病的重要原因之一。46 ~ 55 岁：属酸性体质，血液毒素已经成为身体各部位发病的重要原因之一。56 ~ 65 岁：酸性体质，血液毒素已经成为身体各部位发病的重要原因之一。66 岁以上：属酸性体质，血液毒素已经成为身体各部位发病的重要原因之一。

分段辨证之脑段

观形察态

脑段形态症状

观形	症状
凹陷	①用脑过度；②睡眠、休息不好
凸起	①高脂血症；②动脉硬化；③有血压增高倾向
浅淡细弱	容易患脑神经衰弱

斑点透视

脑段斑点症状

观斑	症状
青色斑点	①注意预防由工作、生活压力引起脑血栓、脑梗死等；②血液黏稠度增高，化学成分多而突然黏稠
褐色斑点	①脑动脉硬化；②老年痴呆症早期、中风先兆（老年）

望色辨证

脑段各色症状

观色	症状
青色	由于工作、生活中用脑过度，所以引起脑组织供血不足、脑动脉硬化，还应预防中风
深褐色	①用脑过度而造成的疲劳性脑组织缺氧；②脑动脉轻度硬化；③睡眠、休息质量欠佳而导致神经衰弱
紫色	近期有中风的可能
苍白色	脑供血不足，见于低血压
颜色加深	最近用脑过度或熬夜造成神经衰弱、疲劳性脑组织缺氧
红色	①疲劳性脑组织缺氧；②脑组织供血不足；③见于神经衰弱

纹理分析

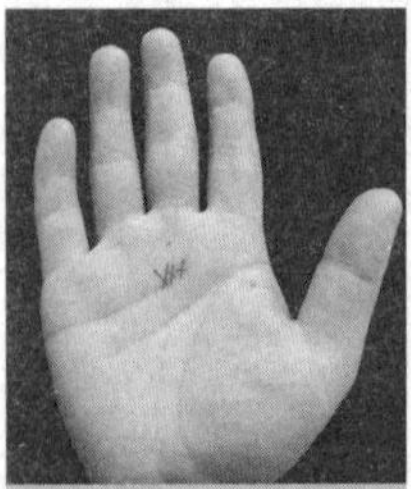

1. 十字纹、交叉状纹
脑神经功能轻度衰弱。

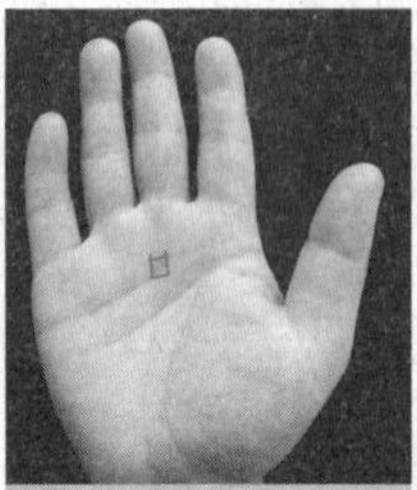

2. 方格形纹
思维有限，也易陷入感情困惑和精神困扰；脑神经功能衰退的表现。

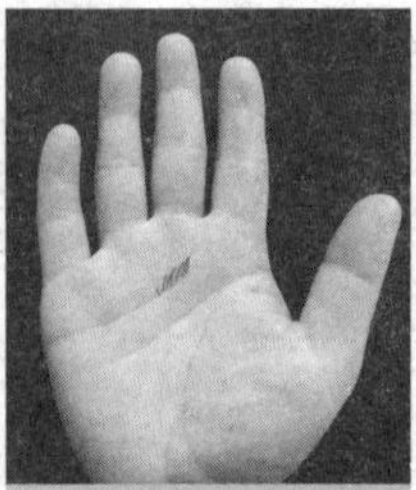

3. 上行羽状纹
心高气傲、斗志强、争强好胜的人，易患高血压、脑血管方面疾病。

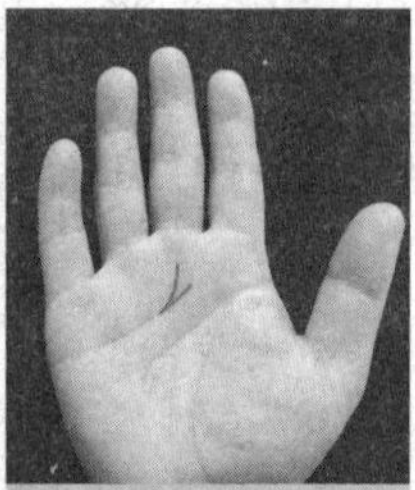

4. 分两叉
容易朝秦暮楚、喜新厌旧、注意力不集中，脑神经功能衰弱。

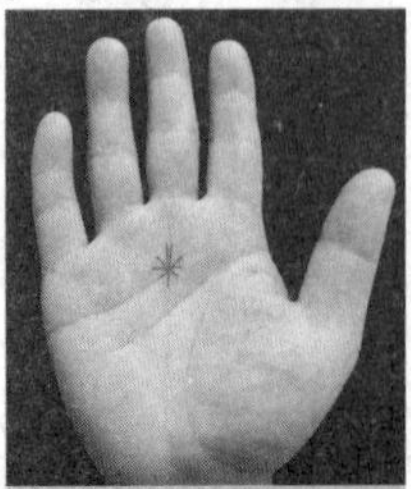

5. 米字纹
容易发生突发性脑血管和脑出血疾病。

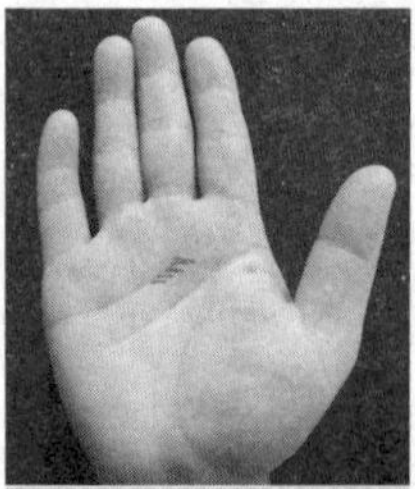

6. 下行羽状纹
用脑过度，易造成脑神经衰弱、记忆力下降。

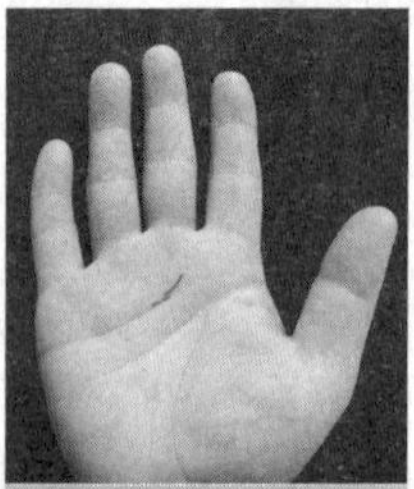

7. 断裂
突然性脑血管、脑出血现象。

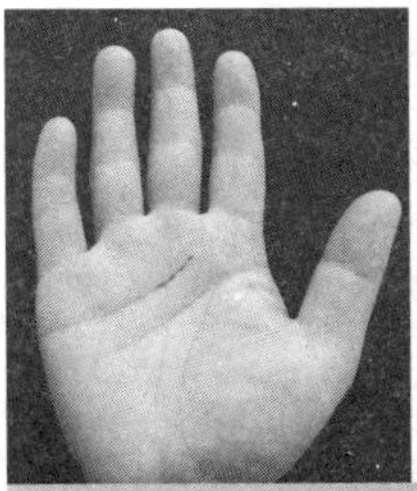

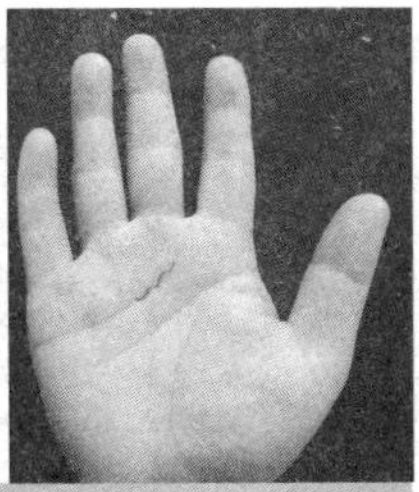

8. 弯曲、断续
血管神经性头疼、血管痉挛、脑神经衰弱。

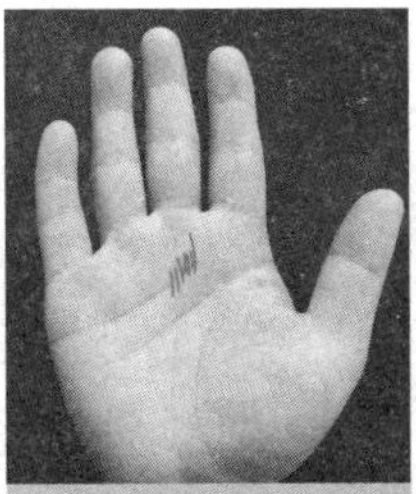

9. 纵切纹
用脑过度导致脑神经衰弱。

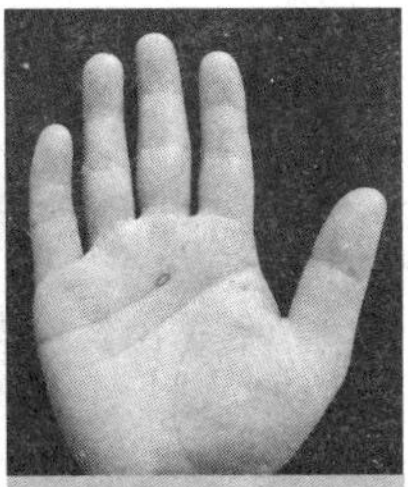

10. 小岛形纹
可能有脑梗死、脑血栓的发生。

注意

闭合型纹理

脑组织供血不足、脑动脉硬化、易中风。

年龄判断

亚健康状态。6 ~ 15 岁：神经衰弱。16 ~ 25 岁：神经衰弱。26 ~ 35 岁：用脑过度，导致神经衰弱、早期脑动脉硬化。36 ~ 45 岁：脑动脉硬化正在发展。46 ~ 55 岁：脑动脉硬化正在发展。56 ~ 65 岁：脑动脉硬化正在发展。66 岁以上：脑动脉硬化正在发展。

疾病状态。6 ~ 15 岁：神经衰弱、低血压综合征、慢性疲劳综合征。16 ~ 25 岁：神经衰弱、低血压综合征、慢性疲劳综合征。26 ~ 35 岁：神经衰弱正在发展、脑动脉硬化正在形成。36 ~ 45 岁：神经衰弱正在发展、脑动脉硬化正在形成。46 ~ 55 岁：脑动脉硬化成为脑血管意外发病的重要原因，易患老年性痴呆和血管性痴呆。56 ~ 65 岁：脑动脉硬化成为脑血管意外发病的重要原因，易患老年性痴呆和血管性痴呆。66 岁以上：脑动脉硬化成为脑血管意外发病的重要原因，易患老年性痴呆和血管性痴呆。

分段辨证之血糖段

望色辨证

血糖段各色症状

观色	症状
加深、变粗、色发红	血糖增高
青色	多见于糖尿病中后期

观形察态

血糖段形态症状

观形	症状
凹陷	青年人若此处凹陷，多是血糖较低的表现
凸起	中老年人见于血糖增高，也见于糖尿病

斑点透视

血糖段斑点症状

观斑	症状
褐色斑点	血糖增高、陈旧性糖尿病现象
娇红斑点	血糖不稳定，易发生糖尿病，也见于糖尿病早期现象
白色斑点	提示低血糖

纹理分析

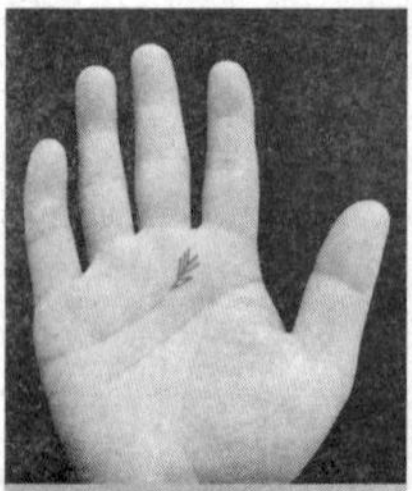

1. 很多分叉
血糖不稳定。

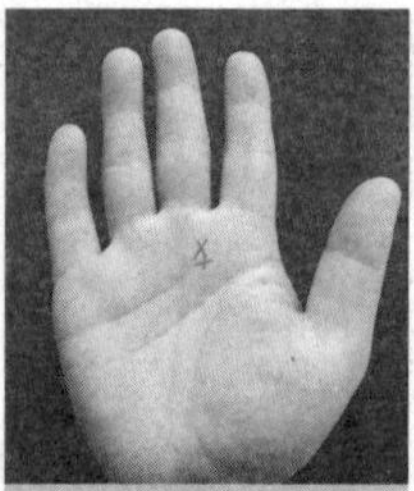

2. 十字纹、交叉状纹
血糖不稳定。

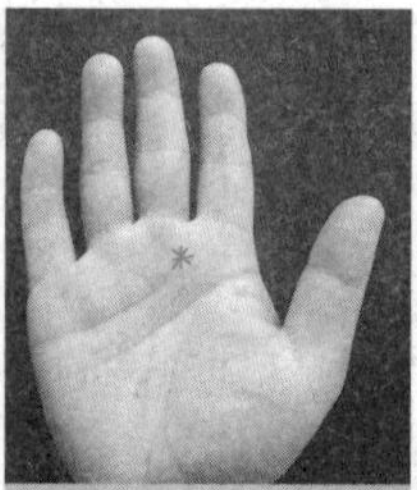

3. 米字纹
血糖高，多为糖尿病先兆。

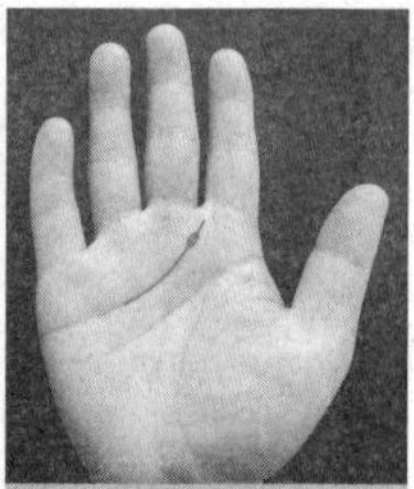

4. 小岛形纹
易发生糖尿病。

注意

闭合型纹理
糖尿病体质。

年龄判断

亚健康状态。6 ~ 15 岁：血糖轻度异常，大部分表现为血糖偏低、血糖不稳定。16 ~ 25 岁：血糖轻度异常，大部分表现为血糖偏低、血糖不稳定。26 ~ 35 岁：血糖轻度异常，大部分表现为血糖偏低、血糖不稳定。36 ~ 45 岁：血糖不稳定并且有增高的倾向，中医上讲轻度气阴不足。46 ~ 55 岁：血糖不稳定并且有增高的倾向，中医上讲气阴两虚。56 ~ 65 岁：血糖不稳定并且有增高的倾向，建议检测血糖的指数。66 岁以上：血糖不稳定并且有增高的倾向，建议采取必要的调理保健措施，密切注意血糖的波动；空腹进行血糖的测定，还应定期检测。

疾病状态。6 ~ 15 岁：低血糖综合征，中医上讲气阴不足。16 ~ 25 岁：低血糖综合征，中医上讲气阴两虚。26 ~ 35 岁：低血糖综合征，中医上讲气血不足。36 ~ 45 岁：肝的生化解毒功能下降、内分泌功能紊乱、血糖增高或不稳定，有糖尿病的倾向，中医上讲阴虚火旺、气阴不足。46 ~ 55 岁：肝的生化解毒功能下降、内分泌功能紊乱、血糖增高或不稳定，是糖尿病发病的重要原因之一，中医上讲阴虚火旺、心肾不交、肝阴不足。56 ~ 65 岁：肝的生化解毒功能下降、内分泌功能紊乱、血糖增高或不稳定，是糖尿病发病的重要原因之一，中医上讲肺肾两虚、肝淤脾虚。66 岁以上：肝的生化解毒功能下降、内分泌功能紊乱、血糖增高或不稳定，是糖尿病发病的重要原因之一，中医上讲肺肾两虚、肝瘀脾虚。

养生指南

从感情线的命名来看，此线可以反映人的感情与健康问题。人的一生感而生情，由情而感慨；人的一生由情而精彩，由感而充实。可以说，感情贯穿着人生的始终。我们在养生的过程中，始终要注意自己的各种感情对健康的影响。比如，父母与儿女之间的感情、兄弟之间的感情、姐妹之间的感情、朋友之间的感情、夫妻之间的感情、同事之间的感情，甚至人与非生命物质之间的感情都对健康有影响。正常人的感情线应当清晰、红润、连绵不断，表示在感情方面会处理得很恰当。下面所讲的情况都与人的养生有很大的关系。

感情线的颜色发褐且沉着，表明在工作、生活或感情上的投入超出了身体所能承受的范围，所以它会影响到人体比较薄弱的脏腑，如心脏、脑血管、生殖系统等，从而诱发相关的疾病。这时候就要注意合理地休息，适当调整一下自己目前的状态。

当感情线逐渐出现断断续续的时候，表明感情、生活、工作环境或心态已经出现了故障，这时需要调节感情的某一细节，使其逐渐完整而连续起来，否则心理障碍和情感困惑会导致精神抑郁。

我们每天都要观察自己感情线的脏腑段，看看其颜色的变化，再结合手诊中相应的脏腑部位和自己身体的状况，进行综合观察，好好想一下是否有相关症状或感觉，以便及时地发现该脏腑的问题，把亚健康消灭在萌芽状态。

现代研究

临床观察，感情线有较多的向下侧羽状纹，提示呼吸系统功能低下，容易发生感冒、咳嗽、支气管炎或支气管扩张等病。

感情线细弱浅淡的人，身体的免疫功能低下，一旦患病，恢复较慢。

感情线上有岛形纹，这种人发病多是由于感情、生活等原因造成的，多见于心脑血管疾病。

感情线穿过菱形纹，表示此人足智多谋。

当感情线的颜色发褐色沉着的时候，表示近期血脂较高、血液黏稠度较大。如果已经患有高血压，就要注意预防中风的发生。

如果感情线上有很多针尖点状的褐色小斑点，提示毒素在体内蓄积较多，这是一种肿瘤体质，需要注意预防。

感情线纹理比较杂乱，说明情绪很不稳定，是诱发其他疾病发作的一个重要的内在原因。

第七章

指象纲目和指纹纲目

人有五脏，手有五指，脏腑配合指象，是巧合还是自然？这既需要我们仔细体会揣摩，又需要我们学习理解。通过对指象的脏腑系统划分，上、中、下指节纹的辨证，让我们在伸手之间了解自已的健康状态。这对手诊的诊断既是纲领性指导，又是辅助性诊断依据。指纹是手指皮肤表皮上突起的纹线。由于人的遗传特性，虽然指纹人人皆有，但各不相同。根据花纹的不同，指纹可以分为箕形纹和斗形纹两大类型。

第一节　指节纹分析

中医认为，天、地、人的和谐统一，构成了中医的整体辨证观。手诊中，除拇指外，其余四指正好也各有三节纹，对应了天、地、人之间的关系。而人体又分上、中、下三焦，正好与三指节纹对应。所以，仔细分析指节纹，不仅给我们以辨证的整体观念，而且基本上与人体上、中、下容易发病的部位相对应。

概念

指节纹的定义：就是手指指关节在手掌面的弯曲横纹。

拇指两节，其余四指各三节。

正常形态

指节纹 1～2 条，且颜色清晰、深刻、红润。

脏腑属性

上指节纹：中医上讲上焦即心肺；西医上讲循环系统、神经系统。

中指节纹：中医上讲中焦即脾胃（包括肠道、肝胆）；西医上讲消化系统。

下指节纹：中医上讲下焦即肾；西医上讲内分泌系统、生殖系统、泌尿系统、骨骼系统。

整体辨证

指节纹

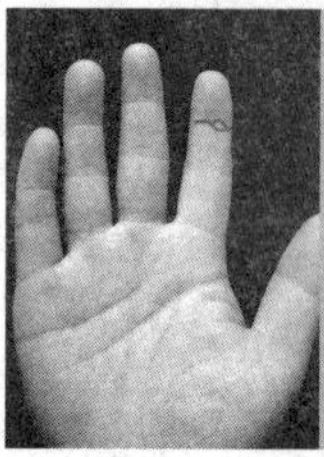

1. 指节纹上有岛形纹

无论在哪个部位，都表示该脏腑有疾病存在，大部分功能性、器质性疾病同时存在。

2. 指节纹浅淡

表示人体的免疫功能下降或不平衡、智力下降、营养失衡，但不代表疾病。

3. 指节纹的颜色比主线颜色更深
表示所属脏腑有气滞血瘀的现象。

4. 当 3 ～ 4 条以上指节纹散乱
在哪个地方散乱，表示哪个脏腑功能轻度衰弱、减退。

5. 所有指节纹都比主线颜色深
表示血液循环变慢、血液黏稠、缺氧现象。

青筋（静脉）

1. 所有指节纹都有青筋出现
表明体内血液微循环障碍；组织供血不足；血液黏稠，血流速度变慢，一般反映心脏微循环的障碍；青筋越明显，表示疾病越严重。

2. 上指节纹青筋较为明显
一般表现为心脏方面的疾病。

3. 中指节纹青筋明显
肠道可能有宿便毒素；消化系统有慢性炎症。

4. 下指节纹青筋明显
表明腰肌劳损、颈椎增生、骨质增生，生殖系统有慢性炎症，男性为精液淤积综合征；女性为慢性盆腔瘀血综合征。

5. 只在某一指节纹上出现
表明该脏腑组织供血不足或有慢性炎症。

6. 青筋怒张，高高的凸起
表明要考虑高血压、糖尿病、急性传染病（如高烧）、高脂血症患者（少见），相当于中医的肝阳上亢、痰淤阻络。

三纹辨证

上指节纹

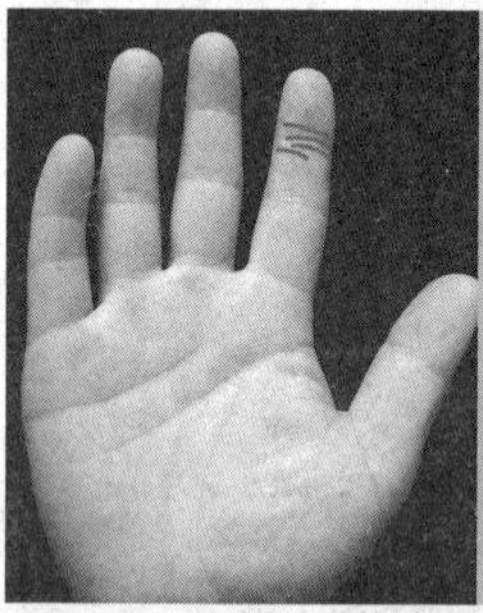

1. 散乱

呼吸系统功能下降，易发生感冒、咽炎、慢性支气管炎；血液循环系统功能不佳。

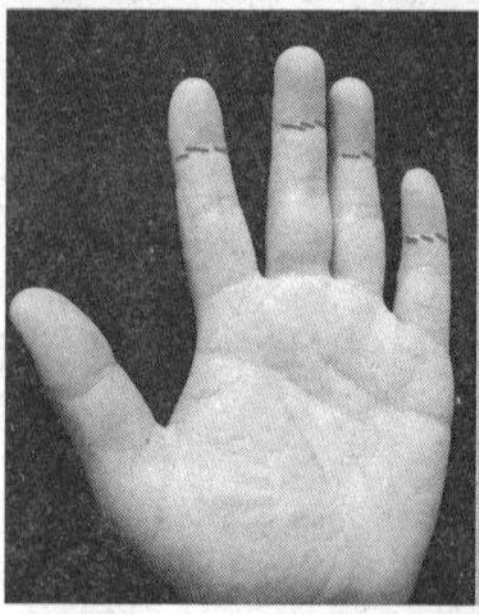

2. 断断续续

表明心肺方面疾病，血液循环不佳。

3. 闭合型纹理

心脏易发生心肌缺血。

4. 开放型纹型

易患感冒、气管炎、咽喉炎。

5. 浅淡细弱

心肺功能不足。

中指节纹形态症状

观形	症状
闭合型纹理	①脾胃虚弱；②易形成宿便毒素
开放型纹型	胃肠功能紊乱
浅淡细弱	①脾胃虚弱；②肝胆功能下降

中指节纹斑点症状

观斑	症状
褐色斑点	①肝胆毒素；②宿便毒素；③肠道有肿瘤可能
青色斑点	要预防消化系统肿瘤、血液循环不佳及宿便毒素

中指节纹

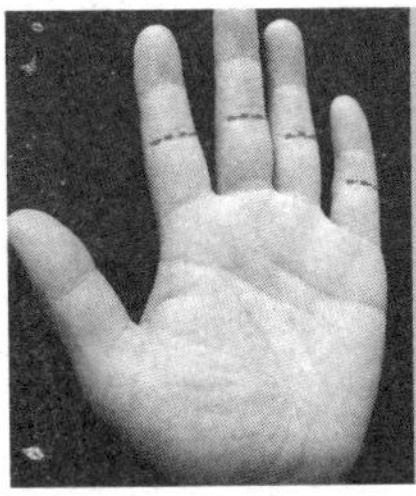

1. 断断续续

提示消化系统功能下降。

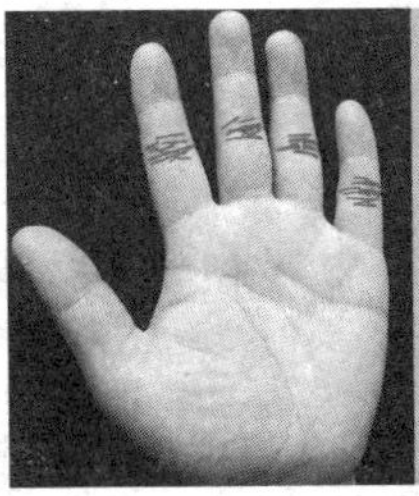

2. 散乱

提示脾胃虚弱、胃肠道功能紊乱。

下指节纹

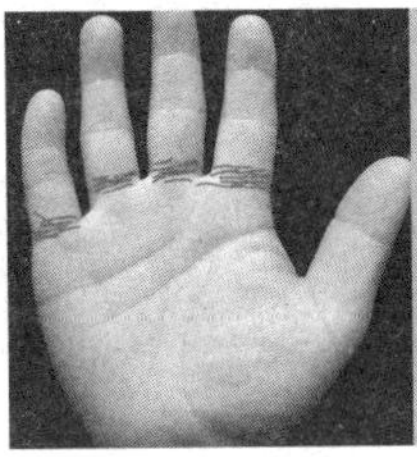

1. 散乱

提示腰肌劳损、肾虚。

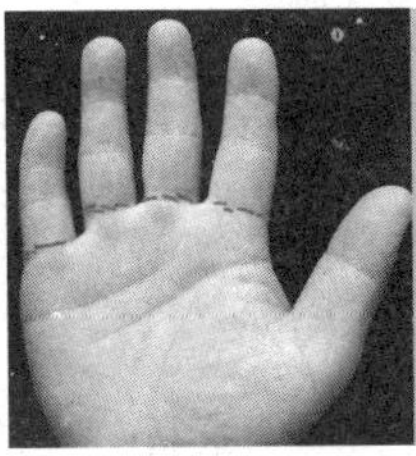

2. 断断续续

肾精亏虚，先天发育不足。

下指节纹形态症状

观形	症状
闭合型纹理	生殖系统肿瘤现象
开放型纹型	腰肌劳损
浅淡细弱	肾气不足、肾精亏虚

下指节纹斑点症状

观斑	症状
褐色斑点	生殖系统有慢性炎症和肿瘤
青色斑点	生殖系统有肿瘤、增生；肾虚血瘀体质

第二节　五指诊断

想知道病态，要先了解常态，知常才能达变。每个手指都反映人的整体状况：①免疫平衡；②健康平衡；③疾病平衡。

拇 指

脏腑属性

在中医上属于心、脑（相当于循环系统与神经系统）。

正常形态

指甲与掌面角度不得小于150° 或大于180° 且圆秀、端庄，粗细一致。指节红润饱满、活动正常、强健有力，指节稍向上弯曲，不胖不瘦，大鱼际发达。只有两节，较其他四指粗壮。

整体辨证

拇指形态症状

观形	症状
下指节有间菱岛纹	有的清晰，有的模糊，有的出现在指腹中部，有的靠近指掌横纹。提示胆结石
心线上有闭合型纹即心线上有岛形纹、菱形纹、方格纹等杂乱纹理	冠心病、脑动脉硬化、偏头痛。若有耳褶症则更有意义
脑线上纹理如眼	虽然聪明，但用脑过度，易患脑血管疾病
指端膨大呈圆球状	①易发生脑血管疾病；②脾胃虚弱
指端锐利又尖薄	①神经衰弱；②脑血管功能低下；③消化系统功能低下
指端偏平又消瘦	①脑神经衰弱；②消化系统功能障碍
指端细纹多杂乱	①脑神经衰弱；②消化系统功能紊乱
指端凹陷弹性差	中医：心气亏损；西医：心脑供血不足
拇指硬直弯度小（即拇指向后倾斜度过小）	脑神经衰弱
拇指薄弱曲度大（即拇指向后倾斜度过大）	①经常处于亚健康状态；②免疫力下降，常见于脑神经衰弱；③颈椎不太好，易发生颈肩综合征；④胆小怕事，神经衰弱，头晕失眠，食欲不振（心脾两虚）；⑤突发性脑血管疾病
拇指纤细瘦弱	①营养失衡；②心脑肾功能下降；③生理性缺钙；④骨质疏松
拇指过于肥、短、粗（相对其他四指）	①脾气暴躁，肝火上炎；②易产生高血压、高脂血症；③突发性脑肿瘤

食 指

脏腑属性

中医属于脾、胃（相当于西医的消化系统）。

正常形态

圆秀、端庄、强壮，三个指节长短均匀，由下往上逐节缩短者为正常。外形与中指密合。

整体辨证

食指形态症状

观形	症状
过于纤细	①消化系统功能低下；②脾胃虚弱
过于弯曲	①胃肠功能紊乱；②宿便毒素
指间漏缝（食指不直，与中指并起来，指间有漏缝）	①营养失衡；②消化吸收功能低下
食指瘦弱	容易劳累、精神疲乏、睡眠不好、神经衰弱（肝脾两虚）
根根青暗	肝胆垃圾毒素蓄积
下指节细	生理性缺钙的表现
下指节短	心理疾病
食指苍白	脾胃虚弱
中指节过粗	钙质吸收功能不良
食指多僵硬	见于消化系统疾病或异食症，也见于胃肠功能紊乱或肿瘤早期
食指黄褐色	肝胆系统疾病，多见于慢性肝炎、胆囊炎，甚至胆结石
纹理杂乱	消化系统功能紊乱
中指节较细	缺锌、铁、钙的表现
上指节过长	健康状况较差
上指节瘦小（即指端特别瘦小）	①营养不良；②消化吸收功能低下
食指粗大	易发生肝胆系统的疾病

中 指

脏腑属性

在中医上属于心、脑（相当于西医的循环系统、神经系统）。

正常形态

五指中最长的一个手指。圆长健壮，直而不弯，重点反映心脑血管的状况。

整体辨证

中指形态症状

观形	症状
细长、瘦弱	①钙代谢失衡，易骨质疏松或牙齿过早损坏；②心脑血管功能紊乱；③脑神经衰弱；④高血压
苍白、细弱	心气不足或贫血
僵硬、不灵活	①用脑过度；②上指节不够灵活：疲劳性脑组织缺氧
膨大、粗糙	①脑组织供血不足；②预防高血压、脑血管疾病的发生
中指弯曲	①心血管功能低下；②血液循环涨满；③脑血管痉挛；④中医：心气不足；⑤小肠吸收功能低下
指间漏缝	经常头晕、头疼，易发生脑血管疾病
指端膨大	多是心脏供血不足、冠心病的体质隐患
特别粗大	①高血压；②高脂血症；③突发性脑血管疾病
中指出现纵切纹	表示心脑血管功能低下
掌侧出现红色斑点	心脑血管系统疾病

无名指

脏腑属性

在中医上，属于脾、肺（相当于西医的呼吸系统、内分泌系统、消化系统）。

正常形态

圆秀、健壮、端庄，直而不曲，指节纹清爽，短于中指。

附注

病约纹（病药纹）：在无名指的中指节掌侧、桡侧的赤白肉际处有褶纹，称病约纹。正常人是不存在病约纹的。当人体有了疾病，免疫力下降，健康状况不容乐观时，就会出现病约纹，纹理越杂乱，越表示健康平衡、免疫力平衡、疾病平衡三方面反复地发生变化，健康状况日趋下降。如果注重保健养生，身体就会逐渐康复，病约纹也会逐渐消失。

如果在病约纹上出现褐色（或紫暗色）斑点，反映人的某些部位有陈旧性病变，尤其是呼吸系统有陈旧性肺结核病灶存在，别的系统也存在疾病，而且时间长、恢复慢；如果出现红点或红色斑点，表示身体某个部位有炎症存在。

病约纹沉、浊、枯槁、无光泽，说明疾病平衡、健康平衡下降非常厉害，体内有恶性肿瘤，或者正处于晚期。病约纹上有横切纹，提示存在疾病隐患。

整体辨证

无名指形态症状

观形	症状
较细、瘦弱	①免疫功能下降；②肺活量不够，易患呼吸系统疾病，比如感冒、咳嗽、支气管炎，处于亚健康状态或疾病平衡状态；③生殖系统功能较弱
无名指弯曲，与中指、小指间有漏缝	①营养失衡，以缺钙、锌为主；②泌尿系统功能较弱；③神经衰弱、头痛、失眠（心肾不交）
下指节粗大	①内分泌功能紊乱和亢进；②性功能异常，常以性欲亢进症出现；③三四十岁脸上起青春痘
弯曲变形	类风湿体质，属免疫功能下降的标志，应避免受凉
无名指太长（超过中指上指节的一半）	因生活不规律（如饮酒、熬夜、过度劳累等）导致健康状况下降
无名指太短（短于中指指端的一半）	气虚、元气太虚、精亏血少、脾肾亏虚、免疫力下降
下指节细弱、浅淡	①经常劳累过度、营养失衡；②因肾阳不足而导致性功能低下（即性欲冷淡）
下指节过于粗壮	阴虚火旺而性欲亢进
中指节消瘦（中指节过长，指节纹散乱而显得苍白、瘦弱）	钙质吸收功能较差，骨骼、牙齿脆弱

续表

观形	症状
指根青暗延至掌中	近期出现上呼吸道感染或肺炎，同时大便不调，注意流感、肠胃炎

小指

正常形态

相对较短，三节长短均匀，直而不偏曲，圆秀、端庄。向上不超过无名指上指节纹，向下不低于无名指中指节纹的1/2。它反映了人体的一种体质隐患。

脏腑属性

在中医上，属肾（相当于西医的生殖系统、泌尿系统、运动系统、骨骼）。

整体辨证

小指形态症状

观形	症状
小指呈两节	①先天性肾虚；②易发生腰肌劳损；③生殖系统有炎症和肿瘤；④生育困难，易不孕不育；⑤也见于某些遗传疾病（如白痴）
指节纹散乱	表示泌尿系统和生殖系统功能容易发生紊乱和下降
中指节瘦、细	多是缺钙、铁、锌的表现
指关节膨大隆起	①表示腰椎骨质增生，或有风湿因素存在；②小指的指关节触摸时有索状硬斑、硬块时，应考虑骨质增生；③从坤区到小指上出现青筋，提示泌尿系统有慢性炎症，越明显越严重
下指节纹上有褐色斑点	表示泌尿系统有结石，生殖系统会出现糜烂、炎症、肿瘤现象
小指短小	肾精亏虚，生理性缺钙。男性：生育功能弱、肾气不足、肾阴亏虚，易患头晕、耳鸣，腰酸腿痛，性功能较弱，精子数目不足。女性：生育功能弱、肾气不足、肾阴亏虚，易患头晕、耳鸣，腰酸腿痛，子宫小或月经不调
小指细小苍白且瘦弱	易患肠道疾病，从而引起吸收不良或排便异常
有青筋穿过	男性：生殖系统、泌尿系统有炎症；女性：盆腔瘀血综合征
小指瘦且薄	先天肾虚

续表

观形	症状
小指节上有杂纹，骨关节突出	严重的肾虚现象

指形分类

五指形态与脏腑盛衰有着密切的关系，因为人体是一个统一的整体，每一个脏腑的病变，都可能引起整个机体的变化，所以观指亦可诊察脏腑的盛衰。但如果体能已十分衰弱，就不能光以手指变化为依据，病情比较危重，当综合诊断。我们认为指形诊断只是手诊诊断的辅助手段，对手诊中的体质隐患诊断很有价值，在多数情况下，可指明手诊中的诊断目标，从而快捷、准确地诊断疾病。在防病保健方面，具有长远的指导意义。

指形分类诊断

指形	特征	诊断意义
方形指	指端平直，棱角分明，形成方头，故称方指	一般表示身体健康。若指见淤暗，则表示患神经衰弱及结石等症。此种人情绪不稳，易急躁，有爆发力，指腹易渗汗，易患感冒及呼吸道感染
汤匙指	手指末节顶端宽大，整个手指状若汤匙	易患高血压、心脏病、脑血管病，糖尿病出现并发症者亦可见
细长指	指形细长，颜色苍白，指显无力	脾、胃功能不好，情绪易抑郁且多愁善感，有偏食倾向；甲状腺功能低下者也易见到
竹节指	各指关节突出，使整个手指形如竹节，故得名	易患呼吸系统、泌尿系统疾病，生殖系统方面也易隐伏一些疾病。情绪多不稳
壁虎指	末节指关节突出，指节端部又形成尖缘，手指似壁虎的头身，故得名	易患心脏病，且呼吸系统亦受影响，应多加注意
鼓槌指	整个末节指节圆、粗突出，指端棱角较分明，指背皮肤粗糙，形同鼓槌	易患慢性呼吸系统疾病及循环系统疾病
圆锥指	指形细长，指端稍尖，形如圆锥	一般表示身体健康，但抵抗力并不强，较易患胸部疾病。若感冒，易从咽喉肿痛开始

续表

指形	特征	诊断意义
棱形指	中间指节粗大突出，整个指形呈中间宽、两头窄细的棱形	易患神经系统疾病、骨质脆化及耳疾等，也是容易患风湿的手指形，同时容易出现肝胆功能不全、胆汁淤积等
粗短指	指短而粗，指掌之比小，中长比小于2 ： 3，大鱼际发达，其他指根亦饱满	身体健壮，爆发力好，但易患高血压、肝病及肾病；性功能强盛，但情绪容易激动，易肝火上炎或肝阳上亢
斜弯指	末节指节偏斜不正，多见于小指和食指	有遗传病或生殖功能障碍者多见，也可见于其他系统器官的重症。中医以脾肾亏虚体质隐患常见

第八章

甲象纲目

甲象是反映脏腑状态的一面镜子。在手诊辅助诊断方面，甲象重点可以弥补气血、颜色方面的诊断不足。甲床的颜色是人体微循环的反映，所以平常要注意手掌皮肤、手背皮肤与指甲颜色是否一致。如果不一致，既要考虑外界因素的干扰（如染指甲或手部受到颜料的污染等），又要考虑手诊中的颜色可能为假色。排除了这些因素，那么甲象中的颜色则为真色。尤其甲象某脏腑区反映的色泽与手诊结果完全一致时，诊断就可以完全成立。

第一节　甲象分类

通过对不同形态甲象的分类，我们可从这些甲象类型的特定生理意义与病理意义入手，协助手诊确诊。

标准指甲

一般健康人的指甲下部有白色的月痕，从拇指到小指依次变小。如果五个指头都有月痕，那是最佳的。大拇指上有月痕，其余四指没有，不一定是身体不佳的表现。然而，如果大拇指上没有月痕，那就值得注意了。没有月痕不好，月痕过大也不好，它意味着患有心肾或脾胃系统疾病。最理想的大小是月痕占整个指甲的1/5。

指甲的标准长度为第一指节的1/2。有这种指甲的人，如果形状、色泽等方面状况良好，就可以断定他身体健康，充满活力。

从第三指关节（拇指为第二指关节）背侧纹中点，到甲根和皮肤交界处之中点的距离，与此点到指顶端肉际距离（这两距之比我们称为“皱甲比”）相等，纵横皆呈弧形微曲，像弧度很小的椭圆球面，厚薄适中，坚硬，光滑润泽，淡红含蓄，明朗涵神，月痕清晰，甲根与皮肤交界处之皱襞（即甲皱）红润、柔韧、整齐。甲上无脊棱沟裂，甲下无斑纹瘀点。轻压甲面，松后红润复原。这一般显示气血充足，经络通畅，脏腑调和，身体健康，精力充沛，有耐力，情绪平和稳定，但爆发力差。

横道纵道

指甲的表面平整光滑是健康的标志。但是，有的人指甲上鼓起数条棱状的横道，这说明身体出现了异常，已经患病或者潜伏的疾病要爆发，多属于邪气盛或正虚邪实。横道不会消失，而是随着指甲的生长往指尖奔去。一般说来，年轻人生命力旺盛，指甲从生出到长成为七个月，也就是说七个月是一个周期，老年人是十个月。所以我们可以根据横道的位置，估算出得病的时间。

指甲上鼓起数条棱状的纵道，也是身体异常的表现。多属于脾肾不足或心脾两虚。这种人精神不振、疲劳无力，一般患有神经系统衰弱、脑系统疾病以及酒精、药物中毒等。

甲身凹沟

甲身当中有凹陷，通称“凹沟”，多属气虚血亏、热郁肺燥、肝气郁结、肌肤失养。可以推测患者大约在若干天以前患有不轻的疾病，或遭受了精神打击。

多痕凹沟者，多见于肝脾失调、胃肠失和，也可见寄生虫病或肠功能衰弱。如凹沟发生在拇指，多为肾精亏虚、脾气不振、精神不振、神疲乏力；如发生在食指上，其人易患皮肤病；如发生在中指上，多为肌肉无力症；如发生在无名指上，易患眼疾、支气管炎等呼吸器官疾病；如发生在小指上，易患咽喉炎、神经痛或胆汁性疾病。

指甲翻曲

指甲向上翻起，即指甲向着手背的方向翘起来，指甲中央部分下凹，提示多心气无力，脉络失和，易得心悸等心脏病，也见于脊髓疾病或酒精中毒患者。

指甲细长

甲面修长，皱甲比为 0.3 ~ 0 .5，对光观察甲面上有轻微的纵沟纹，甲面光洁度较好，甲下色明润稍淡、月痕正常，这种指甲一般提示呼吸系统功能较弱，情绪不稳定，易伤感。

指甲细长，呈长方形，断面呈凹圆状的人，提示肾精亏虚，易患生殖、泌尿系统疾病。

指甲很短

甲面短，皱甲比为 1.5 ~ 2 ，也就是甲面长占末节指节背侧距的 1/3 左右，甲色、甲下色正常，月痕很小，有时隐于甲皱中。此种甲一般反映健康状况良好，身体强壮，爆发力好，但情绪不稳定，易急躁，不加调节则可患高血压或肝病。指甲很短，呈四角形的女性，易患妇科疾病，并可能因此影响生育功能。

圆形指甲

甲面紧贴左右肉际，与上端肉际缘共同构成半圆形甲，甲皱一般不整齐，甲色、甲下色较正常。有此种甲的人，情绪不稳，易患眩晕症、偏头痛等。

指甲圆、断面平的人，有脾脏方面疾病。指甲圆，断面呈圆形的人，先天脾肾不足，身体虚弱。

甲尖缺痕

指甲尖有缺痕的人，体内有寄生虫。

四角形甲

指甲短并且呈四角形的人，有心脏方面的疾病。如果指甲呈青色，那么就患有心血管神经官能症，如果变成深青色或者紫色，说明病情已经恶化。

三角形甲

甲上距大于甲根部，其间比为 2 ~ 3，半月呈三角形，甲色、甲下色正常。提示易得中风症，如果甲下色白紫相间，按下指甲后甲下色恢复较慢，则更能确定。

有些三角形指甲的人，易患肠炎、咽喉炎等症。三角形形状与前者相反，呈逆三角形的人，易患糖尿病及肺炎等。

扇形（逆三角形）甲生在鼓槌指上的人，必有心、脑、血循环疾病，如中风、脊髓等病，指甲惨白、暗黄，可能正患病。

空泡型甲

指甲中央部分凸起，下部往里凹的人易患结核病。

指甲宽而短，无论男女，可能有不育症。小指甲、短指甲、宽指甲呈红色，提示血压高，有患脑血栓、脑溢血、动脉硬化的危险，尤以小指甲为甚。指甲特大有纵纹而手指细的人，呼吸系统很容易生病。

卵甲

甲面边围与顶端围成卵形，整个甲四周曲线缓和无棱角，对光观察甲面上有轻微的纵向纹，甲色、甲下色、月痕如常。一般反映身体健康，情绪不稳定，不满足感强，较易患胃病、头痛症及失眠症。

长形指甲

指甲长，又呈长方形或椭圆形的人肺脏衰弱，易患哮喘、支气管炎等病。同时易患流感，身体抵抗能力差。

窄甲

长度与长甲相当，但左右横径小，两侧肉际较宽，左右径约为甲长的1/3，仔细观察甲色不均匀，并出现轻微的横向条纹。提示易患颈、腰椎病，骨质增生及心脏病。

阔甲

甲面横径大,顶端更显,甲根部凹下,半月相应扁长,甲面对光可见纵横沟纹,但较轻微,甲色、甲下色尚正常。提示易患甲状腺功能变异性疾患,生殖功能低下。

方甲

横径不及阔甲,横纵长度比约为4 ∶ 3或相等,甲面长不及末节指节的一半,甲色、甲下色、半月正常。提示易患循环系统疾病、心脏病等。如果甲面出现红色斑点，甲下色红紫相间，患病可能性更大。

甲上端横径小于根部，甲面长度适中，整个甲面呈梯形，甲色、甲下色、半月正常，有时半月可呈三角形或梯形。提示易患呼吸系统疾病，如肺炎、支气管炎等。

嵌甲

也叫“倒甲”，甲左右两端深陷于左右肉际之中，形成镶嵌状，如甲倒刺入肉际中，须排除因外伤及压挤所致。提示易患神经系统疾病，如植物神经功能紊乱及循环系统障碍。

勺甲

甲面伸长至顶端肉际时向上翘起，形如汤匙，两边肉际处指甲易劈裂，甲下色偏苍白，甲皱不整齐，甲面有时会见小白点 。提示易患贫血、营养不良症。

凸甲

甲面中央明显凸起，高于四周，甲端部下垂，像贝壳或倒覆的汤匙，对光观察甲面上稍有凹点，甲色、甲下色偏白，月痕色偏粉。提示易患结核病，根部紫色者更应注意。

凹甲

甲面中央凹下，低于四周，甲面上有凹点和纵行细微的条沟，甲下色不均匀。多提示肝肾功能不佳，易疲劳，精力不充沛，也易患不育症。中医多属于肝肾亏虚。

剥甲

甲面与甲床逐渐分离，如剥笋状，初起指甲游离端发白变空，向甲根部逐渐蔓延，甲变为灰白色，无光泽，并变软薄。提示消化道出血或有其他出血症及营养不良而致贫血等。

代甲

即指甲自行脱落，多因患疽疔疠毒所致。排除外科疾患则为危候，称为“筋绝”，若不再复生，提示命门火衰，即身体虚弱已极，难以康复。

横沟甲

正视可见甲面上出现凹下横沟且凹凸不平，甲面透明度不高。多提示肺功能异常或肝气郁结，易患脱毛症，且情绪抑郁。有时甲下有一条沟底瘀血带，多是受伤所致，根据横沟至根部的距离可推断受伤时间。

纵沟甲

正视即可见甲面上有纵形沟条，甲面凹凸不平。多提示肝肾不足，肝阳上亢或气血两亏，易患营养不良症、过敏症、呼吸系统疾病。

软薄甲

甲面软薄，缺少韧性，失去保护功能，甲下色淡，半月不整，甲皱亦不规整。提示易患出血症，常见于久病之人。

黑线甲

甲面上出现一条或几条细而黑的纵行线，甲下色不均匀，甲皱不整齐，半月泛红、偏斜。提示内分泌失调及妇女经期不稳，行经腹痛。

串珠甲

甲面出现纵向凹凸不平的串珠样斑点或甲面内有串珠样斑点。提示营养不良或吸收功能障碍，导致微量元素缺乏或消化器官局部有疾患。

偏月甲

甲半月偏斜不正，且不再呈半月形，甲下色粉或粉中有苍白暗区。提示体力消耗大或营养吸收不好，体能入不敷出而造成机体抵抗力下降，中医多属肾虚。

缺月甲

指甲无半月。如果只有拇指指甲缺半月，而其余各指甲有半月，且甲下色黯淡、发粉色，提示近期饮食失常，情绪紧张，身体疲乏，机体抵抗力减弱。如果所有指甲均无半月，提示有循环系统疾病或血液病，也是肾虚体质。如果先天没有月痕，不做病态论。

筒状甲

指甲内卷如筒，也叫“葱管甲”，多见于久病体虚之人，或安逸少劳者。压之苍白，松之亦白，多是气血两虚，提示机体抵抗力很弱，易患绝症。

纵裂甲

甲板不坚，失去韧性，从中央裂成两片。提示易患循环系统疾病或痴呆症，也见于外伤或甲癣。

柴糠甲

甲面无光泽且自远端两侧增厚、变脆、枯槁、呈黄朽木色，粉状蛀蚀或缺损，表面高低不平。提示循环功能失常，肢端不得营养而受风湿侵袭，易患脉管炎、肌萎缩等症，亦见于甲癣。

报伤甲

甲下出现按压不散的瘀血斑点，可以显示受伤时间，故得名。暗红色为 3 ~ 5 个月内受轻伤，预后良好；青紫色为 1 ~ 2 年内受伤，较重，或受伤时间短，但伤重，预后也较好；黑色为 2 ~ 5 年内受伤，很重，预后差；黄色为 5 年以上的伤，或时间虽短而伤极重，预后多不良。斑点呈点状多为钝物所伤；呈条状多为撕裂伤或棍伤；呈片状多为挤压伤。将指甲分为东、南、西、北、中五个方位，据斑点出现的部位可推测受伤之部位，东方为左，西方为右，南方为下，北方为上。拇指为头部，食指为膈以上，中指为脐以上，无名指为耻骨以上，小指为耻骨联合以下。

第二节　甲色辨析

指甲的光色以鲜明、润泽的粉红色为最佳。如果指甲失去光泽，多反映一个人患了慢性肠胃炎等消耗性疾病；若再出现纵纹等，就更能证实诊断。中医学认为，指甲下之血色如果按之不散，或散而久不复聚的，为血死之征象。现在一般认为血色恢复慢的为气滞或血瘀，不复红的多是血亏，不散的是瘀血。

指甲白色辨析

1. 指甲软萎皓白，压之白而无华，多是气血亏虚。一般色苍白者为虚寒，多为脾肾阳衰；色淡白者，多为血虚或气血两虚。

2. 指甲白蜡色无光华，是溃疡病出血，或有钩虫病等慢性失血症的表现。

3. 指甲外表经常是白色的，表示身体里的血液不太充足，有贫血征象。

4. 指甲下大部分显白色，正常的粉红色减少到只有靠近指尖的那一小条，可能是肝硬化的征兆。

5. 毛玻璃样白色指甲的远端部分呈红褐色，可见于慢性肾功能不全引起的高氮质血症。

6. 指甲上出现横贯的白色线条，可见于砷、铅等金属中毒，或见于何杰金氏病、糙皮病等。

7. 指甲上有两根横贯的白色线，往往提示血液中的白蛋白减少，多见于慢性肾病引起的低蛋白血症。

8. 甲板表面出现点状或丝状白色斑点，常为营养障碍，多为慢性肝病、肝硬化、肾脏疾病的征象。

9. 指甲平时为灰白色，可能是肺结核晚期、肺原性心脏病、心力衰竭的征兆。

10. 甲半月及指甲扁平苍白，为甲状腺功能低下的征兆。

全白甲有的可能是先天性的，有的则是职业性的。在老年人指甲上出现白色斑块和纵向条纹并呈周期性出现时，这是老年人指甲常见的变化。

指甲红色辨析

1. 指甲红赤多主热，一般为气分有热；若色鲜红，则多为血分有热；若红而见紫或绛者，为风热毒盛，邪犯心经；红紫且暗或紫绛色，为死血疲滞。但指甲色红见于饮酒、洗澡之后的，为正常现象。

2. 靠近甲根为绯红色，而甲体中部、前端为淡白色者，大多患有咳嗽、咯血症；反之，接近指甲尖那一半呈粉红色或红色，而接近护膜那一半呈白色，可能是慢性肾功能衰竭的征兆。

3. 指甲全是绯红色，为早期肺结核及肠结核的征象。如果压迫指甲，血色恢复快的病轻，血色恢复慢的病程较久。

4. 指甲下出现红色斑点或纵向红色条纹，说明毛细血管出血，可能有高血压、皮肤病、心脏感染或一些潜在的严重疾病存在。

5. 指甲周围出现红色斑点，提示可能是皮肌炎或全身性红斑狼疮。

6. 指甲前端出现横向红色带，提示胃肠道有炎症或心瓣膜脱垂、房室间隔缺损。

7. 指甲呈深红色，压之色不变，提示某内脏器官有严重的炎症存在。

指甲黄色辨析

1. 指甲变黄，一般表示其肝脏有问题。多为黄疸型肝炎，也可见于慢性出血性疾病。

2. 如果指甲不仅发黄变厚，侧面弯曲度也大，而且生长缓慢（每周少于 0.2 毫米），再加上有胸腔渗液和原发性的淋巴水肿，这是患了“黄甲综合征”。

3. 如果是用锤打过的黄铜模样的指甲，则是由一种自身免疫性脱发症所导致的，这种病可使人部分或全部脱发。

4. 如果发现指尖周围出现黄色，要警惕患有恶性黑色素瘤的可能。甲状腺功能减退、肾病综合征和胡萝卜素血症、甲癣等病，均可引起黄甲。

5. 长期服用四环素药物者，指甲也可呈黄色。老年人由于指甲退行性病变，稍呈浅黄色；长期吸烟者，可将指甲熏黄。这些都不能算病态指甲。

指甲青色辨析

中医认为，指甲色青，多为寒证；实证见青紫色，为心血瘀阻；虚证见青紫色，多属恶候，预后不良。

急腹症患者四肢厥冷，其指甲会突然变青色；胎儿死于腹中的孕妇，指甲会持续发青。此外，有人曾观察到，指甲出现青色斑痕，可提示中毒或早期癌症；指甲呈青紫色，多见于先天性心脏病或大叶性肺炎、重度肺气肿等肺脏疾病。

指甲紫色辨析

指甲呈现紫色，这是心脏病、血液病的征象，提示血液内缺氧或某些成分异常。若紫色与苍白色交替出现，可见于肢端动脉痉挛症。